◆成人看護学◆
急性期看護論

名古屋大学大学院医学系研究科看護学専攻教授　　元日本赤十字九州国際看護大学教授
池松裕子　　　　　　　山勢善江
編　集

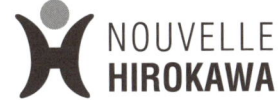

執筆者一覧（50音順）

池松　裕子	名古屋大学大学院医学系研究科看護学専攻教授	
石井　智香子	国立看護大学校看護学部教授	
伊藤　佳代	那須看護専門学校専任教員	
宇都宮　淑子	山口大学医学部附属病院看護師長	
遠藤　みどり	山梨県立大学看護学部教授	
刈生田　春美	元国際医療福祉大学保健学部看護学科	
齋藤　千秋	名寄市立大学保健福祉学部看護学科講師	
佐原　弘子	椙山女学園大学看護学部教授	
澤田　みどり	旭川大学保健福祉学部保健看護学科教授	
島　明子	名古屋大学大学院医学系研究科看護学専攻准教授	
下山　節子	NPO法人日本看護キャリア開発センター代表	
須田　利佳子	東都大学ヒューマンケア学部看護学科教授	
田中　年恵	神戸市立医療センター中央市民病院，がん化学療法認定看護師	
寺田　あゆみ	元山梨県立看護大学短期大学部	
中西　寛子	神戸市立医療センター中央市民病院	
山勢　善江	元日本赤十字九州国際看護大学看護学部教授	
山本　奈央	山梨県立大学看護学部講師	
渡邊　仁美	鳥取大学医学部附属病院看護師長	

まえがき

　急性期看護とは，急激な健康状態の変化が起こっている患者の看護であり，緻密な観察と適切な対処，正確な医療処置の実施，心理的な安定を促す看護が要求される．本書は，日常よく見られる急性疾患（いわゆるcommon disease）や外傷によって健康状態が急激に変化した患者の看護について述べたものである．急性疾患患者は，軽微なものから生命にかかわるものまでさまざまな重症度の患者が含まれるが，軽微なものであっても，患者にとっての苦痛は多大なものであり，また，予期していなかったため，家庭生活，社会生活への影響も大きい．また，急性期における看護の良し悪しによって，病状の悪化をきたしたり，回復が遅れたり，また慢性化してしまうこともある．急性期にある患者の看護は，その場になってじっくりと考える猶予のないことが多いため，すべての看護分野に携わる看護者がつねに身につけておくべき知識である．

　本書では，そのような基本的な知識を網羅し，看護師として最低限の臨床能力を修得できるように意図した．したがって，実際にそれぞれの領域における看護を行うには，本書の内容に加えて専門的な学習が必要である．本書を利用して学習する学生には，看護師としての社会的責任を自覚し，基本的な知識を身につけるとともに，常に学習を続ける姿勢を維持することを期待する．

2005 年 2 月

編　者

目次

パートI 理論編 …… 1

I 急性期看護の考え方 ……（池松裕子）3

1. 急性期看護の考え方 …… 4
   1) 急性期とは …… 4
   2) 急性期看護の対象 …… 4
   3) 急性期にある患者・家族の特徴 …… 5
      (1) 患者の身体的特徴　5
      (2) 患者の心理的特徴　5
      (3) 患者の社会的特徴　6
      (4) 家族の特徴　6
   4) 急性期看護の特徴 …… 7
      (1) 生命の維持　7
      (2) 悪化防止　8
      (3) 苦痛の緩和　9
      (4) 二次障害・合併症の予防　9
      (5) 日常生活援助　9
      (6) 心理・社会的支援　9
      (7) 家族援助　10

II 急性期にある人の特徴と理解 ……（池松裕子）11

1. 急な発症における身体的反応 …… 12
   1) 炎症反応 …… 12
   2) 循環障害 …… 12
   3) 痛み …… 13
   4) 生体侵襲理論 …… 14
2. 急な発症における心理的反応 …… 15
   1) ストレス・アプレイザル・コーピング …… 15
   2) 危機理論 …… 16

III 急性期にある人々への看護援助 ……（山勢善江）19

1. 看護援助に必要な概念 …… 20
   1) アドボカシー …… 20
   2) モニタリング …… 21
   3) ヴィジランス …… 21
   4) インフォームドコンセント …… 22
      (1) インフォームドコンセントとは　22
      (2) 急性期看護における
          インフォームドコンセント　23
2. 急性期の看護活動 …… 24
   1) 治療の実施と介助 …… 24
   2) 合併症予防 …… 24
      (1) 急性期に起こりやすい合併症と
          その看護　24
   3) モニタリング活動 …… 25
      (1) 急性期のモニタリングの目的　25
      (2) 急性期看護における
          モニタリングの種類や方法　26
   4) 疼痛管理 …… 27
      (1) 急性期患者が持つ疼痛　27
      (2) 急性疼痛のアセスメントと緩和　27
   5) 環境調整 …… 28

（1）急性期患者の置かれる環境の
　　　　特徴　28
　　（2）環境調整の方法　28
　6）患者・家族の精神的援助 ･･･････28
　　（1）急性期患者・家族が持つ
　　　　精神的苦痛　28

　　（2）急性期における患者・家族への
　　　　精神的援助　30
　7）他職種との連携 ････････････････30

パートⅡ　実践編 ･･････････････････････････････33

Ⅳ　急性の呼吸機能障害のある患者の看護 ･･････････（遠藤みどり）35

1．基礎知識 ･･････････････････36
　1）呼吸機能の解剖生理 ･･････････36
　　（1）呼吸器の解剖学的構造　36
　　（2）呼吸器の生理学的機能　38
　2）呼吸機能障害の種類 ･･････････38
　3）呼吸機能のアセスメント ･･････39
　4）呼吸機能障害を維持・
　　　回復させるための看護 ････････40

**2．代表的な呼吸機能障害のある患者
　　の看護** ････････････････････41
　1）かぜ症候群（上気道炎）／
　　インフルエンザ患者の看護 ･････41
　　（1）かぜ症候群の基礎知識　41
　　（2）インフルエンザの基礎知識　42

　　（3）看護アセスメント　42
　　（4）看護活動　43
　2）肺炎患者の看護 ････････････････46
　　（1）基礎知識　46
　　（2）看護アセスメント　47
　　（3）看護活動　49
　3）喘息発作患者の看護 ････････････51
　　（1）基礎知識　51
　　（2）看護アセスメント　52
　　（3）看護活動　56
　4）自然気胸患者の看護 ････････････58
　　（1）基礎知識　58
　　（2）看護アセスメント　59
　　（3）看護活動　60

Ⅴ　急性の循環機能障害のある患者の看護 ･･････（石井智香子，宇都宮淑子）65

1．基礎知識 ･･････････････････66
　1）循環機能の解剖生理 ･･････････66
　　（1）循環の重要性　66
　　（2）循環を支える心臓・血管・
　　　　リンパ系　66
　2）循環機能障害の種類 ･･････････75
　　（1）障害の部位と出現機序　75
　　（2）患者に出現する機能障害の
　　　　種類　75

　3）循環機能障害の病態生理 ････････75
　　（1）循環機能障害によって生じる
　　　　苦痛症状　75
　　（2）循環機能障害によって生じる
　　　　代表的な合併症　80
　4）循環機能のアセスメント ････････81
　　（1）循環機能アセスメントの視点と
　　　　内容　81
　　（2）アセスメントの方法　81

（3）循環機能アセスメントにおける
　　　　　緊急度・重症度の判別　*84*
　5）循環機能障害を持つ患者の看護……*84*
　　　（1）循環機能障害の経過から見た
　　　　　急性期看護の役割　*84*
　　　（2）循環機能障害を持つ患者の
　　　　　看護援助　*85*
　6）循環機能障害の検査・治療にともなう
　　　看護…………………………………*86*
　　　（1）循環機能障害の検査にともなう
　　　　　看護　*86*
　　　（2）循環機能障害の治療にともなう
　　　　　看護　*88*

2．代表的な循環機能障害のある患者の看護……………………………………*91*
　1）急性心筋梗塞患者の看護…………*91*
　　　（1）基礎知識　*91*
　　　（2）看護アセスメント　*93*
　　　（3）看護活動　*95*
　2）急性大動脈解離患者の看護………*98*
　　　（1）基礎知識　*98*

　　　（2）看護アセスメント　*99*
　　　（3）看護活動　*100*
　3）不整脈患者の看護…………………*101*
　　　（1）基礎知識　*101*
　　　（2）看護アセスメント　*102*
　　　（3）看護活動　*103*
　4）亜急性細菌性心内膜炎患者の看護‥*106*
　　　（1）基礎知識　*106*
　　　（2）看護アセスメント　*106*
　　　（3）看護活動　*107*
　5）心筋炎患者の看護…………………*108*
　　　（1）基礎知識　*108*
　　　（2）看護アセスメント　*109*
　　　（3）看護活動　*109*
　6）急性動脈閉塞症患者の看護………*110*
　　　（1）基礎知識　*110*
　　　（2）看護アセスメント　*111*
　　　（3）看護活動　*112*
　7）血栓性静脈炎患者の看護…………*113*
　　　（1）基礎知識　*113*
　　　（2）看護アセスメント　*113*
　　　（3）看護活動　*114*

Ⅵ　急性の脳・神経機能障害のある患者の看護……………（渡邊仁美）*117*

1．基礎知識……………………………*118*
　1）脳・神経機能の解剖生理…………*118*
　2）脳・神経機能障害の種類…………*119*
　3）脳・神経機能障害の病態生理……*120*
　4）脳・神経機能のアセスメント……*124*
　　　（1）一般所見・神経学的所見　*124*
　　　（2）意識レベルの評価　*124*
　　　（3）眼の観察　*125*
　　　（4）異常肢位　*126*
　　　（5）髄膜刺激症状　*126*
　　　（6）運動麻痺　*126*
　　　（7）頭蓋内圧亢進症状　*127*
　　　（8）呼吸の異常　*128*
　5）脳・神経機能障害の治療とそれに
　　　ともなう看護……………………*129*

　　　（1）手術療法　*131*
　　　（2）脳室・脳槽ドレーン　*131*
　　　（3）頭蓋内圧モニタリング　*131*
　　　（4）薬物療法　*131*
　6）日常生活援助………………………*132*
　　　（1）食事　*133*
　　　（2）排泄　*133*
　　　（3）清潔　*134*
　　　（4）整容／更衣　*134*

2．代表的な脳・神経機能障害のある患者の看護……………………………*135*
　1）髄膜炎患者の看護…………………*135*
　　　（1）基礎知識　*135*
　　　（2）看護アセスメント　*135*

（3）看護活動　**136**
　2）頭部外傷患者の看護･････････**137**
　　　（1）基礎知識　**137**
　　　（2）看護アセスメント　**137**
　　　（3）看護活動　**138**
　3）脳卒中患者の看護･････････**141**
　　　（1）基礎知識　**141**
　　　（2）看護アセスメント　**141**
　　　（3）看護活動　**143**
　4）ギラン-バレー症候群患者の看護･･･**146**
　　　（1）基礎知識　**146**
　　　（2）看護アセスメント　**146**
　　　（3）看護活動　**147**

Ⅶ　急性の栄養摂取・消化機能障害のある患者の看護 ･･･････**149**

1．基礎知識 ････････(須田利佳子)**150**
　1）栄養摂取・消化機能の解剖生理････**150**
　2）栄養摂取・消化機能障害の種類････**151**
　3）栄養摂取・消化機能障害の病態生理･**152**
　4）栄養摂取・消化機能のアセスメント･･**156**
　5）栄養摂取・消化機能障害の治療と
　　それにともなう看護･････････**157**
　　　（1）薬物療法　**157**
　　　（2）食事療法　**158**
　　　（3）栄養療法　**158**
　　　（4）手術療法　**158**
　　　（5）放射線療法　**159**

2．代表的な栄養摂取・消化機能障害
のある患者の看護 ･････････**160**
　1）逆流性食道炎患者の看護
　　　　　････(刈生田春美)**160**
　　　（1）基礎知識　**160**
　　　（2）看護アセスメント　**160**
　　　（3）看護活動　**161**
　2）急性胃炎患者の看護･･(刈生田春美)**162**
　　　（1）基礎知識　**162**
　　　（2）看護アセスメント　**162**
　　　（3）看護活動　**162**
　3）急性胃潰瘍・十二指腸潰瘍患者の看護
　　　　　････(刈生田春美)**164**
　　　（1）基礎知識　**164**
　　　（2）看護アセスメント　**164**
　　　（3）看護活動　**164**
　4）急性肝炎患者の看護･･(須田利佳子)**165**
　　　（1）基礎知識　**165**
　　　（2）看護アセスメント　**167**
　　　（3）看護活動　**168**
　5）急性膵炎患者の看護･･(刈生田春美)**169**
　　　（1）基礎知識　**169**
　　　（2）看護アセスメント　**169**
　　　（3）看護活動　**170**
　6）胆嚢炎・胆嚢結石患者の看護
　　　　　････(刈生田春美)**171**
　　　（1）基礎知識　**171**
　　　（2）看護アセスメント　**172**
　　　（3）看護活動　**172**
　7）急性腸炎患者の看護･･(刈生田春美)**173**
　　　（1）基礎知識　**173**
　　　（2）看護アセスメント　**174**
　　　（3）看護活動　**174**

Ⅷ　急性の内部環境調節機能障害のある患者の看護 ･･････(下山節子)**175**

1．基礎知識 ･･･････････**176**
　1）腎機能の解剖生理･････････**176**
　2）体液調節のメカニズム･･･････**178**
　3）腎機能障害・体液異常の種類と
　　病態生理･････････････**179**
　4）腎機能と水・電解質のアセスメント･･**180**

5）腎機能障害と水・電解質異常の治療とそれにともなう看護・・・・・・・・・・・・・・・・182
6）腎機能障害と水・電解質異常における日常生活援助・・・・・・・・・・・・・・・・・・・186

2．代表的な内部環境調節機能障害のある患者の看護・・・・・・・・・・・・・・・・・・・187
　1）急性腎障害患者の看護・・・・・・・・・・・・187
　　（1）基礎知識　187
　　（2）看護アセスメント　191
　　（3）看護活動　192
　2）電解質・酸塩基平衡異常患者の看護・・195
　A ナトリウム代謝異常患者の看護・・・・・195
　　（1）基礎知識　195
　　（2）看護アセスメント　196
　　（3）看護活動　197
　B カリウム代謝異常患者の看護・・・・・・198
　　（1）基礎知識　198
　　（2）看護アセスメント　199
　　（3）看護活動　200
　C カルシウム代謝異常患者の看護・・・・201
　　（1）基礎知識　201
　　（2）看護アセスメント　201
　　（3）看護活動　202
　D 酸塩基平衡異常患者の看護・・・・・・・・203
　　（1）基礎知識　203
　　（2）看護アセスメント　204
　　（3）看護活動　205

IX 急性の生体防御機能障害・感染のある患者の看護
・・・・（中西寛子，田中年恵）207

1．基礎知識・・・・・・・・・・・・・・・・・・・・・・208
　1）生体防御機能（免疫，皮膚／粘膜）の解剖生理・・・・・・・・・・・・・・・・・・・・208
　　（1）生体防御機能に携わる組織と細胞　208
　　（2）生体防御の生理的機能　209
　　（3）免疫機能と成長発達　212
　　（4）免疫の生理的リズム　212
　2）生体防御機能障害の種類・・・・・・・・・212
　3）生体防御機能障害の病態生理・・・・・213
　　（1）感染　213
　　（2）アレルギー　215
　　（3）骨髄抑制　218
　4）生体防御機能障害のアセスメント・・219
　5）生体防御機能障害・感染の治療とそれにともなう看護・・・・・・・・・・・・・・・219
　　（1）感染症に対する化学療法　219
　　（2）顆粒球コロニー刺激因子（G-CSF）の投与　220
　6）日常生活援助・・・・・・・・・・・・・・・・・220
　　（1）清潔　220
　　（2）安静と活動　220
　　（3）栄養と食事　221
　　（4）排泄　221
　　（5）環境　221

2．代表的な生体防御機能障害・感染のある患者の看護・・・・・・・・・・・・・・・・223
　1）白血球減少患者の看護・・・・・・・・・・223
　　（1）基礎知識　223
　　（2）看護アセスメント　223
　　（3）看護活動　224
　2）アレルギー患者の看護・・・・・・・・・・226
　　（1）基礎知識　226
　　（2）看護アセスメント　226
　　（3）看護活動　226
　3）熱傷患者の看護・・・・・・・・・・・・・・・228
　　（1）基礎知識　228
　　（2）看護アセスメント　230
　　（3）看護活動　232
　4）輸血後GVHD患者の看護・・・・・・・・233
　　（1）基礎知識　233
　　（2）看護アセスメント　234
　　（3）看護活動　234

X 急性の運動機能障害のある患者の看護 ……（山本奈央, 池松裕子）239

1．基礎知識 …………………… 240
1) 運動機能の解剖生理 …………… 240
   （1）骨　240
   （2）関節　242
   （3）筋　243
2) 運動機能障害の種類 …………… 244
3) 運動機能障害の病態生理 ……… 244
   （1）骨折　244
   （2）捻挫　245
   （3）脱臼　246
4) 運動機能のアセスメント ……… 247
   （1）診察・フィジカルアセスメント　247
   （2）検査の種類　247
5) 運動機能を助ける看護 ………… 248
6) 運動機能障害の治療とそれにともなう看護 ………………………… 249
   （1）ギプス固定　249
   （2）副子固定　250
   （3）牽引療法　251
   （4）薬物療法　252
7) 日常生活援助 …………………… 252

2．代表的な運動機能障害のある患者の看護 ………………………… 253
1) 骨折患者の看護 ………………… 253
   （1）基礎知識　253
   （2）看護アセスメント　254
   （3）看護活動　255
2) 捻挫患者の看護 ………………… 256
   （1）基礎知識　256
   （2）看護アセスメント　257
   （3）看護活動　257
3) 脱臼患者の看護 ………………… 258
   （1）基礎知識　258
   （2）看護アセスメント　259
   （3）看護活動　259

XI 急性の排泄機能障害のある患者の看護 ………………（佐原弘子）261

1．基礎知識 …………………… 262
1) 排泄機能の解剖生理 …………… 262
   （1）膀胱・尿道の解剖生理　262
   （2）排尿の調節機構　262
2) 排泄機能障害の種類と病態生理 … 265
3) 排泄機能障害のアセスメント … 266
   （1）排尿状態のアセスメント　266
   （2）排尿機能障害の有無・程度のアセスメント　266
   （3）排尿機能に影響を与える要因のアセスメント　266
4) 排泄機能を助ける看護 ………… 269
5) 排泄機能障害の治療とそれにともなう看護 ………………………… 271
   （1）薬物療法　271
   （2）手術療法　271
   （3）その他　272
6) 日常生活への援助 ……………… 272

2．代表的な排泄（排尿）機能障害のある患者の看護 ………………… 273
1) 腎盂腎炎患者の看護 …………… 273
   （1）基礎知識　273
   （2）看護アセスメント　274
   （3）看護活動　274
2) 尿路結石患者の看護 …………… 275
   （1）基礎知識　275
   （2）看護アセスメント　277
   （3）看護活動　278
3) 膀胱炎患者の看護 ……………… 279
   （1）基礎知識　279
   （2）看護アセスメント　280

XII 急性の性・生殖器機能障害のある患者の看護 …(島　明子，澤田みどり) 283

1．基礎知識 …284
- 1）女性生殖器機能の解剖生理 …284
  - （1）外部生殖器，外陰　284
  - （2）内部生殖器　285
  - （3）骨盤内の腹膜腔　286
  - （4）女性生殖器の調節機能　287
- 2）性・生殖器機能障害の種類と病態生理 …289
- 3）性・生殖器機能障害のアセスメント …289
  - （1）症状のアセスメント　290
  - （2）日常生活との関連性をアセスメントする　291
  - （3）心理社会的な影響をアセスメントする　291
  - （4）アセスメント時の配慮（苦痛の緩和，羞恥心への配慮，患者の準備状態の促進）　291
- 4）性・生殖器機能を助ける看護 …292
  - （1）適切な治療を受ける環境を整える　292
  - （2）健康への関心の強化　292
  - （3）教育的支援　292
- 5）性・生殖器機能障害の治療とそれにともなう看護 …293
  - （1）薬物療法にともなう看護　293
  - （2）手術療法にともなう看護　293
  - （3）症状の緩和　294
  - （4）心理的な支援　294
  - （5）適切な情報提供　294
- 6）日常生活援助 …294
  - （1）活動と休息のバランス　294
  - （2）清潔　295
  - （3）性生活　295
  - （4）ライフスタイルの変容に関する支援　295
  - （5）家族への支援　295

2．代表的な女性生殖器機能障害のある患者の看護 …296
- 1）性器出血患者の看護 …296
  - （1）基礎知識　296
  - （2）看護アセスメント　297
  - （3）看護活動　298
- 2）性感染症患者の看護 …300
  - （1）基礎知識　300
  - （2）看護アセスメント　301
  - （3）看護活動　301
- 3）骨盤内炎症性疾患患者の看護 …303
  - （1）基礎知識　303
  - （2）看護アセスメント　303
  - （3）看護活動　303
- 4）子宮内膜症患者の看護 …304
  - （1）基礎知識　304
  - （2）看護アセスメント　304
  - （3）看護活動　305

XIII 急性の感覚機能障害のある患者の看護 …307

A 視覚機能障害
…(寺田あゆみ，齋藤千秋) 308

1．基礎知識 …308
- 1）視覚機能の解剖生理 …308
- 2）視覚機能障害の種類と病態生理 …311
  - （1）視力障害　311
  - （2）視野障害　312
  - （3）色覚障害　312
  - （4）両眼視障害　312

3）視覚機能のアセスメント……………312
4）視覚機能障害の治療とそれにともなう看護……………313

２．代表的な視覚機能障害のある患者の看護……………315
1）結膜炎患者の看護……………315
（1）基礎知識　315
（2）看護アセスメント　317
（3）看護活動　318
2）緑内障の患者の看護……………319
（1）基礎知識　319
（2）看護アセスメント　319
（3）看護活動　320

B 聴覚・嗅覚機能障害……（伊藤佳代）322
１．基礎知識……………322
1）聴覚・嗅覚機能の解剖生理……………322
（1）耳　322
（2）鼻　323
2）聴覚・嗅覚機能障害の種類と病態生理……………325

（1）耳　325
（2）鼻　327
3）聴覚・嗅覚機能のアセスメント……327
4）聴覚・嗅覚機能を助ける看護……328
5）聴覚・嗅覚機能障害の治療とそれにともなう看護……………328

２．代表的な聴覚・嗅覚機能障害のある患者の看護……………329
1）中耳炎患者の看護……………329
（1）基礎知識　329
（2）看護アセスメント　330
（3）看護活動　330
2）鼻出血患者の看護……………332
（1）基礎知識　332
（2）看護アセスメント　333
（3）看護活動　334
3）副鼻腔炎患者の看護……………335
（1）基礎知識　335
（2）看護アセスメント　335
（3）看護活動　336

パートⅢ　事例編……………339

１．苦痛の大きい患者の看護
……（佐原弘子）340
1）事例紹介……………340
2）アセスメント……………340
（1）全体像　340
3）看護の実際……………341
（1）看護実践　341
（2）経過　341
（3）結果　341
（4）評価　342
4）まとめ……………342

２．生活指導の必要な患者の看護
……（刈生田春美）343

1）事例紹介……………343
2）アセスメント……………343
（1）全体像　343
3）看護の実際……………344
（1）看護実践　344
（2）経過／結果　344
（3）評価　344
4）まとめ……………345

３．悪化・急変の可能性のある患者の看護
……（渡邊仁美）346
1）事例紹介……………346
2）アセスメント……………346
（1）全体像　346

3）看護の実際 ･････････････････347
　　　（1）看護実践　347
　　　（2）経過　347
　　　（3）結果　348
　　　（4）評価　348
　　4）まとめ ･････････････････････348

**4．一時的な機能障害のある患者の
　看護** ･･････････（山本奈央，池松裕子）*349*
　　1）事例紹介 ････････････････････349
　　2）アセスメント ･･････････････････349
　　　（1）全体像　349
　　3）看護の実際 ･････････････････350
　　　（1）看護実践　350
　　　（2）経過　350
　　　（3）結果　351
　　　（4）評価　351
　　4）まとめ ･････････････････････351

5．安静が必要な患者の看護
　　　　　　　　････（須田利佳子）*352*
　　1）事例紹介 ････････････････････352
　　2）アセスメント ･･････････････････352
　　　（1）全体像　352
　　3）看護の実際 ･････････････････353
　　　（1）経過　353
　　　（2）看護実践　353
　　　（3）経過および結果　354
　　　（4）評価　354
　　4）まとめ ･････････････････････355

索　引 ･･･*357*

パートI

理論編

I

急性期看護の考え方

学習目標
1. 急性期にある患者の身体的特徴を理解する．
2. 急性期にある患者の心理・社会的特徴を理解する．
3. 急性期における看護の特徴を理解する．

急性期看護の考え方

① 急性期とは

　急性期とは"健康状態の急激な変化があり，生体がその変化に対応するためにさまざまな反応を起こしている時期"と定義することができる[1]．健康状態の変化を引き起こすものには，急病，外傷のほか，手術などの医療行為が含まれる．ただし，手術による健康状態の変化は，緊急手術を除き，予測のつくものであり，患者にとっては準備期間がある．したがって，急病や外傷による健康問題に対する反応とは異なる点が多く，本書には含まないこととする．

　健康状態の急激な変化には，生命を脅かすような重症なものから，軽微なものまで，いろいろな程度がある．しかし，軽症であっても，当事者である患者や家族にとっては人生における重大な危機であったり，その後の社会生活に著しく影響することがある．看護師は身体的な評価とともに，心理・社会的影響についても1人ひとりの状況を評価し，適切な看護ケアを提供しなくてはならない．

② 急性期看護の対象

　急性期看護の対象となるのは，感染，血栓／塞栓／梗塞，炎症，出血など，体内における異変の発生や，交通事故，熱傷，労働災害，溺水，咬傷などの不慮の事故によって，健康状態の急激な変化が起こった患者とその家族である．これらの急病や外傷は，これまで健康な生活を送ってきた患者に突如訪れるものであり，多くの場合，痛みなど激しい症状をともない，生命や臓器機能が脅かされる．同時に，心理的な動揺も大きく，予期しなかったために仕事や家庭での役割に支障をきたすことも多い．

　また，近年成人に増え続けている慢性疾患患者が，ストレスなどの引き金によって病状が急に悪化し，急性増悪とよばれる状態になることがある．このような場合も急性期看護の対象となる．このような患者は，急性増悪をくり返すことが多く，そのたびごとに気持ちが沈んでしまう．そして，今度こそ駄目かもしれないという不安も大きい．

　このような，健康状態の変化をきたした患者自身が看護の対象であることはいうまでもないが，これらの患者の家族も急性期看護の対象である．突然の急病，外傷は，家族にとって，大切な人を失ってしまうのではないか，患者が多大な苦痛を感じているのではないか，重大な障害が残ってしまうのではないか，といろいろな不安を感じており，援助を必要としている．

　また，やや特殊な場合であるが，食中毒や災害，伝染病の流行などでは，地域が看護の対象となることもある．このような場合には，被害を最小限に防ぐための援助と同時に，地域住民がパニックになるのを防いだり，二次的な健康障害の発生を防いだりするなどの看護援助が必要とされる．

③ 急性期にある患者・家族の特徴

　急性期にある患者は急激な健康障害にともなう，さまざまな反応を起こしている．健康障害の原因による違いはあるものの，急性期であることによる共通の特徴がある．それらの特徴を理解し，疾患等の知識と統合して看護にあたる．

1 患者の身体的特徴

　急性期とは，文字通り，急激な身体状況の変化を起こしている時期であり，患者の体内にはめまぐるしい変化が起きている．看護にあたっては，表面的な徴候・症状などから，体の内部がどうなっているのかを理解し，悪化を防ぐとともに回復を促進する援助を行う．

　急性期の患者は，からだに異変が起きてから，さまざまに変化し続けている．診断・治療の最中に急激に悪化することもありうる．特に，診断が容易につきにくい場合には，その間に疾患が進行してしまうことも多い．

　一方，多くの急性疾患は，一旦正しい診断がつき，適切な治療・対処が行われれば，早急に回復する．例えば，外傷による緊張性気胸や心タンポナーデは，急激に進展する生命危機であるが，ドレーンが挿入されれば，すぐに回復する．ところが，治療の時期を逸したり，治療がスムーズにいかないことがあったりすると，回復が長引いたり，後遺症が残ったりする．例えば，急な出血を起こした場合，すぐに止血をし，輸液や輸血で循環血液量を維持することができれば，何の問題も残さずに元通りに回復する．しかし，出血性ショックに陥り，多くの臓器が虚血になると，さまざまな臓器障害をきたし，死に至ったり，長期の治療が必要になったりする．したがって，この時期には，集中的かつ綿密な観察と正確な医療処置が要求される．

　急性期においては，治療による身体的影響も少なくない．例えば，近年普及してきた血栓溶解療法では，出血を起こす危険性が高いし，緊急手術は予定手術と違って十分な準備なしに麻酔・手術が行われるため，合併症の危険性が，より高くなる．

　また，身体的な健康障害は，日常生活にも影響を及ぼす．痛みなど苦痛のために十分な活動ができない場合もあれば，治療によって活動が制限される場合もある．身体的な変化が日常生活に及ぼす影響を考え，それぞれの患者に合った援助を行って，安全・安楽な療養生活を整える．

2 患者の心理的特徴

　身体に異状を感じたときにとる対処は，人それぞれである．痛みなど自覚症状があっても，我慢してなかなか医療機関を受診しない人もあれば，わずかな変化についても悪い方向に考えてしまい，すぐに受診する人もいる．看護の対象となるのは，主に医療機関を受診してきた患者なので，それぞれの患者がどのような思いで受診してきたのかを知る必要がある．

　医療機関に着いて，診察を待っている間にも患者はいろいろなことを考えている．中には，苦痛があるのに煩雑な受診手続きをしなくてはならず，イライラしている患者もいるし，待っている間にどんどん悪い方へ想像が膨らんでしまうこともある．外来看護師は，患者の様子や言動を観察し，心理状態を把握する．

　急性疾患患者は，病院での診察に慣れていない患者が多い．病院に来るだけで緊張しているう

えに，診察・検査などに戸惑ってしまう．はじめて聞くことばや，見たことのない器械などがあるとなおさらである．診断がつくと，病名が告げられ，医師から通院治療または入院治療が勧められる．病名が，一般的になじみのあるものであればよいが，聞いたことのない病名だと，不安は倍増する．また，通院にしろ，入院にしろ，これまでの生活を変更しなくてはならないので，負担感を抱く．これは，社会や家庭での役割が大きい成人期の患者には特に顕著である．

通院または入院によって治療が開始されると，急性疾患の場合，症状はすぐに消失することが多い．すると，それ以上の治療は無駄なような気がしてしまい，自己判断で通院を中止してしまったり，退院を希望したりすることがある．不十分な治療は，疾患の慢性化につながる可能性もあることを十分に理解してもらうとともに，仕事や家庭の調整を支援し，安心して療養に専念できるよう援助する．

3 患者の社会的特徴

成人期の患者は，職業を持っていたり，家庭内で重要な役割を持っていることが多い．急性の健康障害が生じると，周囲の人にも影響が大きいのが特徴である．急性疾患は，急に発症するため，本人も周囲の人も準備期間がない．救急車で運ばれ，そのまま入院になることも珍しくない．やりかけの仕事があったり，仕事の予定が入っていたり，ということが普通である．職場では，誰かが代わりにできる場合もあるが，そうでない場合もあり，本人の入院によって損失が生じることもある．常勤だと急性疾患ですぐに職を解雇されることはあまりないが，損失の程度によっては，その後の査定に影響することもある．また，非常勤やパートだと職を失うこともある．

家庭の主婦では，家族の衣食住をすべて担っていることが多く，主婦の入院は，家庭生活が大きく影響を受ける．特に，子どもの世話や老人の介護をしている場合には，誰かが代わりをしなくてはならない．このような社会的影響は，患者自身にも心理的負担となり，ストレスになる．

4 家族の特徴

家族の一員が急に病気になることは，家族にとっても重大な出来事である．特に，本人ではなく，医療職者から入院の連絡があった場合などは，不安が倍増し，悪い方へ悪い方へと想像が膨らんでしまう．患者が命を落とすのではないか，長引くのではないか，後遺症が残るのではないか，苦痛を感じているのではないか，と心配は尽きない．ときには，本人以上に心配し，不眠になったり，食欲がなくなったり，と体調を崩してしまうこともある．それでも，患者の状態が不安定なうちは，自分の体調を気にする余裕がないため無理をしてしまい，あとになって病気になってしまうこともある．

また，家族の中には，患者の発病の責任の一端が自分にあるのではないかと，自分を責めたり，後悔したりすることもある．例えば，心筋梗塞のように生活習慣に関係する疾患だと，普段からもっと食生活に気をつけてあげればよかった，と思ったり，言い争いをして家を出てすぐの交通事故だと，言い争いをしたことを後悔したり，などである．

また，このような心理的なストレス以外にも，家族には，身体的・経済的な負担がかかる．急な入院になることが多いので，入院に必要な物品を揃えたり，入院手続きをしたり，というようなことを，仕事を休んだり，用事をキャンセルして病院に駆けつけなくてはならない．その後も，

病院に面会に行き，洗濯物を持ち帰ってまた持ってきたり，随時医師からの説明を聞いたり，負担は続く．それらの交通費もかかる．

家族は，患者にとって大切な存在であり，こころの支えになる重要な役割をもっているが，家族自身もまた，多大なストレスを体験していることを忘れてはならない．

④ 急性期看護の特徴

急性期における看護は，これまで述べたような患者の特徴を踏まえ，迅速でタイムリーな援助を行わなくてはならない．それらを逃すと，回復が長引いたり，慢性化したり，後遺症が残ったり，あるいは死に至ったりする．短時間で結果があらわれるので，集中的な看護が必要である．

1 生命の維持

急性疾患は，生命を脅かすことが珍しくない．しかし，それらの多くは，回避が可能である．つまり，適切な治療と看護によって，死に至るのを防がなくてはならない．もちろん，心肺蘇生を拒否する意志を自ら表明している場合はこの限りではないが，たいていの場合は，救命と生命維持に全力をつくさなくてはならない．

救命および生命維持を行うためには，呼吸・循環の正常と異常の判別ができ，異常の種類を判断し，適切な対処を考えることができなくてはならない．さらに，それらの対処を実施する技術が求められる．生命を脅かす事態を察知するために行うアセスメントを，一次サーベイという．急性期の場合の患者アセスメントは，まず一次サーベイを行い，救命処置の必要性がなければ，系統的なアセスメント，すなわち二次サーベイに移る．

二次サーベイも，急性期の場合は，素早く行う必要がある．なぜなら，前述のごとく，変化が激しいからである．時間をかけすぎると，それぞれの系統で見た所見を統合するときに，時間的なずれができてしまい，総合的な判断を誤る恐れがある．したがって，個々の患者ごとに，疾患の知識に基づいて，経過を（悪化も改善も）予測しながら，出現しうる症状・徴候を重点的に，短時間で観察する．そして，急性期では，患者からの訴えを待っているのではなく，看護師から質問するなど，意図的に情報収集しなくてはならない．すなわち，何かが起こってから対処するのではなく，起こる前に予防したり，予測して備えなくてはいけない．

また，急性期では，意識がないことや，鎮静中であることなどの理由で患者自身からの訴え，すなわち自覚症状を知ることができないこともある．フィジカルイグザミネーション技術を身につけ，客観的に患者の状態を判断する能力がのぞまれる．

これらのことができるためには，病名や症状・徴候を知っているだけではなく，呼吸・循環など生命活動の機序と，その機序のどこが障害されると，どのような問題が起きるのか，という知識が必要である．この知識と疾患の知識とを統合させ，目の前の患者は，どのような問題があり，何が起こりうるのか，それを知るためには何を見ればいいのか，を考える．

そして，これらの知識と判断に基づいて，心肺蘇生や応急処置，緻密な観察，治療指示の実施，生命活動を補助する援助，医療機器の管理などを行う．

急性期において異常を発見したときの思考過程を図Ⅰ-1に示した．

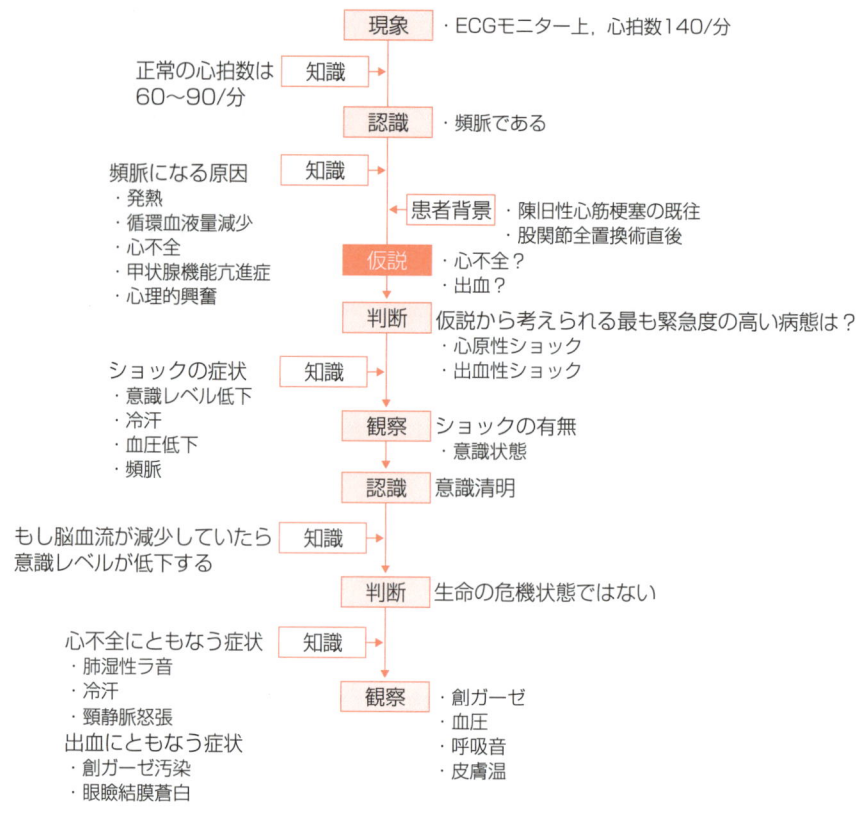

図 I-1　急性期における仮説―アセスメント―観察の流れ
(川島みどり，菱沼典子監修，森田夏実，大西和子編，池松裕子（1997）臨床看護学叢書②経過別看護，p.47，メヂカルフレンド社より転載)

2 悪化防止

　急性期の患者は，適切な治療が行われれば，早く回復することが多いが，それまでの間に何か問題が起きれば，回復するはずの疾患が悪化してしまうことがある．疾患の治療の中心は，もちろん医師の指示によるものであるが，安静を保持したり，呼吸理学療法を行ったりして，悪化を防ぐ看護活動もある．

　安静は，心臓の負担を軽減したり，筋肉の活動によるエネルギー所要量増加を防いだり，などの目的で，多くの急性期患者に必要とされるが，患者が安静を守ることができるためには，多くの看護援助が求められる．例えば，身の回りのことが整えられていないと，患者は指示を破って自分でやってしまうかもしれないし，不安や心配事があると，交感神経の活動を活性化させてしまう．個々の患者の病態を踏まえ，なぜ安静が必要なのか，安静が守れないと何が起きるのかを理解し，患者に指導したり，身の回りを整えたりする．

　また，苦痛を緩和したり，安楽をはかったり，日常生活を整える看護援助はもちろん重要だが，不用意に行うとそれらが疾患の回復に悪影響を及ぼす恐れがある．食事・清潔・衣生活・排泄などの援助を行う際には，患者の病態と現在の状態を理解し，今行っていいかどうか，どのような方法で行えばいいのかを判断して行う．

3 苦痛の緩和

　急性の健康障害には，苦痛をともなうものが多い．痛覚神経の刺激によって起こる，いわゆる"痛み"だけでなく，呼吸困難感，嘔気，瘙痒感，腹部膨満感など，多様である．苦痛は，QOL（quality of life）を著しく阻害するので，緩和する処置を迅速にとらなければならないが，同時に，異常を警告するサインとして，その発生状況や部位，性質，随伴症状などの観察も忘れないようにする．

　痛みの緩和には，鎮痛薬が用いられることが多い．薬剤の作用機序と副作用を理解し，投与すべきかどうかを判断し，正しく投与するとともに，効果と副作用の有無を観察する．日本人は痛みを我慢する傾向が強く，我慢することを美徳とする慣習があるが，痛みを我慢すると，交感神経が活性化し，ストレスとなって，全身にも悪影響を及ぼしかねない．急性の痛みは，疾患の回復とともに消失していくはずである．治療をしているのに痛みが続く場合は，治療が不適切であることや，治療経過中に別の問題が発生していることもありうるので，経過の追跡も重要である．

　痛みだけでなく，多くの苦痛には，薬物療法が行われるが，薬剤投与による身体的な苦痛の軽減だけでは，必ずしも満足感を得ることはできない．関心を示し，苦しみを理解しようとする姿勢が，患者に安心感を与え，心身の安定につながる．

4 二次障害・合併症の予防

　急性疾患の治療経過中に，疾患以外の障害が生じ，疾患は治っても，二次障害や合併症のために治療期間が長くなったり，その後の生活に支障が残る場合がある．例えば，急性疾患によるストレスは免疫機能を低下させ，感染しやすくなる．特に肺炎は重症化しやすく，生命を脅かすことも珍しくない．また，膀胱留置カテーテルにより膀胱炎を併発すると，苦痛が増す．

　このような二次障害・合併症は，治療によって起こるものも多いため，それぞれの治療の原理と全身への影響についても知っておき，適切に対処する．例えば，床上安静一つにしても循環系への影響，呼吸器系への影響，消化機能への影響，排泄機能への影響，筋・骨への影響など，多くの二次障害・合併症の可能性がある．これらを未然に防ぐため，計画的な看護援助を行う．

5 日常生活援助

　急性期には症状が強かったり，安静が必要だったりするために，日常生活のセルフケアが障害される．成人期の患者は，通常であれば自立して行うことを，他者（看護師）にやってもらわなくてはならないため，多くの患者は自尊感情が損なわれる．また，それぞれのライフスタイルが確立しており，患者は自分流のやり方をもっていることが多い．看護師は，患者の意思を尊重し，反応を確かめながら，患者が苦痛を感じないよう，日常生活を整える．

6 心理・社会的支援

　急性期成人患者は，それまで健康だった人が多く，自分の病気について否定的な感情を持ってしまい，現実が受け入れられないこともある．看護師は正しい知識を提供するとともに，話をよ

く聴き，理解者として支援したい意図を伝える．そして，患者の疑問や要望については，誠意をもって対応し，少しでも安定した心理状態で治療できるよう，援助する．

急性期患者は，受診も入院も初めての体験であることが少なくない．普段，病院にかかることなど，想定していないので，戸惑うことが多い．医療従事者にとって常識であることも，一般には通用しないことを知っておき，患者の視点に立った対応にこころがける．

成人期の患者は，仕事や家庭において重要な役割を担っていることが多く，安心して治療を受けるためには，調整が必要である．看護師は，患者に代わって諸方面に電話連絡をしたり，場合によっては医療ソーシャルワーカーなどにも連絡する．

7 家族援助

急性期患者の家族は，不安や心配でいっぱいである．看護師は，家族の心配や疑問について，一つひとつ誠意をもって応え，家族が安心して患者の治療・看護を任せられるようにする．また，面会時間の工夫や，医師の病状説明の時間調整など，家族の負担の軽減をはかる．家族は，患者にとって大きな支援であるので，家族自身が余裕をもって患者に接することができるよう援助する．

引用文献

1) 川島みどり，菱沼典子監修，森田夏実，大西和子編，池松裕子（1997）急性期にある患者の看護，臨床看護学叢書②経過別看護，p.21，47，メヂカルフレンド社

学習課題

1．急性疾患と慢性疾患の経過の違いを比較してみよう．
2．成人期にある急性疾患患者に特徴的な心理的反応を説明してみよう．
3．急性期患者が体験しうる苦痛の種類をあげてみよう．

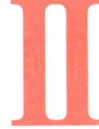

急性期にある人の特徴と理解

学習課題

1. 局所の炎症反応について理解する．
2. 循環障害の種類について理解する．
3. 痛みを訴える急性期患者への対応を理解する．
4. ストレスと危機の関係について理解する．

④ 生体侵襲理論

　強い痛みや重度の外傷など，身体の恒常性を損なう事態，すなわち侵襲が加わると，全身的な反応が起こる．まず起きるのは交感神経の緊張である．これは，**Fight and Flight現象**とよばれ，動物が闘うときや鳥が飛び立つときに起こる変化と同じである．すなわち，異常に対して防御しようと戦闘体制を整える機序である．交感神経の緊張であるので，頻脈になり，心臓収縮力が増加するとともに末梢血管が収縮する．その結果，血圧が上昇し，末梢の皮膚は白っぽく，冷たくなる．消化管機能が低下し，食欲がなくなる．交感神経の緊張は，長く続くと，心臓に負担がかかり，末梢循環の障害から胃粘膜のびらんを起こして出血したり，腸粘膜が萎縮して腸内細菌毒素が全身循環に入り敗血症を起こしたりする．

　侵襲が大きいと，細胞間伝達物質，すなわち**サイトカイン**が白血球などから放出される．これは全身的な炎症反応と考えられている．サイトカインには多くの種類があり，炎症反応を促進するものもあれば，抑制するものもあるといわれている．サイトカインは本来，侵襲から自己を守るために働くものであるが，大量に放出されると，かえって自己を攻撃してしまい，不利に働く場合がある．重症感染症その他による炎症が，重大な結果に至るのには，このサイトカインの影響が大きいものと考えられ，作用をコントロールするための研究が進んでいる．なお，サイトカインの作用が高まっているときに，次の侵襲が加わると，一気に重度の炎症反応が起き，通常よりも重症になりやすいといわれており，急性期にある患者の看護にあたっては，留意すべきことである．（なお，生体侵襲理論の詳細については本書と同シリーズの「成人看護学概論」に述べた．）

急な発症における心理的反応

① ストレス・アプレイザル・コーピング

　ラザルスと**フォークマン**が開発したストレス時における心理的反応は，幅広く受け入れられている．この理論は，何かの出来事が起きたとき，それをその人がどのように評価（アプレイザル）するかによって，心理的な反応が異なるという仮説に基づいている．

　この理論によると，人はなんらかの出来事に直面したとき，その出来事が，自分に無関係か，好ましい出来事なのか，それともストレスフルな出来事なのかを査定する．ストレスフルだと認識するのは，自分にとって危害を与えられる可能性があるとか，何かを喪失することを意味するなど，脅威と感じられたり，新たなことに挑戦しなくてはならないような場合である．どのような出来事を**ストレスフル**と感じるかは，人それぞれによって異なり，同じことに直面してもストレスフルだと感じる人と，感じない人がいる．また，そのときの状況によって，同じ人でもストレスフルだと感じるときと，感じないときもある．

　ストレスフルに感じるかどうかに影響を与えるのは，その出来事の特性や状況などがある．出来事の特性としては，新しいことや経験のないこと，予測可能かどうか，あいまいさや，あやふやさなどがある．しかし，これらも，その程度とストレスの強さとは必ずしも比例するわけではなく，例えば，未経験のことであっても，それが何を引き起こすのかがまったくわからない場合には，脅威とはとらえられず，このことで失敗したら不利益につながる，というような知識があることによってストレスと感じられることもある．

　ストレスに対する反応を**コーピング（対処）**とよぶ．コーピングには**感情指向型コーピング**と**問題指向型コーピング**があり，人はこの2種類のスタイルを別々に，あるいは同時に用いてストレスに反応している．感情指向型コーピングの例は，テストで悪い成績をとってしまったとき，あんな科目は嫌いだから，悪い成績をとったって構わない，と自分に言い聞かせ，忘れようとしたりすることである．問題指向型コーピングだと，どの部分の理解が不足していたのか，分析し，今後どのような勉強をしたらいいのかを考える．

　実際，多くの場合は両方のコーピングが混在しているが，長期のスパンで見てみると，個々にいくらかの傾向があるといわれている．成長につながるのは問題指向型コーピングであるが，ある程度の感情指向型コーピングも，精神的な安定を取りもどすには必要であるといわれている．

　日常生活も，病気になったときの生活も，ストレスにあふれているが，これらのコーピングの手段を数多くもっていないと，次に述べる危機に陥りやすいといわれている．看護にあたっては，患者の通常のコーピングパターンや，現在どのようなコーピングをしているのかを知り，無事にその事態を乗り切るように援助する．

看護援助に必要な概念

　急性期にある人々への看護援助は，急激に変化する病態や病状に対して，迅速かつ的確な判断と実践が必要とされることはいうまでもない．しかし，目の前にいる「人」の理解を抜きにして看護はあり得ない．そこで，本節では急性期にある人を理解するために最低限必要な概念を学習する．

① アドボカシー

　アドボカシー（advocacy）は「誰かの味方をする」「誰かの権利を擁護する」「誰かのために主張する」という意味である．そして，これらを実践する人をアドボケートまたはアドボケーターとよんでいる．この概念は1960年代後半に，米国での消費者運動を背景にして，医療界では「患者代理人制度」「患者中心の医療」へと広がり，1972年アメリカ病院協会（AHA）が「患者の権利章典」をつくるに至った．つまり「患者中心の医療」を目ざすためには，まず患者は自分の権利を理解し，また医療者はそれらについての認識を深める必要があるということである．これらの考え方は，院内に「患者アドボカシー室」を設置し，クレームを受ける窓口を開設するなどの方法で具体化されている．アドボケーターとして誰が最も適しているかについては，看護師であるという意見や，第三者であるという意見などさまざまである．

　日本でも以前から院内に投書箱を設け，来院者の意見や苦情を受け入れ，個々に対応している施設はあったが，2003年4月から，特定機能病院と研修指定病院には「患者相談窓口」の常設が正式に義務づけられた[1]．全国に先駆けて2001年に「**患者アドボカシー室**」を設置した七沢リハビリテーション病院脳血管センター（神奈川県厚木市）では，アドボカシー室の役割を表Ⅲ-1のようにあらわしている．

　急性期にある患者は，身体的・心理的苦痛が大きく，自分自身の権利を考えたり訴えたりする余裕すらなく，「仕方がない」と我慢したり諦めたりしていることも多い．看護師は，患者はどのような状況においても人としての尊厳を守られなければならないことを念頭におく必要がある．具体的には治療・検査・処置・ケア時の説明と承諾，プライバシー保持，安全安楽に療養できる環境の整備などがある．看護師は，患者のこれらの権利が脅されているということを感知したら，患者に代わって声を上げ，権利を主張しなくてはならない．例えば，医師の説明を，十分理解していないことに気づいたら，医師にそのことを伝え，再度説明してもらったり，診察時に不必要な露出がされていたらタオルで覆う，などである．

表Ⅲ-1 アドボカシー室の役割

1) 苦情等相談受付窓口
2) 苦情等の受理・確認
3) 苦情申請人との相談
4) 当事者への通知助言
5) 推進会議，部会への提言，庶務
6) 投書箱管理
7) 苦情等の集計，分析データベース作成
8) 患者の視点での施設巡回
9) 患者満足度調査分析
10) 医療スタッフ相談
11) 患者満足度向上およびサービス改善に関する企画
12) 総合案内

(鶴田正敏，北代直美，伊藤栄子（2003）特集　事例に学ぶ看護アドボカシー　実例③患者アドボカシー室専任看護師の実践から　コミュニケーション不足が招く患者・家族の不満に対応する，看護学雑誌，67巻，6号，p.543，医学書院より転載)

② モニタリング

モニタリング（monitoring）は英語のmonitorの動名詞である．その語源はラテン語のmonereであり，これは「警告する・忠告する」を意味している．看護の中でモニタリングというときには，人間の五感や患者に装着された機械を通して，目的とするものの変化や推移を連続的あるいは間欠的に測定したり，観察したりすることを指している．

近年，臨床現場におけるモニターの必要度や使用頻度は非常に高くなっている．その理由の1つとして，高度先進医療等によってモニタリングする必要のある患者が増加したこと，そして機器の発達により非侵襲的にモニタリングできる機器が増えたこと等があげられよう．以前はモニターといえば，手術室や集中治療室での特定の患者への使用に限られていたが，現在では一般病棟でも，そして家庭でさえも，非常に簡便に患者にとって侵襲の少ない方法で，さまざまな生態情報をモニタリングできるようになった．例えば自動血圧計やパルスオキシメーターはその1つの例である．

モニタリングは，急性期看護活動として特に重要な要素の1つであるため，後述の「モニタリング活動」（p.25）で取り上げ説明を加えているので，そちらを参照されたい．

③ ヴィジランス

ヴィジランス（vigilance）とは，日本ではまだ馴染みの薄い概念であるが，英語で「寝ずの番」の意味であり，急性期看護をよくあらわしている言葉である．Ⅰ章でも述べているように，急性期は患者の変化が急激であるため，モニタリングも看護ケアも昼夜を問わず行われていることが多い．上記のモニタリングが目的とするものの変化や推移を把握するのに対し，ヴィジランスは，あらゆる変化を見逃さず，何かが起きたときには，即座に対応できるよう，準備状態を整えておくことを指す．ここでの準備状態は，物品などより，看護師の心構えの方が重要である．

一方，「寝ずの番」をされている患者は，つねに見守られている安心感と同時に，常時監視されていると感じることもある．後者の場合，次第に時間感覚や場所の感覚が麻痺し，せん妄状態に陥ることがある．一度せん妄状態に陥ると，危険防止のためさらに監視する必要が生じてくる

という悪循環が発生する．このため看護師は患者のこのような心理状態にも配慮しながら，「寝ずの番」をしていく必要がある．

④ インフォームドコンセント

1 インフォームドコンセントとは

インフォームドコンセント（informed consent）という概念は，1957年にアメリカで法律上の言葉として登場し，その後医療にも適用されてきた．また，インフォームドコンセントを含む患者の権利に関して，世界医師会総会において1964年に「ヘルシンキ宣言」，1981年には「リスボン宣言」が採択され，それまで主従関係という色合いが強かった医師─患者関係が，医師と対等

表Ⅲ-2　リスボン宣言（一部抜粋）

1981年9月／10月ポルトガル・リスボンにおける世界医師会第34回総会で採択
1995年9月インドネシア・バリにおける同第47回総会にて改訂

前文（省略）

原則
1. 良質の医療を受ける権利（省略）
2. 選択の自由（省略）
3. 自己決定権
    a. 患者は自己決定権，すなわち，自分自身について自由に決定を下す権利を有する．医師は患者が下そうとする決定によりどんな結果がもたらされるかについて患者に情報を提供すべきである．
    b. 判断能力のある成人患者はいかなる診断手続あるいは治療であれ，それを受ける事を承諾あるいは拒否する権利を有する．患者は自己決定をおこなう上で必要な情報を得る権利を有する．いずれの検査や治療についても，その目的，もたらされる結果，拒否した場合に予測される事態を患者が明確に理解できるよう配慮されるべきである．
    c. 患者は医学の研究・教育の被験者・教材となることを拒絶する権利を有する．
4. 意識喪失患者
    a. 意識の無い患者あるいは自己の意思を表現できない患者の場合，インフォームドコンセントはできる限り患者の法律上の権限を有する代理人（法定代理人）に求めるべきである．
    b. 法定代理人の不在時に医療処置が緊急に必要になった場合，患者がこうした状況下での医療処置を拒否する意思あるいは信念を明らかにしていない限り，患者の承諾があったものとみなす．
    c. しかしながら，自殺企図により意識を失っている患者に対しては，常に救命に努めるべきである．
5. 法的無能力者
    a. 患者が未成年者あるいは法的無能力者である場合は，本来患者の同意が必要な状況では患者の法定代理人の同意を求めるべきである．その場合であっても，患者をその能力の許す限りにおいて意思決定に参画させねばならない．
    b. 患者が法的無能力者であっても合理的な判断を下すことが可能な場合には，その判断を尊重すべきである．その患者が法定代理人への情報開示を禁止する意思表示をした場合，その意思に従うべきである．
    c. 患者の法定代理人，あるいは患者から権限を付託された者が，医師の立場から見て患者の最善の利益にかなうとみなされる治療を禁止する場合，医師は関係する司法機関などに異議申立てをおこなうべきである．緊急を要する場合，医師は患者の最善の利益に即して行動することが求められる．
6. 患者の意思に関する処置・治療
    a. 患者の意思に反する診断上の処置あるいは治療は，法が特に許容し，かつ医の倫理の諸原則に合致する場合にのみ，例外的におこなうことができる．
7. 情報に関する権利（省略）
8. 秘密保持に関する権利（省略）
9. 健康教育を受ける権利（省略）
10. 尊厳性への権利（省略）
11. 宗教的支援を受ける権利（省略）

（http://www.mi-net.org/lisbon/D_Lisbon_j.html　医療改善ネットワークによる翻訳（翻訳担当：福見一郎）より転載）

な関係として患者の権利が強調されるようになった．この「リスボン宣言」の中で，インフォームドコンセントに関連が深いと思われる項目と内容を表Ⅲ-2に示した．日本では1980年代に生命倫理という言葉が使われるようになって，インフォームドコンセントへの関心が高まり「説明と同意」と訳され使用されてきた．さらに，1997年の医療法改正で，インフォームドコンセントに関して，第1条の4第2項は「医師，歯科医師，薬剤師，看護師その他医療の担い手は，医療を提供するに当たり，適切な説明を行い，医療を受ける者の理解を得るよう努めなければならない」と言及している．つまり，医療を提供するものは，その対象者に対して行おうとする医療行為について十分な説明をし，対象者は納得したうえでそれらの行為に同意する，ということである．

2 急性期看護におけるインフォームドコンセント

　急性期看護におけるインフォームドコンセントは，急性期患者の病態や心理状態の特徴から，いわゆる外来等でのインフォームドコンセントとは多少異なる部分が含まれることもある．急激な身体症状の発現あるいは増悪によって，患者はさまざまな身体的苦痛を感じている．また家族も精神的に動揺し通常の判断能力が発揮できない場合もあることを念頭に置いておく必要がある．しかし，いずれにしてもインフォームドコンセントの原理原則に変わりはない．

　何らかの医療処置や看護ケアを実施する前には，現在の状況と今後の見通し，そして何の目的で何をしようと思うか，他の選択肢はあるのかを，患者が理解できる言葉で説明し，患者が納得でき同意が得られればはじめて実施できるのである．

　ただし急性期では，患者の納得や同意を待てない緊急事態もあるため，この場合は家族あるいは代理人の同意を得て実施する場合もある．さらに，家族や代理人にさえ連絡が取れないときには，やむを得ず医療者側，特に医師が独自に判断をして治療を行う場合もある．そのときは，医療者が十分な知識と経験，そして倫理観を基盤として最良と思われる処置を施すことになる．

　看護師は，前述のアドボケートとしてインフォームドコンセントを促進する役割を持つとともに，自らの看護活動の実施についても，簡潔かつわかりやすく説明し，口頭だけででも承諾を得てから行うようこころがける．

急性期の看護活動

　どのような時期にあろうとも，看護活動に大きな違いはないが，急性期では対象となる人々の苦痛が大きく，また病状や病態の変化が激しいことを考えると，いくつかの急性期特有の看護活動が考えられる．本節では，急性期にある人々への看護を実践する際にどのような病状や病態にも共通する看護活動を概説する．

① 治療の実施と介助

　急性期の疾患は，十分な検査を実施して確定診断をし，その後治療計画に沿って治療を開始できるものばかりではない．対症療法を行いながら診断と治療が平行で進んでいくものも多くあるのが特徴である．したがって看護師も治療の介助を行いながら，患者の変化を逐一把握して，診断の助けとなる情報を医師に提供する．また，指示がだされてから看護師が実施するまでの間に患者の状態が変化していることもあり，指示どおりに実施してよいかどうかの判断が必要である．加えて，病気の発症や症状の変化が急激に起こるため，キーとなる症状やサインなどから今後起こり得ることを予測して対処に当たることが重要である．

　緊急時や外傷などでは患者が主訴や原疾患の経過を十分に話す余裕がないこともある．このような場合には，客観的情報を頼りにキーサインを迅速に判断し，これらに対して行われる検査や治療の優先順位を考えながら介助にあたる．ただし，緊急治療の介助においても，つねに患者の尊厳を考慮し，声かけや説明を忘れてはならない．

② 合併症予防

1 急性期に起こりやすい合併症とその看護

　急性期にある患者は，急激な侵襲に対してさまざまな身体的・心理的反応が生じている．ある程度の侵襲に対しては，通常ならば本来人間が持っているホメオスタシスの機能が働き，身体的・心理的危機は回避され，回復過程をたどる．しかし，侵襲の程度が通常の対処能力を超えるほど大きかったり，患者の体力や免疫力が低下している場合などには，合併症や機能不全が起こる．そして1つの合併症の発症が，連鎖的に他の臓器や機能への悪影響や悪循環をつくりだすことになる．痛みを訴える患者を例に合併症発症の悪循環を図Ⅲ-1に示した．

　合併症を予防するためには，まず起こり得る合併症を予測すること，そして合併症予防のための観察やケアを行うことが必要である．

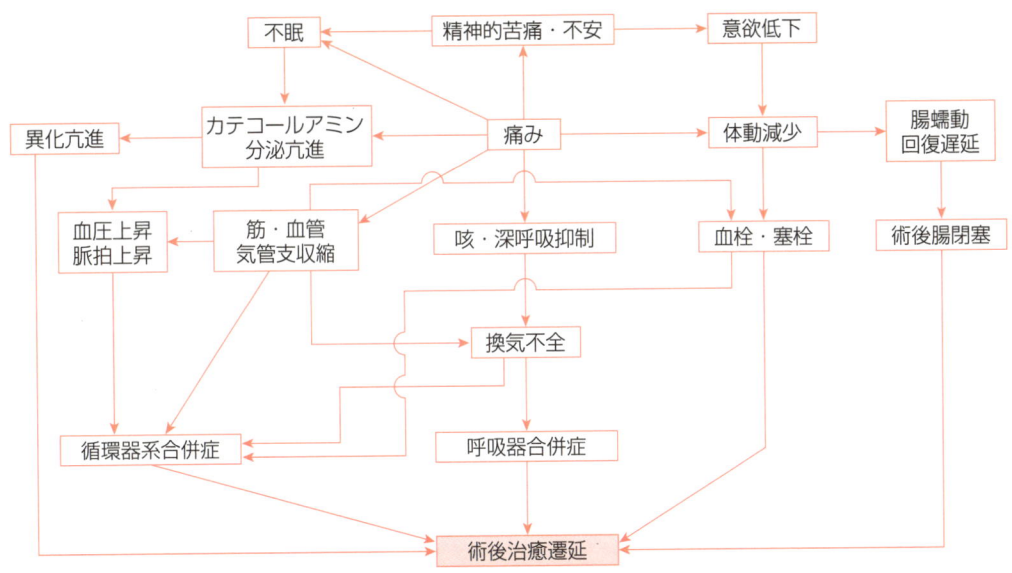

図Ⅲ-1 術後疼痛が全身に与える影響

(北島政樹, 櫻井健司編, 岡田美賀子 (2004) ビジュアル&アップデート 外科手術と術前・術後の看護ケア―手術室から病棟まで/ナース・研修医のための最新ガイド, p.24, 南江堂より転載, 一部改変)

③ モニタリング活動

1 急性期のモニタリングの目的

　急性期看護の対象となる人は、Ⅰ章でも述べられているとおり、身体状況の変化の程度が大きく、またその変化が早いのが特徴の1つである。このため、対処が早くかつ適切であれば、急速に回復するが、それらを見逃すと、生命にかかわることさえある。このため、急性期看護ではモニタリングの持つ意味は非常に大きく、正確なモニタリングが1つの看護であるといっても過言ではない。

[1] 患者の身体的状態の変化を知る（情報）

　モニター機器を装着している急性期患者では、モニターは生体内の情報を継続的に測定し（機種によっては一定時間記憶し）、それらの生体情報に急激な変化が起こったときには、いち早く警報（アラーム）で知らせてくれる。ただし、必要な情報を得るための機器を正確に装着していることと、必要なアラームを適切に設定していることが条件である。また、生体内の情報を得るために看護師自身の五感を使ったモニタリングも行っている。

　どちらのモニタリングも、測定したデータは**客観的データ**（objective data）となる。例えば、急性心筋梗塞で入院した患者の心電図をモニタリングすることで、ST部分の経時的変化を観察したり、脳出血患者の瞳孔径や対光反射の推移を計測したりする。特に急性期では変化が急激であるため、多くのデータを効率的に収集する必要がある。得られたデータはあくまでデータでありそのままでは何の役にも立たない。それらを統合してアセスメントし、ケアに役立ててこそ意味のある情報となる。

[2] 治療や処置の効果を知る（評価）

　モニタリングはまた，患者に実施された治療や処置の効果を判定したり，ケアの評価のために使われる．患者の状態の変化に応じて，さまざまな治療・処置や看護ケアが実施されるため，それらの効果を判断するためには，迅速かつ正確な情報が必要である．その評価次第では，直ちに他の介入方法を考慮する必要がある．ここでも評価のために得られた情報は，フィードバックされなければただの情報で終わってしまうことを忘れてはいけない．

[3] 患者に安心感を与える

　急性期にある患者は，急激な身体的反応と同時に，心理的にも不安や緊張が大きい（第Ⅱ章参照）．このため，患者の変化を常時観察するために種々の機器を装着していることを伝えることや，患者のそばに付き添い，患者に触れ，状態を観察してくれる人がいることは，患者に安心感を与えることになる．何の説明もなく，たくさんの機器につながれることは患者に重症感や拘束感を抱かせ，アラームが鳴っても誰も来てくれないことは見放された感覚を与えてしまうため，モニタリング機器装着がかえって心理的不安を助長する結果となってしまうこともある．機器の使用に当たっては患者の心理にも十分な配慮が必要である．

❷ 急性期看護におけるモニタリングの種類や方法

　モニタリング機器にはさまざまなものがある．それら1つひとつについては，その専門書を参照されたい．

[1] 機器によるモニタリング

　機器によるモニタリングとは，患者に機器を装着し，多くの生体情報を同時に，継続して測定するものである．また，アラーム機能を持っていれば，それらを設定することによって，大きな変化があらわれた場合には，警報音を発して知らせてくれる．数人の急性期患者を同時に受け持っている場合など，モニタリング機器を適切に使用すれば，詳しい情報やその変化を簡単に知ることができるし，時間的にも能率よく仕事ができる．急性期看護でよく使われるモニタリング機器には，心電図モニター，自動血圧計，パルスオキシメーター，動脈圧モニター，バルーン付き肺動脈カテーテル（スワン-ガンツカテーテル），脳波計などがある．

　しかし，モニタリング機器はあくまで機械であり，故障や不具合が生じることはつねに念頭に置いて使用しなければならないし，機器が得意とするモニタリングと，次の[2]で述べる看護師の五感の方が優れているモニタリングがあることを理解しておかなければならない．

　機器が得意とするモニタリング項目は「ヒトにはできないもの（心電図異常，心拍出量，中心静脈圧，カプノグラフ，血液ガスなど）と，ヒトより早く正確にできるもの（酸素飽和度）と，ヒトにもできるが手間や時間がかかるもの（血圧，心拍数，不整脈，体温など）」[2]がある．

[2] 看護師の五感を使ったモニタリング

　看護師の五感を使ったモニタリングとは，患者の情報を看護師の視覚・聴覚・嗅覚・触覚などを使って測定することである．ときには熟練看護師の直感が患者の急変を予測することもある．五感を使ったモニタリングは，機器によるモニタリングと比べると定量性・再現性という点では

劣る．しかし，人間が人間を測定するので，五感で得られた客観的データと，その場の患者の雰囲気や表情，声のトーンなどのさまざまな情報を，総合して瞬時に何かを判断することができる．例えば，体温・脈拍・血圧はいつもと変わりないが，測定中の会話に何となく元気のなさを感じる，視線が定まらず落ち着きがないことに気づいたことから，「何か心配事でもあるのかしら…」と考えることなどは，ヒトがフェース・トゥー・フェース（face to face）でそれらを測定するからこそ気づくことができるものである．

五感を使った方が優れたモニタリングができる項目は「意識，痛み，皮膚の色，末梢循環，呼吸音，瞳孔，尿量や出血量のモニタリング」[2]などである．

機器は買ったその日から，正確な値をモニタリングできるが，看護師は就職したその日から，五感を使ったモニタリングが必ずしも正確にできるとは限らない．ある程度の熟練が必要であることはいうまでもない．

機器を使ったモニタリングと五感を使ったモニタリングを上手に組み合わせ，患者の状態把握に必要なデータを収集する必要がある．

④ 疼痛管理

1 急性期患者が持つ疼痛

疼痛にはさまざまな分類法があるが，ここでは急性疼痛・慢性疼痛・がん性疼痛に分けて考える．急性期患者が持つ疼痛は主として急性疼痛である．急性疼痛とは，痛みの原因となる身体的な要因が明らかなものが多く，何らかの物理的・化学的刺激が痛覚神経を刺激し痛みとして認知されるものである．これには術後痛や警告反応としての疼痛がある．表Ⅲ-3には警告反応としての急性疼痛の例を示した．また痛みの分類にかかわらず，患者を身体的・精神的・社会的・霊的苦痛が統合された全人的な痛みを持つ人として理解すべきであろう．

2 急性疼痛のアセスメントと緩和

急性疼痛では痛みの要因が明らかであることが多いため，それらを取り除くことが最も効果的である．例えば釘を踏んだときの疼痛は，それを抜去すれば痛みはかなり軽減される．しかし，実際はそれほど単純なものではなく，組織が損傷されることによって乳酸が蓄積し発痛物質が放出される．また組織損傷や虚血にともなう血管内からの体液漏出，発赤，浮腫，熱感も疼痛として感じられる．さらに疼痛閾値にはさまざまな要因が影響を与える疼痛閾値に影響する因子には，低下させる因子，上昇させる因子がある．低下させる主な因子には，不快感，不眠，疲労，不安，恐怖，怒り，悲しみ，うつ状態，倦怠，内向的心理状態，孤独感，社会的地位の喪失がある．一方，上昇させる主な因子には，症状の緩和，睡眠，休息，周囲の人々の共感，理解，人とのふれあい，気晴らしとなる行為，不安の減退，気分の高揚，鎮痛薬，抗不安薬，抗うつ薬がある[3]．このため，疼痛のアセスメントは重要であり，その結果をふまえ対処することが必要となる．

アセスメントすべき項目としては，痛みの部位，持続時間，性質や強度，前駆症状，随伴症状，日常生活との関係，年齢，既往歴などがある．これらの主観的情報を収集しながら，客観的情報として系統別フィジカルイグザミネーションを行っていく．明らかにされた痛みに対しては，そ

の原因によって必要時適切な薬剤が処方される．例えば術後痛は現在では，麻酔導入前に硬膜外カテーテルを挿入しておき，術後に持続的に鎮痛薬を投与することで，かなり緩和されるようになってきた．

　しかし，痛みは警告反応としても重要な役割をはたしているため，痛みの原因が確定する前に，むやみに鎮痛剤を投与できないこともある．このような場合には，患者は全人的な痛みを持つ人であり，痛みの閾値はさまざまな因子に影響を受けるため，薬剤だけに頼らない看護師のマッサージ，指圧，体位変換，罨法，呼吸法，リラクセーション，音楽療法，アロマセラピーなど補完療法といわれるものが有効な場合もある．

⑤ 環境調整

1 急性期患者の置かれる環境の特徴

　急性期患者は急激な症状の出現や慢性疾患の急性増悪にともない，受診そして入院という経過をたどることがある．さらに症状が重篤な場合には十分な心理的準備ができないままに，各種ラインの挿入，さまざまなモニター類の装着，そして見慣れない物的人的環境の中に置かれるのを余儀なくされる．普段の心身状態のときでさえ，環境の変化への適応には多大なエネルギーを費やすものである．これが心身のエネルギーが枯渇した急性状況では適応が困難になることは当然である．また，患者自身が苦痛のため周囲の些細なこと，例えば室温，湿度，音，臭い，光などにも敏感に反応することがある．

2 環境調整の方法

　まず，急性期患者は急激な環境の変化に対して，適応するためのエネルギーが心身ともに枯渇していることを理解する必要がある．空気調整，遮光，遮音など，施設設備上根本的な変更は困難なものもあるが，ベッドの位置をずらしたり，扉にスポンジをかませるなど，少しの工夫によって安楽な療養環境を提供できる可能性もある．また，カレンダーや時計の設置による見当識障害等の予防など，家族の協力を得て実施できることもある．

　また，患者の病状の変化に応じて，ＡＤＬを査定しベッド周囲の物品の配置などにも配慮する必要がある．

⑥ 患者・家族の精神的援助

1 急性期患者・家族が持つ精神的苦痛

　急性期患者は，急激な身体的症状の出現や，治療上の制約により，これまでの成人としての自律した生活から一変した生活を余儀なくされることがある．身体的苦痛にともなって「このまま痛みが続くのだろうか」「手術をしなければならないのだろうか」「仕事には復帰できるだろうか」など想像は悪い方に悪い方に発展し，精神的に不安や恐怖が増強していく．さらに，「自分で動けない」「管が入っていてしゃべれない」など自分の意のままにならない身体的コントロール感

表Ⅲ-3　主な急性痛の部位別観察ポイント

部　位	疼痛の特徴	確認事項	主な疾患
頭部	前頭部，後頭部，頸部の拍動痛	意識障害，片麻痺，感覚障害などもみられる	くも膜下出血
胸部	突発性の激痛，呼吸困難を伴う．冷汗，顔面蒼白	痩せて背の高い若い男子に多い．呼吸音の変化	自然気胸
	胸部圧迫感，狭心痛（押さえつけられる，締めつけられる，刺すような疼痛），左肩，左手に放散	ショック症状を呈するが，血圧は上昇，誘因（運動，負荷，興奮）	狭心症
	激烈な胸部痛，背部痛，しだいに頸部，腰部，四肢に放散	脈拍の左右差	解離性大動脈瘤
心窩部〜胸部	持続性の激しい狭心痛．左肩，左手，頸，顎に放散する．悪心・嘔吐，冷汗，ショックを伴う	発熱，白血球の増加，CPK-MBの上昇がある	心筋梗塞
	背部放散痛を伴う上腹部の疝痛発作で間欠的．患者は展転反側する	悪心・嘔吐，発熱，黄疸を伴うことが多い．過労，脂肪食摂取後や小肥りの女性に多い	胆石発作
	突然心窩部に激痛，腹部全体に持続性の疼痛．腹部板状となり圧痛著明	ショック症状を呈する．激しい腹膜刺激症状を伴う	胃・十二指腸穿孔
	突然左上腹部に激痛．心窩部から左方肋骨弓に沿って放散する．心窩部から左上腹部に圧痛点あり	嘔吐，食欲不振，便秘に伴い腹部膨満，発熱を認めることがある．ときにショック症状を呈する．アミラーゼが上昇	急性膵炎，膵壊死
	突然左上腹部および臍部に激痛．漸次右下腹部に限局する．右下腹部に圧痛点あり	発熱，脈拍頻数微弱を伴う．白血球が増加	急性虫垂炎の穿孔
側腹部	激烈な疝痛発作から持続性鈍痛まで種々であるが，下方に放散する	疝痛発作は乏尿，嘔吐，冷汗，ショックを伴う	腎結石
腰部	腰部への瞬間的激痛で再発を繰り返す．しだいに坐骨神経痛として下肢へ放散する	特有のへっぴり腰姿勢（坐骨神経痛側弯）	急性椎間板ヘルニア
下腹部	突発的な鋭い放散性疼痛，疝痛が特徴．疝痛発作の間は鈍痛がある	悪心・嘔吐を伴う血尿，ときに結石の排出あり	尿管結石
	突然下腹部に激烈な疝痛．肩に放散する．失血によるショックを起こす．外出血はほとんどない	顔面蒼白，冷汗，眩暈，悪心・嘔吐，便意（ダグラス窩に貯留した出血が直腸を圧迫）あり	子宮外妊娠（卵管妊娠破裂）
	腹部全体の激しい疝痛	悪心・嘔吐，冷汗，ショック	腸捻転
	突然下腹部に激痛．ショック症状を呈する	腹膜刺激症状，一過性に体温上昇あり	卵巣嚢腫茎捻転
	睾丸，副睾丸の腫大と激痛	悪心・嘔吐，冷汗，ショック症状	睾丸捻転
腹部全体	臍部を中心に激痛，食後に増強	悪心・嘔吐，下痢，下血を伴いショック症状を呈する	腸間膜動脈閉塞症

（村瀬千春，山勢善江ほか（1995）痛みのアセスメント，月刊ナーシング，15巻，10号，p.62，学習研究社より転載）

覚の喪失や，心的エネルギーの枯渇による対処能力の低下にともなって心理的コントロール感覚も低下する．これらはときに患者の自尊感情を障害し，危機状況に陥ったり，せん妄状態を引き起こす原因ともなる．

また，患者の家族は身体的苦痛を訴える患者を目の当たりにし，患者と同じように不安や恐怖を感じたり，場合によっては罪責感を持ち危機状況に陥る．さらに病状が安定せず患者の苦痛が続く場合，医療への不信感を抱く場合もある．

❷ 急性期における患者・家族への精神的援助

　医療者は急性期の患者や家族が抱く精神的苦痛やそれらにともなう言動は，急病を抱えた人やその家族として正常な反応であることを，まず理解しておかなければならない．そのうえで，患者や家族への精神的援助を考えていく必要がある．

　身体的苦痛にともなう不安や恐怖への援助として，第一に不安を引き起こしている苦痛を知り，できる限りこれを除去あるいは緩和することが必要である．苦痛がなくなると恐怖も一掃されることがある．例えば尿管結石の疝痛を訴える患者の結石が膀胱に移行した途端，「死ぬかと思いました」と笑顔で話されることはこの典型であろう．しかし，苦痛にはさまざまなものがあり，それらがすべて前記の尿管結石のような経過をたどるわけではない．薬剤によるコントロールや手術による摘出が必要な苦痛，あるいはどんな治療にも反応しないものもある．また精神的な問題が身体的苦痛を引き起こしている場合もあり，アセスメントに難渋するところである．これらさまざまな身体的苦痛が精神的苦痛を助長している場合には，その原因を十分にアセスメントし，処方された適切な薬剤の投与とその効果判定や，看護師がそばに付き添い患者の心身の苦痛の訴えにじっくり耳を傾ける，また前述の補完療法などを用いて苦痛を軽減する．

　身体・心理的コントロール感覚の喪失に対する援助としては，患者も看護師も「今できないこと」「禁止されていること」に注目しがちであるが，その中でも「今できること」「できる範囲」はあるはずである．そこに注目して，患者とともにできること，できる方法を考えていくことが必要である．

　また，ストレスコーピング（Ⅱ章2節「急な発症における心理的反応」を参照）の理論を用いて，系統的にアセスメントしケアしていくことも重要である．

　家族に対しても，患者と同様危機状況に陥っていることを理解して援助する．入院中はもちろんのこと，退院後も家族は患者にとって重要なソーシャルサポーターである．家族員が急性疾患に罹患すると，家族は持てるパワーを全開にし，疲れていることも忘れてしまっていることがあるが，患者の入院が長引いたり，思ったように回復しない場合などには家族の疲労は蓄積し，家族自身が体調を崩すなどして，患者へのサポートが十分できなくなることもある．看護師は面会中の家族の言動や表情，疲労度をよく観察し，ねぎらいの言葉かけや家族が休息できる環境づくりも考慮する．また家族だけでは抱えきれない問題に対して，医療ソーシャルワーカー（medical social worker：MSW）などを通して社会的資源への橋渡しも必要となる．

❼ 他職種との連携

　急性期患者を取り巻く他職種には，さまざまな人々が存在する．医師・看護師は患者に近い位置で最も長時間かかわる専門職である．また，急性期では頻回に行われるX線撮影の放射線技師，人工呼吸器装着患者には呼吸療法認定士もかかわるであろう．さらに，ベッド上でも行われる早期リハビリテーションのための理学療法士（physical therapist：PT），日常生活復帰のためのリ

ハビリテーションとして作業療法士（occupational therapist：OT），急性期を脱しても慢性的な食事管理を必要としたり，慢性疾患の急性増悪で入院した患者に対しては，専門的な食事指導の場面で栄養士も重要な役割をはたす．社会とのつながりの点ではMSWもかかわることになる．

　これらさまざまな職種が患者の回復や病状安定に向けて患者を支えている．看護師は患者に最も近く，そして最も長い時間接するがゆえに，患者に対する情報量も他職種に比較すれば多いと考えられる．これらを看護師の情報として止めておくことなく，他職種への橋渡しや，他職種がかかわる際の情報として提供できるようにする．また看護師も，他職種から積極的に情報を収集し，プライバシーを厳守したうえで情報の共有化をはかる必要がある．

引用文献

1）石原美和（2003）患者の苦情を医療安全対策に活用，看護学雑誌，67巻，6号，p.561
2）諏訪邦夫責任編集（1999）Expert Nurse 保存版 1999.5 臨時増刊号　ナース必携モニタ機器の使い方と見方，p.177
3）Twycross, R. ほか著，武田文和訳（1991）末期がん患者の診療マニュアル―痛みの対策と症状のコントロール，p.12，医学書院

参考文献

1．Black, J. M., Matassarin-Jacobs F.（1997）Medical-Surgical Nursing Clinical Management for Continuity of Care 5th, W. B. Saunders
2．鶴田正敏ほか（2003）特集：アドボケイトとしての看護職　患者の権利を守るために，インターナショナル・ナーシング・レビュー，26巻，5号
3．稲田英一ほか（1995）特集：脱"痛み宣言"，月刊ナーシング，15巻，10号
4．北島政樹，櫻井健司編集主幹（2004）ビジュアル＆アップデート　外科手術と術前・術後の看護ケア―手術室から病棟まで／ナース・研修医のための最新ガイド，南江堂
5．太田宗夫医学監修，高橋章子編（2001）救急看護　急性期病態にある患者のケア，医歯薬出版
6．中西睦子監修，井上智子，雄西智恵美，齋藤やよい編著（2002）TACSシリーズ4　成人看護学―急性期，健帛社
7．マルカム・ノールズ著，堀薫夫，三輪健二監訳（2002）成人教育の現代的実践　ペタゴジーからアンドラゴジーへ，鳳書房
8．鶴田正敏ほか（2003）特集　事例に学ぶ看護アドボカシー，看護学雑誌，67巻，6号

学習課題

1．急性期にある人々を理解するための概念にはどのようなものがあるかあげてみよう．
2．それらの概念を使って，患者を説明してみよう．
3．急性期特有の看護活動にはどのようなものがあるかあげてみよう．
4．慢性期にある人々との違いを明らかにしてみよう．

パートⅡ 実践編

IV

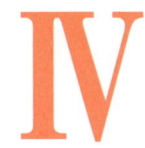

急性の呼吸機能障害のある患者の看護

学習目標
1. 呼吸機能を維持する気管・肺の構造と機能について理解する．
2. 呼吸機能の急激な変調をアセスメントする意義と方法について理解する．
3. 呼吸機能障害が対象の日常生活や社会生活に及ぼす影響をふまえて，呼吸機能の維持・回復に向けた援助について理解する．

人間にとっての呼吸は生命維持に不可欠な営みであり，通常は無意識に生体の代謝に必要な酸素を取り入れ，身体の各組織に供給し，代謝産物として炭酸ガスを体内から排出している．しかし何らかの原因で急激な呼吸機能の低下が生じた場合は，呼吸を意識し，努力しなければ呼吸ができない状態になり，さらに組織への酸素供給量が低下することによって意識が混濁し死に至ることもある．また呼吸困難や胸痛を自覚することにより「息ができない」「息が止まってしまう」「死ぬかもしれない」という不安や恐怖に脅かされ生命の危機感も増強する．したがって，急性に呼吸機能が変調をきたした患者に対しては，呼吸機能の変調を総合的にアセスメントし，適切に対応する．

1 基礎知識

人間の呼吸器は外界の微生物や異物が接触し，侵入しやすい通路になっているが，それらの有害物を排除する防御機構を備えており，容易に侵入できない構造とメカニズムになっている．しかし，手術や外傷などの侵襲や加齢などによって免疫産生能が低下したときに，強力な病原微生物などの侵入があった場合には，容易に防御機構が破綻し呼吸機能の低下から生命に危険な状況を招く．したがって，呼吸の解剖学的な構造や生理機能を理解することは，呼吸機能障害にある人への看護につなげる第1歩である．

1 呼吸機能の解剖生理

1 呼吸器の解剖学的構造

〔1〕気道

気道は，鼻から気管支までの空気の出入りのための通路（導管部）であり，上気道と下気道とに分けられる．上気道は，鼻腔，口腔，咽頭であり，入ってきた空気の中に含まれる細菌や粉塵を鼻毛や粘液でとらえ空気を清浄化しながら湿度を与え，同時に粘膜下の血液によってあたためる．下気道は，気管から終末細気管支までで，気管支を覆う気道粘膜には粘液細胞と線毛細胞が存在し，下気道まで侵入した微生物や粉塵は，粘液に付着し，10回／秒の速度を持つ線毛運動によって咽頭まで送りだされる．

咽頭は，約13cmの長さで，後鼻孔から口蓋垂の基部までの上咽頭，口蓋から舌根の高さまでの中咽頭，舌根の高さから喉頭輪状軟骨下縁までの下咽頭で構成されており，食物の通過路でもあ

る．食物を嚥下する場合は，嚥下反射により喉頭蓋が喉頭の入り口を閉鎖し，食物を食道に送りこんでいる．

喉頭は，発声器である声帯を有し，喉頭蓋から気管の入り口までで，8個の硝子軟骨と弾性を持った軟骨の喉頭蓋からなる．喉頭は空気以外のものが侵入すると咳反射によって排出し，肺に侵入させない役割を担っている．

〔2〕気管・気管支

気管は，長さが約10〜12cm，直径が約1.5cmの管である．気管は，16〜20個の気管軟骨によって輪状の形を保っている．気管は，第4〜5胸椎の高さで左右に分岐して気管支となる．気管分岐部においては，右の気管支は，約30度，左の気管支は約45度になっているため，気管挿管や誤飲の際には右の気管支に入りやすく，誤嚥性肺炎の場合も右肺に発生しやすい．気管支は，さらに，分岐をくり返した後，直径1〜2mmの細気管支になり肺胞につながる．

肺胞は直径約0.06〜0.20mmの袋状であり，両肺で約3〜4億個ある．

〔3〕肺・胸腔・胸膜など

肺は，左右に各々あり，それぞれ胸膜で覆われている．右肺は3つの肺葉に分かれ，左肺は2つの肺葉に分かれている．肺の表面を覆う臓側胸膜は，肺門部まで至り，胸壁の内側を覆う壁側胸膜と肺門部でつながって胸腔を形成している．胸腔には少量の漿液（胸水）が存在し，潤滑油の役割を担っているのみで，空気は存在しない．肺は肺尖部が鎖骨から2〜4cm上の，鎖骨の1/3内側の部位に位置し，安静呼吸では0.5cm，深呼吸では1.5cm移動する．また肺底部は鎖骨中央線上で第6肋骨と，腋窩中央線上で第8肋骨と交差し，安静呼気では第10胸椎棘突起の位置にあり，吸気時には第12胸椎棘突起まで下降する．

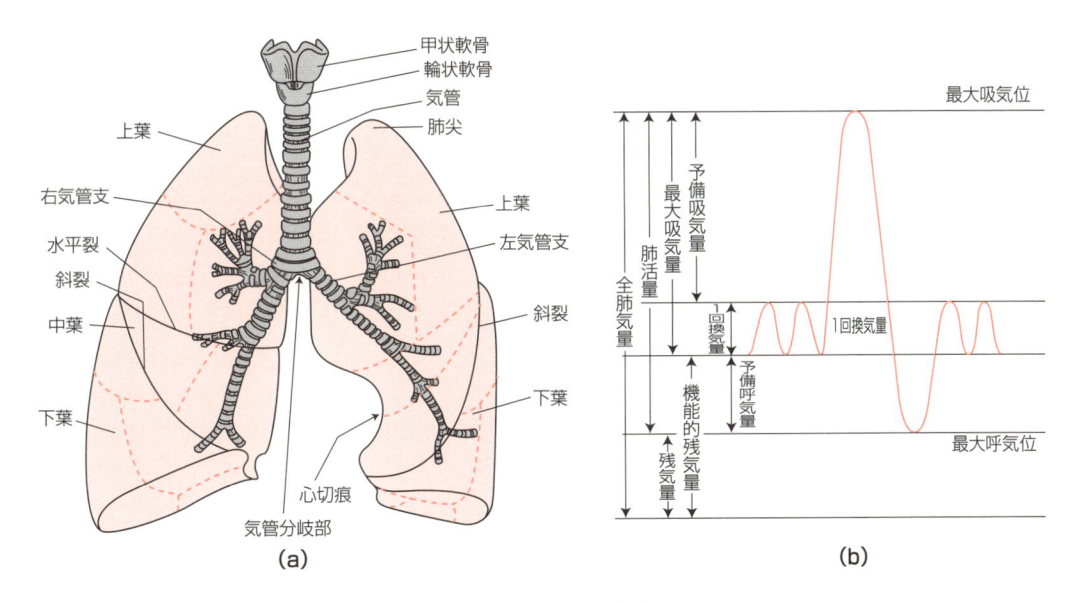

図Ⅳ-1　（a）呼吸器，（b）換気量

((a) 藤本　淳監修，藤田　守，土肥良秋編，柴田洋三郎，中村桂一郎（2007）ビジュアル解剖生理学，p.171, ヌーヴェルヒロカワより転載)

2 呼吸器の生理学的機能

〔1〕換気

　換気は，呼吸運動によって肺を出入りする大気と肺胞気との間の空気の移動である．胸腔は大気より陰圧に保たれており，横隔膜やその他の呼吸筋により胸郭が拡張すると，陰圧がさらに加わるため肺も同様に引っ張られて受動的に拡張し，その拡張した分だけ外気を取り入れる．そして，呼吸筋が弛緩すると拡張された胸郭が元にもどり，その分の空気が外気へと吐きだされる．

　この呼吸運動は延髄にある呼吸中枢の吸息ニューロンと呼息ニューロンによって調整されており，これらのニューロンの働きは水素イオン濃度や炭酸ガス分圧の変化によって調節されている．したがって，換気が十分に行われるためには胸腔内圧の陰圧が保たれ，気道が十分に拡張し気道抵抗が少なく，肺のコンプライアンス（弾性）が保たれている必要がある．

〔2〕ガス交換

　ガス交換とは，酸素と炭酸ガスが肺胞気と血液の間を移動することである．ガス交換は，肺胞内と肺毛細血管内との間で，ガスの分子が濃度の高い方から低い方へ移動する拡散現象によって行われるが，これが効果的に働くためにはいくつかの条件が整っている必要がある．それは肺胞と血管が接触する部分の表面積が広いこと，肺胞壁が厚くないこと（厚いと酸素の移動がしにくくなる），血流の速度が速すぎないことである．さらにシャントや死腔がないこと，換気と血流のバランスが保たれていることである．

② 呼吸機能障害の種類

〔1〕換気障害

　換気障害は，さまざまな理由により大気と肺胞気の移動が障害され有効換気量が減少した状態である．このような肺低換気は，呼吸中枢の障害や呼吸筋障害，換気抵抗が大きい場合などに生じ，十分な酸素の取り込みもできず，炭酸ガスの排出も十分できない状態である．例えば気胸や開胸術などによって胸腔内圧の陰圧が保てなかったり，喘息などで気道が狭小化したために気道抵抗が増大した場合，さらに肺線維症などのように肺の弾性が低下している場合などは有効な換気が行えないため，肺胞内の酸素はどんどん血液内に移動する．そのため肺胞内の酸素分圧は低下し，肺毛細血管から排出された炭酸ガスが肺胞内に蓄積する．その結果，肺胞気と肺毛細血管とのガス分圧差が少なくなり肺毛細血管への酸素の移行および炭酸ガスの肺胞気への移行が十分に行えなくなり，動脈血酸素分圧は低下し，炭酸ガス分圧は上昇する．換気障害には閉塞性換気障害と拘束性換気障害があり，前者の場合には喘息のように気道狭窄などにより気道抵抗が亢進し，努力呼出の開始後の1秒間に吐きだされる量を示す1秒率[*]が低下する．また後者は気胸などにより肺の拡張が障害されている場合である．

〔2〕ガス交換障害

　ガス交換の障害は，拡散障害や，換気—血流不均衡，肺胞低換気などによって引き起こされる．

---

[*] 最大限に空気を吸い込んだ状態から息を吐きだした最初の1秒間に吐きだされた空気の量を1秒量といい，1秒量が実際に測定した肺活量のどのくらいの割合かを示したものを1秒率という．

拡散障害は拡散面積の縮小，肺胞壁や血管壁の肥厚，間質の拡大により肺胞膜でのガス交換が困難になった状態であり，動脈血酸素分圧が低下するために，酸素の投与が必要になる．拡散障害の原因としては肺気腫のように肺胞自体の体積は変化しないが肺胞が破壊されることで拡散面積が縮小する場合，肺炎または肺線維症などによる肺胞壁の肥厚，さらに**肺水腫**や**急性呼吸促迫症候群**（ARDS：acute respiratory distress syndrome）などで肺胞と間質組織に漿液性体液が漏出することによって肺胞毛細血管細胞膜の厚さが増大し，肺胞と肺毛細血管の距離が増大するために拡散量が低下する場合などがある．また換気—血流不均衡による障害は，血流の減少，酸化ヘモグロビンの減少，換気量の増加などにより肺胞換気量と血流の割合が不均衡になった状態である．肺血流が減少する原因は，肺塞栓や循環動態の異常による低心拍出量状態，さらに肺気腫などで換気が血流量に比べて多く，換気効率が低下するため高換気低血流などがある．一方，気管支や細気管支が閉塞し無気肺などの肺胞虚脱が起こると無気肺の部分の換気が行われないため，血液が酸化されず肺静脈に入り動脈血酸素分圧は低下する．また，気管支喘息などで気道の閉塞が起こると，肺胞換気量は減少し，これを代償するために肺血流量が増大するため，血流が換気に比べて多くなり血流の効率が低下し，低換気高血流の不均衡が起こる．

③ 呼吸機能のアセスメント

［1］アセスメントの視点と内容

　何らかの原因により呼吸機能に障害が生じると，低酸素血症や高炭酸ガス血症などから，生命が脅かされる状況になる．呼吸障害によって自覚される症状は呼吸困難，胸痛，咳，喀痰，発熱，倦怠感などである．患者の主訴や症状などを綿密に観察し，検査所見とも関連させながら，障害のレベルや緊急度を判定しなければならない．

　呼吸機能障害の自覚症状の中で最も多い主訴は呼吸困難感である．呼吸困難は患者の主観的な感覚であるため，その表現は多彩である．また呼吸困難による身体の苦痛だけでなく，呼吸が十分に行えない，息ができない感覚は，呼吸が十分にできないことにともなう不安や死の恐怖が増大する．特に呼吸機能障害が高度になるにつれ，会話も困難になり意識の低下や精神的に不安定となり冷静な判断が行えない場合もある．

　そこで，呼吸機能障害を引き起こした原因や誘因を本人，あるいは本人が会話できない場合には家族の協力を得て把握するとともに，呼吸困難の程度を客観的かつ総合的に評価する．そのためには，チアノーゼ，冷汗，四肢冷感，頻脈，血圧の上昇，努力呼吸，呼吸の速迫，呼吸音，活動耐性，意識状態の観察を綿密に行う必要がある．

［2］呼吸機能状態を診断するための検査

　呼吸機能の障害の部位や程度を判定するために胸部Ｘ線写真や胸部ＣＴなどの画像診断を行う．また厳密に肺や組織でのガス交換を評価するためには動脈血ガス分析を行う．また感染症による呼吸機能障害の場合には細菌培養や過敏性反応テストなどを行い，病原微生物の確定を行う．さらに簡便で侵襲を与えず患者の呼吸状態を把握するためにパルスオキシメーターでの測定も有用である．

④ 呼吸機能障害を維持・回復させるための看護

　呼吸機能が低下し低酸素血症に陥っている場合には，患者の呼吸状態を十分に観察したうえで酸素療法が必要になる．呼吸困難が生じると酸素の取り込みと炭酸ガスの排出を促すために呼吸数を多くしようとするが，1分間に24回以上の換気量の少ない頻呼吸が持続すると，肺胞の換気量が不足するため，肺胞低換気に陥る．通常，肺胞換気量は1回換気量約500mℓのうち，鼻腔から終末細気管支までの気道空間である解剖学的死腔に約150mℓはとどまるため，ガス交換に使用されずに呼気時に吐きだされる．そのため1分間の肺胞換気量は1回換気量から解剖学的死腔量を引き，呼吸数をかけて概算されたもので，1分間に肺から排出される炭酸ガス量（分時換気量）よりも少ない結果になる．したがって頻呼吸で1回換気量が少ない状況では，代謝に見合うだけの十分な酸素を取り込めず低酸素血症を引き起こすとともに，解剖学的死腔に停滞する割合が高くなり，炭酸ガスを十分に排出できないことから高炭酸ガス血症を引き起こす結果になる．呼吸困難から頻呼吸をともなっている場合は，頻呼吸により呼吸筋が疲弊し，1回換気量がさらに低下し呼吸困難をさらに増強させるため，腹式呼吸や口すぼめ呼吸なども説明し指導する．

　呼吸困難を生じている場合は，安楽な呼吸が行えるようにファーラー位とし，呼吸筋を弛緩し，リラックスできるようにする．また気道閉塞などによる高度の呼吸困難の場合には，頭部後屈法や下顎挙上法などの実施やエアウエイの挿入で気道を確保するとともに，意識状態の観察を行う．

　気管の粘膜からは耐えず分泌物が分泌され，これがたまると換気が障害されるため，気道浄化を図る必要がある．区域気管支末梢から分泌物を重力によって排出できるように**体位排痰法**（postural drainage）や胸部に手を当て，呼気時に気管分岐部方向に圧迫して呼気流速を高める**スクウィージング**（squeezing）などの肺理学療法を行う．ただし，体位ドレナージの実施は呼吸困難のために体位をとりにくい場合があり，また気管支喘息がある場合には気管支攣縮を誘発する危険があるため，十分に注意して行う．さらにスクウィージングの実施では気道内圧の上昇による血圧低下や不整脈の出現に十分注意する必要がある．頻呼吸や発熱がある場合は，体液が喪失し痰の粘稠性も高まっているため，水分補給につとめながらネブライザーを実施する．さらに水分量だけでなく尿量も観察し，水分出納バランスを確認する．

　呼吸機能は気温や湿度，さらに空気汚染などによる気道刺激によっても影響を受けるため，室内環境の調整をはかるとともに，免疫能の低下がある場合は病原微生物などによる感染を引き起こしやすいため，含嗽，手洗いなどを励行し感染予防につとめる．薬物療法として，気管支拡張薬，ステロイド薬，抗菌薬などが投与されることが多いため，確実に投与するとともに薬剤の作用・副作用を十分に観察する．

　呼吸機能の低下により患者の不安や恐怖は大きい．できる限り患者の不安や恐怖などが軽減され，また苦痛の緩和を図るうえでも患者に寄り添い，患者のニードにそって適切な情報提供とわかりやすい説明を行う．

代表的な呼吸機能障害のある患者の看護

① かぜ症候群（上気道炎）／インフルエンザ患者の看護

1 かぜ症候群の基礎知識

かぜ症候群（respiratory infection syndrome）とは，病原ウイルスや細菌が呼吸器に侵入し感染することによって，急性反応である発熱，鼻汁，鼻閉，咽頭痛，嗄声，咳，痰などの症状をもたらす急性呼吸器感染症の総称であり，感染部位により咽頭炎，上気道炎・気管支炎，肺炎などの局所的な炎症を引き起こす．とくに鼻腔・咽頭・喉頭までの部分の炎症である急性上気道炎の場合には，扁桃，副鼻腔や中耳にまで炎症が波及することもある．かぜ症候群の原因となる病原ウイルスの代表はライノウイルスやコロナウイルスであるが，その他200種類以上もあることから，あらわれる症状やその程度，また症状の組み合わせは多彩である．また，ウイルスの標的となる器官部位での局所的な症状だけでなく，同時に全身倦怠感や関節痛などの全身症状，および下痢，腹痛，嘔吐などの消化器症状をともなうことがある．しかしインフルエンザよりも症状は弱く，通常は，約1週間の経過で症状が消失し，予後は良好である．

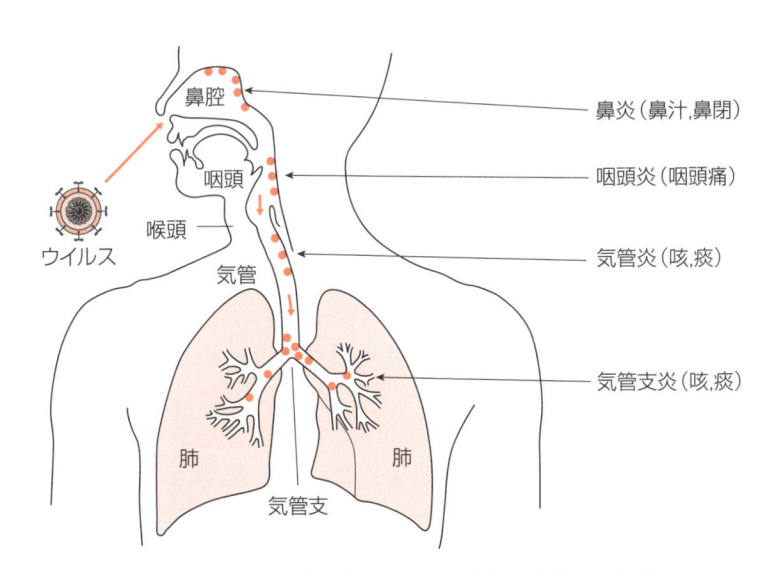

図Ⅳ-2　かぜ症候群における感染の部位と症状

2 インフルエンザの基礎知識

　インフルエンザ（influenza）は，インフルエンザウイルスの飛沫感染によって引き起こる急性の感染症である．感染源であるインフルエンザウイルスは，直径1万分の1mm（100nm）の大きさで多形性のウイルスであり，核たんぱく（NP）と膜たんぱく（M）の抗原性に基づきA・B・Cの3型に大別される．A型ウイルスは粒子の表面に糖たんぱくである赤血球凝集素（HA）が15種類とノイラミニダーゼ（NA）が9種類あるため，複数の組み合わせで多くの亜型があり，また人畜多種の宿主を持つとされているため，感染が拡大し流行しやすい．しかしB型インフルエンザウイルスはHAとNAのそれぞれ1種類の亜型しかなく，C型ウイルスはHEしか持っていないため，大流行にはならないことが多い．

　インフルエンザウイルスは生きた細胞のみでしか生存できないため，鼻腔や咽頭粘膜の表面にある上皮細胞と結合し細胞内に侵入したのち全身で増殖する．そして感染すると1～2日の潜伏期を経て突然に38℃以上の発熱，悪寒戦慄，頭痛，関節痛，筋肉痛，全身倦怠感などの強い全身症状を呈する．また同時に乾性咳嗽や咽頭痛，鼻汁などの呼吸器症状も出現する．発熱は，時として40℃に至るが3～5日持続した後，解熱する．しかし，時として肺炎や他の気管支炎および心筋炎を併発し重症化することもある．特に小児の場合には，急性脳症を併発し死亡する危険性があるため，十分な注意が必要である．

　なお，2003年に中国広東省で発症した重症急性呼吸器症候群（SARS：severe acute respiratory syndrome）は新型のコロナウイルスのSARSコロナウイルスが原因であり，主症状は38℃以上の発熱，咳，息切れ，呼吸困難などの呼吸器症状や，頭痛，悪寒戦慄，全身倦怠感などの全身症状である．胸部レントゲン写真では肺炎または呼吸促迫症候群様の肺浸潤影（スリガラス状陰影）が認められ，下痢症状も多く見られることから迅速にインフルエンザとの鑑別を行い，感染の拡大を防ぐことが必要である．

3 看護アセスメント

〔1〕**重症度・緊急度の査定**

　インフルエンザは65歳以上の高齢者や気管支喘息などの呼吸器疾患，慢性心不全，腎不全，糖尿病などの慢性疾患を有する人や免疫機能が低下している人の場合には重症化しやすく合併症を引き起こしやすいため，基礎疾患の有無について把握するとともに呼吸状態の観察を綿密に行う．さらに発熱や薬物療法やワクチンの副作用による消化器症状から脱水症に陥っていないか，上気道炎症状による苦痛から飲食の摂取不足により低栄養になっていないかなども把握する必要がある．

(1) **診断基準**

　わが国においてインフルエンザは感染症法において第5類の定点把握疾患に定められており，毎週，年齢群別患者数の報告が定められている．

(2) **確定診断のための検査**

①ウイルス学的診断のための検査

　インフルエンザの急性期にある場合には，咽頭ぬぐい液やうがい液ならびに鼻腔吸引液などからウイルスを直接に分離することが可能である．ただし特別な設備や技術を要し，結果までに約

1週間かかる．

②血清学的診断のための検査

急性期（または初診時）および回復期（2週間後）に採取した両血清について赤血球凝集抑制反応（H１）や補体結合反応（ＣＦ）の抗体の比較を行い，有意な上昇（抗体陽転あるいは急性期と回復期で4倍以上の上昇）の有無を確認する．しかし，この検査についても確定診断には約2～3週間を要する．

③迅速簡便な診断補助のための検査（インフルエンザ抗原検出キット）

上記の検査について結果までに時間を要することから，インフルエンザ発症の早期にインフルエンザウイルス抗原を検出するための迅速診断キットが開発され一部が保険適応になっている．この検査は患者の鼻腔ぬぐい液を採取し，ウイルス抗原を高感度に検出する方法で，外来やベッドサイドなどで約20～30分以内に結果を判定し診断できるもので，現在は5種類程度のキットがあるが，その感度は50～80％程度と報告されている．

〔2〕日常生活への影響

インフルエンザウイルスは感染力が強いため全身症状が顕著にあらわれ体力の消耗が激しいこと，また他者への感染拡大を阻止し大流行させないために他者との接触が多い外出を控えなければならないこと，さらに安静の必要からも日常生活行動が制限される．

就業者の場合には，就業を中断せざるを得ない状況から職業人としての就労役割を遂行できなくなるうえ企業などに経済的な損失を与えかねない．また幼児や学童などの義務教育にある就学者は学校保健法における伝染病第2種の規定から解熱後2日が経過するまで出席停止しなければならず学級閉鎖になることも多いことから交友関係や集団での生活行動が中断される．また青年期で入試を控えた受験生などは，入試がインフルエンザの流行時期に多く実施されることから受験できなくなる可能性も高い．

〔3〕疾患に対する認識，心理状態

一般の人々には，かぜ症候群とインフルエンザの区別はつきにくく，かぜだと思って無理をしてインフルエンザの的確な治療を受けそびれたり，知らない間に他へ感染を与えたりすることもある．38℃以上の発熱が見られたら医師の診察を受けるように啓蒙が必要である．インフルエンザに罹患すると約1週間は発熱や全身症状により安静が必要になるため，就労や学業の中断を余儀なくされ，役割遂行できるかなど将来的な不安が生じやすい．また重症化した場合や合併症を併発した場合には生命の危険性に脅かされることへの不安は大きくなる．さらに今日では新型のコロナウイルスによるＳＡＲＳが注目されており，治療法が確立されていないことや前駆症状がインフルエンザと同様であることから罹患したのではないかという恐怖感を抱くこともある．早期に受診することを奨励するとともに，疾患や治療および対処法に対する正しい理解を得るための情報提供を行う必要がある．

❹ 看護活動

かぜ症候群やインフルエンザなどの感染症に対する看護の原則は感染から防護し，感染拡大を防ぐことである．そのためには感染症を引き起こす細菌，ウイルスが侵入する経路を遮断するこ

と，宿主となる人間の免疫防御機構を発揮できるように整えること，罹患した場合には増悪させないように早期治療を遂行することが重要である．ここでは主に感染力が極めて高いインフルエンザを中心に述べる．

[1] 主たる症状とそのコントロール
①予防のためのインフルエンザワクチンの接種
　インフルエンザに罹患し，しかも重症化させないためには予防することが基本であり，インフルエンザHAワクチン（不活化ワクチン）の接種を流行前に受ける必要がある．インフルエンザワクチンの効果は，効果発現までに約2週間かかり，またその効果の持続は約5ヶ月であるため，通常インフルエンザが流行し始める12月下旬よりも早く，12月上旬までに行う必要がある．予防接種*は，65歳以上では1回，13～64歳では1～2回，13歳未満では2回を皮下に接種する．しかしワクチンの感染防御作用や発症阻止効果は完全ではないため，他の対処法とも合わせて予防することが必要である．また，まれに注射部位の腫脹や疼痛，発熱，頭痛，嘔吐，倦怠感などの副作用も出現するため，十分な説明のうえで行う必要がある．
　さらにインフルエンザワクチンは，鶏卵を使用しており鶏卵や鶏肉などによるアレルギーの既往がある場合はアナフィラキシーショックを起こすため，ワクチンの投与は禁忌である．したがって，ワクチンの接種をする場合にはアレルギーの既往の有無を確認するとともに発熱の有無や急性疾患の罹患の有無も十分に把握しておくことが大切である．
　厚生労働省のインフルエンザワクチンの効果に関する研究では，65歳以上の高齢者については約45％の発病を阻止し，約80％の死亡を阻止する効果が認められている．特に在宅で生活している高齢者や施設に入所している高齢者の場合は，ワクチンの接種により免疫を高め，インフルエンザを重症化させないことが重要である．

②抗インフルエンザ薬の服用
イオンチャンネル阻害薬（アマンタジン®／リマンタジン®）
　1998年から認可されたが，B型ウイルスには無効であり，神経系の副作用が出現しやすく，使用した場合には比較的早期に薬剤耐性ウイルスが出現しやすい．またアマンタジンはほとんどが代謝されず腎臓から排出されるため，腎機能の低下した患者や高齢者の場合には腎機能を把握することが大切である．

ノイラミニダーゼ阻害薬（ザナミビル®／オセルタミビル®）
　塩酸アマンタジンと異なり，A型だけでなくB型にも有効な抗インフルエンザ薬であり2001年から使用が認可された．本薬剤は，ウイルス耐性ができにくく，副作用もほとんどなく，発症後48時間以内に服用すれば症状が軽減し，罹患期間が短縮される．

[2] 日常生活への影響とその援助
　インフルエンザウイルスは，温度が20℃前後，湿度が20％前後の，低温で乾燥した状況が最も生存に適した環境であり，長時間にわたり空気中に漂うことが可能な特性がある．また飛沫感染であるため，環境調整や免疫力の維持・向上によって感染予防および感染の拡大を防ぐ必要があ

＊　2001年の予防接種法改正によりインフルエンザは「一類疾病」から「二類疾病」に分類され，集団接種から個人接種に変更された．

る．小児・高齢者や呼吸・循環器系の疾患を有する人は，免疫能力が低下すると重症化しやすいため，十分に留意して日常生活を送ることが大切である．

①加湿・保温を維持した室内環境の調整を図る

インフルエンザは低温で空気が乾燥する冬に発症することが多いため，室内の環境調整を心がける必要がある．乾湿度計や加湿器などを活用し，夏場は室内気温を26～28℃，室温を60～70%にし，冬場は室温18～20℃湿度60～70%に保持しながら，インフルエンザウイルスの活動性を抑制することが重要である．また同時に定期的な室内換気を行う．

②感染予防のための清潔・衛生の徹底を図る

インフルエンザウイルスは飛沫により感染するため，インフルエンザが流行する前からウイルスの侵入を防ぐ対策が大切である．そこで外出時や，家庭内でインフルエンザに罹患した人がいる場合には，マスクを着用する．できるだけディスポーザブルの使い捨てマスクを使用することがのぞましい．マスクの着用はウイルスや細菌の侵入を防ぐだけでなく，他者に飛沫させないことや乾燥した空気から咽頭を守り，湿潤を保つうえでも有用である．また，飛沫したウイルスが手や顔など外気と接触する皮膚・粘膜および衣類に付着していることもあるため，含嗽，手洗い，洗顔などを十分に行うとともに，衣類等も清潔に保つことが大切である．

③感染拡大の経路をできる限り遮断する

インフルエンザウイルスは，解熱したあとも体内に残存しているため，他者に感染させる危険性がある．したがってインフルエンザに罹患した場合には感染の拡大を防ぐため1週間程度は外出を控える．家庭内ではウイルスの伝搬を防ぐため，タオルなどの共用を避ける．またウイルスの温床となっている喀痰や鼻汁などをぬぐったティッシュペーパーなどは伝搬しないように適宜処理する．

④栄養のバランスと水分の補給および十分な睡眠を心がける

免疫能力が低下している場合には感染を受けやすい状況にあるため，栄養のバランスがとれた食事を摂取することが大切である．特に乳幼児や高齢者がインフルエンザに罹患した場合には発熱による体液の喪失が生じ脱水の危険性があるため，水分補給につとめる必要がある．また疲労の蓄積やストレスが増大した場合にも免疫力は低下するため，疲労回復のための十分な睡眠とストレス緩和のためのリラクセーションが必要である．特に睡眠時には抗体を産生するリンパ球の活動が促進することで抗体産生能が高まるため十分な睡眠をとることによって回復が早くなる．

[3] 心理社会的支援

インフルエンザに罹患した場合には，1週間は発熱や全身症状が顕著に出現するため，学業や職業および家庭内の役割を十分に遂行できない．急性期に無理に行動することは体力の消耗による苦痛の増大や重症化および合併症の併発をきたす原因になる危険性があること，また他者への感染につながることを患者とその家族に医療従事者が十分に説明し，納得したうえで療養できるように促す必要がある．

[4] 教育的支援

インフルエンザは流行性の感染症であり，空気が乾燥している冬場に多く発生することから，予防的な対処により疾患の増悪を避けられる可能性がある．基本的には日ごろから，室内の環境調整を十分に行うこと，バランスのよい食事や十分な運動と睡眠をとることなどで免疫力を維

持・向上させることである．また，外出後の手洗いや含嗽の衛生を習慣化することの重要性について説明する．さらに厚生労働省ならびに各都道府県の保健所から発信されるインフルエンザの発生や流行の動向や対策に関する情報にも注意していくことを情報提供する．体調の変化がある場合は早めに医療機関に受診することやインフルエンザの流行前から予防接種を受けていくことの重要性を説明する．

〔5〕家族への援助

家族内でインフルエンザに罹患した者がいる場合には，感染する危険性が高い．したがって，家庭でできる感染予防法についての知識を提供し，できる限り感染を拡大させないように協力を得ていく．また罹患し学業や職業を一時的に休まざるを得ない時には，心身の安静のためには家族の理解と協力が不可欠であることを説明する．

② 肺炎患者の看護

1 基礎知識

肺炎（pneumonia）の罹患者数は年々増加しており，年間約10万人が肺炎により死亡し，死亡総数に対する割合は約9%であり，1995年以降の死亡順位は第4位になっている．罹患患者の年齢層においては若年成人や高齢者の割合が高く，若年成人の場合には免疫力よりも起因菌の感染力の強さから罹患しやすい傾向があり，高齢者の場合は加齢にともなう免疫力の低下，口腔内の細菌叢の変化や飲食物の誤嚥などによる誤嚥性肺炎が多い特徴がある．

肺炎は，肺実質（肺胞，肺間質）に起こる炎症性変化の総称で急性感染症の1つであるが，厳密には肺実質の中で肺胞に炎症があるものを肺炎，肺間質に炎症があるものを間質性肺炎，両者の部位での炎症を肺臓炎とよぶ．肺実質の急性炎症性変化の原因は，ウイルスや細菌による感染，化学的刺激物質の吸入などである．肺胞に炎症が生じると，その部位でのガス交換が不十分になるために低酸素状態に陥る．炎症範囲が広域に及ぶにしたがい，呼吸困難が増強する．

肺炎は肺の病変部位や領域によって，①気管支肺炎，②小葉性肺炎（肺葉部），③大葉性肺炎（肺葉の全体）に分類されるが，臨床的に多く用いられているのは，①市中肺炎（病院外で日常生活を送っていた人が肺炎に罹患した場合），②院内肺炎（病院に入院中の患者が病院内で肺炎

表Ⅳ-1 肺炎の分類

分類		病原菌	特徴	予後
市中肺炎	細菌性肺炎	肺炎球菌，インフルエンザ菌，黄色ブドウ球菌など	院外肺炎の原因菌は細菌性のものが最も多い．	死亡率は，5〜8%
	非定型肺炎	マイコプラズマ，クラミジア，レジオネラなど		
院内肺炎		クレブシエラ，緑膿菌，黄色ブドウ球菌，カンジダなどの真菌など	一般に入院後48時間以降に発症した肺炎・日和見感染をきたす弱毒菌が原因菌のことが多い．	死亡率は，30〜60%

に罹患した場合）の2分類で，原因菌を推定しながら治療法の選択と予後の面からとらえるものである．その分類の詳細を表Ⅳ-1に示した．

その他，呼吸障害などにより気管挿管や気管切開を行い，人工呼吸器を装着した後に48時間以降に発症した肺炎を**人工呼吸器関連肺炎**（VAP：ventilator associated pneumonia）とよんでいる[2]．さらに，冷却搭水，給水給湯設備，循環式浴槽や加湿器などの環境衛生が不十分な場合にはレジオネラ属菌が発生・増殖し，そのレジオネラ属菌の混入している水や水蒸気を吸入，誤飲することにより肺胞内に汚染水が入り劇症肺炎を起こすこともある．この場合には高齢者だけでなく基礎疾患を有している人や旅行後に発症しやすい特徴がある．

2 看護アセスメント

[1] 重症度・緊急度の査定

(1) 肺炎を引き起こす基礎疾患や感染防御能を把握し，危険因子を見極める

肺炎は，急性の感染症であり，患者の全身状態などによって予後が左右されやすい．

高齢者や手術・肺の損傷・胸部の外傷など，侵襲が大きい場合，また糖尿病，腎不全，心不全などの基礎疾患を有している場合，さらに栄養障害などがあり感染防御能が低下している場合には重症化し致死的な状況を招く．したがって患者の罹患前の身体状況の把握を行うとともにバイタルサインの観察を含め，肺炎による呼吸器症状だけでなく，全身状態を綿密にアセスメントし，他の検査所見と総合して患者の身体的状況を把握することが大切である．特に高齢者の場合には発熱などの症状がでにくく重症化しやすいために十分に注意する必要がある．

(2) フィジカルアセスメント

肺炎は，通常，咳嗽，全身倦怠感，不快症状，頭痛，筋肉痛などの全身症状が数日続きその後，悪寒，戦慄をともなって発熱が出現する．呼吸は頻呼吸となり，呼吸音は減弱する．呼吸音の聴取において湿性ラ音が聞かれる場合は，痰の貯留が考えられる．呼吸音が聴取できない場合は，無気肺や胸水の貯留を疑う．また病変部でクラックル音（断続性ラ音）や低鼾音が聞かれ，血圧が低下し，頻呼吸で努力様の呼吸の場合は，重症化していると判断できる．打診においては病変部に濁音が認められる．炎症が広範囲に及んだり，増悪した場合には，咳嗽は多くなり喀痰も増加するが，クリーム状の黄色痰の場合にはブドウ球菌性肺炎，緑色の場合は緑膿菌性肺炎，さらに干しぶどう色ゼリー様状を呈する場合はクレブシエラ感染の可能性がある．

病変が胸膜に及ぶと胸痛が出現し，さらに病変が広範囲になった場合は，呼吸困難が出現し，チアノーゼ，頭痛，意識レベルの低下などの低酸素症状を呈し，重篤な場合は呼吸不全に陥る．さらに，病原菌が血液中に入った場合には敗血症やショックを引き起こし，**播種性血管内凝固症候群**（DIC：disseminated intravascular coagulation）や**多臓器不全**（MOF：multiple-organ failure）などの致死的な合併症に陥る危険性がある．

また発熱や発汗が持続した場合には，水分や電解質が喪失し脱水状態に陥る危険性があるため，皮膚や粘膜の観察とともに水分出納バランス，尿比重などを十分に観察することが大切である．

(3) 身体所見と検査所見から重症度を把握する

市中肺炎については身体所見と検査所見の組み合わせによる肺炎の重症度分類として，日本呼吸器学会「呼吸器感染症に関するガイドライン（2000）」があり，胸部X線写真や体温，呼吸数，脈拍，脱水の有無などの身体所見による判定が診断の基準になっている（表Ⅳ-2）．

表Ⅳ-2 肺炎の重症度分類

判定項目	軽症（5項目中3項目以上該当）	中等症	重症*（5項目中3項目以上該当）
胸部X線写真（陰影の拡がり）	1側肺の1/3まで	軽症と重症のいずれにも該当しない	1側肺の2/3まで
体温	<37.5℃		≧38.6℃
脈拍	<100/min		≧130/min
呼吸数	<20/min		≧30/min
脱水	（−）	（−）or（＋）	（＋）

*チアノーゼや意識レベルの低下を認める症例，およびショック状態（収縮期血圧90mmHg以下あるいは拡張期血圧60mmHg以下）にある症例は，上記判定項目とは関係なく重症と判定する．胸部X線所見の分類は後記の基準を参考とする．

（日本呼吸器学会，呼吸器感染症に関するガイドライン，2000より引用）

①血液検査

肺炎は，急性の感染症であり炎症反応としてC反応性たんぱく値（CRP：C-reactive protein）は上昇し，赤血球沈降速度は亢進している．細菌性の肺炎では白血球数は増加し，特に好中球が増加し核の左方移動（好中球の産生亢進により幼若な白血球の割合が増えることを意味する）が特徴であるが，マイコプラズマ肺炎などの場合には著明な上昇は見られない．

動脈血ガス分析は，病変の広がりや，それにともなう低酸素血症の状況に応じ酸素供給の必要性を判断する指標になる．肺炎の初期には動脈血酸素分圧は低下し，また同時に頻呼吸により低炭酸ガス血症とアルカローシス傾向が認められるが，病変が広がり肺炎が増悪すると炭酸ガスの排出が十分にできなくなり，炭酸ガス分圧は上昇し，酸塩基平衡はアシドーシス傾向になる．これらの血液検査データでの判定も参考として重症度の判定が行われる（表Ⅳ-3）．

表Ⅳ-3 検査成績による肺炎の重症度判定

判定項目	軽症（3項目中2項目以上該当）	中等症	重症（3項目中2項目以上該当）
白血球数	<10,000/㎣	軽症と重症のいずれにも該当しない	≧20,000/㎣ あるいは<4,000/㎣
CRP	<10mg/dl		>20mg/dl
PaO_2	>70mmHg		≦60mmHg，SpO_2≦90%

（付記）下記に該当する場合は重症度を1段階重く判定する．
1. 65歳以上の症例で外来通院が困難な症例．
2. 感染症の経過および治療効果に重大な影響を及ぼすと考えられる基礎疾患・合併症を有する症例．

（日本呼吸器学会，呼吸器感染症に関するガイドライン，2000より引用）

②画像検査

胸部X線写真で炎症病変と一致して異常陰影が認められ，胸膜に炎症が波及している場合には胸水の貯留も認められる．

③細菌学的検査

原因微生物を検出するために，塗抹検査（主にグラム染色法）や培養検査が行われ，主に喀痰

や胸水，血液が用いられる．塗抹検査は抗生物質を選択するうえで有用であり，培養検査は，菌の同定や薬剤の感受性を知るうえで有用な検査である．

[2] 日常生活への影響

　肺炎の急性期では，感染の拡大や合併症の予防，発熱や発汗による体力の消耗を最小限にするため安静を保たなければならない．また呼吸困難が強い場合には水平位に臥床することが困難になり，セミファーラー位をとらなければ安楽な呼吸ができないことが多い．

　また低酸素症に陥っている場合には酸素療法が行われ，発汗にともなう体液のバランスを保持するために輸液療法や膀胱留置カテーテルが挿入される場合もあり，日常生活行動や行動範囲が制限される．したがって，急性期の状況においては医療者や家族の支援がなければ安楽に日常生活の動作を行うことができず，さまざまなニードを自ら満たすことができなくなる．

[3] 疾患に対する認識，心理状態

　患者は肺炎の突然の発症により不快や呼吸困難や苦痛な状況に対して不安や恐怖を強く抱いている．また急性期においては入院治療のために社会的な役割も中断あるいは制限される場合が多く，治療や今後の見通しについて不安を抱くこともある．医師から十分な治療や入院期間についての説明を行ってもらいながら，家族の協力を得て，精神的な支援を行う．

3 看護活動

[1] 主たる症状とそのコントロール

(1) 抗菌化学療法

　肺炎は，急性の感染症であるため，肺炎を起こした病原菌に対して抗菌活性の高い薬剤を投与し病原菌を殺菌することが治療の基本である．しかし病原菌を特定するまでに時間を要するため，判定結果がでるまでに医師の経験や病態から推定された病原菌に対して薬剤を選択的に投与する**エンピリック治療**（empiric therapy）が行われる．急性期にある患者の場合は呼吸困難などの自覚症状が強く経口的に服用できないこと，高い血中濃度や安定した血中濃度を得る必要があることなどから注射薬を用いることが多い．注射や輸液にともなう疼痛や運動制限による患者の負担の増大および安全性に十分な注意が必要である．抗生物質の選択においては日本呼吸器医学会によるガイドラインに示されている．

　抗生物質の投与中は自覚症状や炎症所見の確認とともに，過敏反応，消化器症状，中枢神経障害，肝障害，腎障害などの副作用の観察も十分に行う．特に過敏反応によりショックに陥ることもあるため注意しなければならない．

(2) 抗菌化学療法の補助療法

　感染により喚起された炎症を抑制するためには，抗生物質の投与だけでは十分ではないため，通常副腎皮質ホルモン薬，免疫グロブリンなどが併用される．投与中は，抗生物質と同様に副作用を十分に観察し，肺炎による自覚症状とあわせて副作用による苦痛を緩和できるようにつとめる．

(3) 対症療法

　肺炎のために患者は発熱，咳，喀痰，呼吸困難があり，さらに胸膜炎を合併している場合には

胸痛が出現しているため身体的苦痛が大きい．そこで痰の喀出が多い場合，痰貯留を防止することを目的に体位ドレナージやスクウィージング，タッピング，ネブライザーなど肺理学療法を行う．喀痰の際は咳による酸素消費量を増大させないように，患者の循環・呼吸状態を十分に観察する．また呼吸困難から低酸素症に陥っている場合には加湿を行いながら酸素を投与し，パルスオキシオメーターを用いて酸素療法の効果を確認する．発熱や頻呼吸により脱水になりやすいため，状況に応じて水分・電解質の輸液や冷罨法を行う．また発熱に対しては冷罨法だけでなく，程度によっては解熱薬を使用し，発熱による体力の消耗を最小限にする必要がある．しかし，高齢者の場合には新陳代謝が低いため，発熱がなくても重篤になっていることも多いので，意識状態や呼吸状態なども十分観察することが大切である．胸水の貯留が認められた場合には胸腔ドレナージが行われるため挿入の介助を行う．挿入後は，患者の呼吸状況を観察しながらドレーンの管理を綿密に行う．さらに胸痛に対しては鎮痛薬によるペインコントロールが行われるため，患者に生じている疼痛や鎮痛効果をアセスメントしマッサージやリラクセーションなどの代替療法を併用し疼痛緩和につとめる．

〔2〕日常生活への影響とその援助

肺炎は全身性の消耗が著しいため，十分な休息や水分補給ならびに栄養補給につとめ，肺炎の増悪や合併症の予防につとめなければならない．

(1) 十分な休息と，心身の安静

患者は呼吸困難や胸痛などの苦痛をともなっているうえ，入院などによる環境の変化などにより不安や恐怖心を抱き，緊張状態にあることも多い．したがって心身の苦痛やストレスによる体力の消耗を最小限にする必要があり，心身の安楽が保てリラックスできる落ち着いた環境の調整につとめる．安静が長期におよぶ場合は心身の負担にならない程度の気分転換も考慮する．呼吸困難がある場合にはセミファーラー位を保持し呼吸が楽になるようにする．また呼吸が安楽になり日常生活動作が可能になれば，労作にともなう低酸素症を予防するために頻回の休息をとりながらゆっくりした行動を指導する．

(2) 体液の喪失防止と，喀痰のための水分補給

発熱や発汗をくり返すことにより，水分や電解質が喪失しやすい．経口的に水分の補給が行える場合は，経口水分摂取量や輸液量などの水分摂取と，尿量や測定が可能な場合は発汗量などの水分排泄量のバランスをみるためにバランスシートを活用し，水分出納を算出する．この際は，厳密には体表面積から水蒸気として喪失する不感蒸泄や栄養の代謝産物としての代謝水を含める．

また皮膚や粘膜の乾燥状態や脱力感などの脱水症状などを観察するとともに，水分の喪失に見合った水分の補給につとめる．通常1日に2〜3ℓの水分が必要であり，呼吸困難のために経口摂取が困難な状況においては輸液療法により体液の補充が行われることが多い．水分だけでなく喪失された電解質を補給するために輸液療法が行われる．そこで指示量を正確に投与するために自動輸液ポンプなどを使用し，輸液管理を徹底する．

(3) 栄養補給

呼吸困難や発熱による脱力感などから食欲が減退し，低栄養になりやすい．低栄養状態が続くと感染抵抗性がますます低下し，肺炎の増悪や合併症を併発する危険性も高くなる．感染のため

に代謝需要が増加しているため，回復のためには，十分な栄養の補給が不可欠である．

　感染抵抗性を高めるためのカロリーと必須アミノ酸やビタミン類の補給を行うため，高カロリー，高たんぱく，高ビタミンで消化のよい食事の摂取を促す．しかし，食欲が低下している状況が多いため，必ずしも理想的な食品にこだわらず，できるかぎり患者の嗜好にあった食品の選択を行いながら食事の摂取が円滑に行えるように食事環境への配慮につとめる．

(4) 感染拡大の防止

　くしゃみや咳，分泌物の喀出によって分泌物が飛沫すると感染が拡大するおそれがある．そこでくしゃみや咳をする際は，ティッシュペーパーで鼻と口を覆うことや，喀痰はティッシュペーパーを使用してぬぐい，廃棄するときにはベッド周囲に散乱しないように所定の場所に捨てるように促す．また廃棄後は必ず手洗いを励行するように指導する．

　発熱や発汗により水分量が不足すると唾液分泌量が減少するため口腔内が乾燥し，細菌が増殖しやすくなる．義歯を装着している場合には，より一層，細菌が付着しやすくなるため，含嗽や歯磨きなど口腔ケアを毎食後や定期的に行い，口腔内の清潔を保持する．

[3] 心理社会的支援

　突然の発症や苦痛状況，慣れない入院環境での療養は患者の不安や恐怖を増大させる．したがって医師からの病状説明に対する理解の程度を把握しながら，クリニカルパスなどの治療計画に基づき患者の治療過程や入院期間などの情報提供を行い，不安の軽減につとめる．また入院期間中には家族の協力を得て，面会の機会を多くし情緒的な安定をはかり，リラックスした中で安静が保たれるようにする．

[4] 教育的支援

　患者には肺炎とその危険因子や診断のための検査について説明する．完全な回復と再発の予防には，十分に休息と水分・栄養の補給が必要であることを説明する．また処方されている薬剤についても作用や副作用についても十分な説明をする必要がある．

[5] 家族への支援

　突発的な発症により，患者の家族の不安も大きい．完全な回復と再発予防のためには十分な休息をとる必要があることを十分に説明するとともに，患者情報を適宜提供しながら，患者の回復への一助になるよう理解と協力を得る．

③ 喘息発作患者の看護

1 基礎知識

　喘息（asthma）とは主に気管支喘息のことをあらわし2003年10月に出された「喘息予防・管理ガイドライン2003」では，「喘息は気道の炎症と種々の程度の気流制限により特徴づけられ，発作性の咳，喘鳴，および呼吸困難を示す」と定義されている．

　喘息が発症する原因は，先天的な素因（アトピー体質）の他，ウイルスや細菌などによる感染，ダニ，カビ，花粉などの環境アレルゲン，アスピリンなどの**非ステロイド性抗炎症薬**（Non-steroidal anti-inflammatory drugs）やβ遮断薬などの医薬品，新建材などから放出される化学物質，また着色料などの食品添加物，過労や精神的ストレス，粉塵や光化学スモッグなどの大気汚染，喫煙，気象などの多種多様な誘因・増悪因子，さらに原因が特定できないアレルギー性気道炎症などによって引き起こされる．喘息を発症するアレルギーの多くはアトピー性喘息でⅠ型アレルギーであり，気道に侵入した刺激物質である抗原とIgE抗体との抗原抗体反応であり，吸入後15～30分が最大で，通常約1～3時間で消退する特徴を持つ．

喘息発作の発症機序はアレルゲンとなる種々の刺激が気道の知覚受容体を刺激し，迷走神経反射路を介しアセチルコリン受容体を刺激し，気管支を取り囲んでいる平滑筋を収縮させる．また種々の物質刺激により気道の肥満細胞からヒスタミンや，ロイコトリエン，プロスタグランジン，サイトカインなどの化学伝達物質が放出され，これらの各物質の活性により血管透過性の亢進，気管・気管支平滑筋の収縮，粘膜浮腫，粘液分泌，毛細血管の拡張，白血球の組織浸潤，さらに気道上皮の剥離が起こる．その結果，気管支内腔が狭くなることによって空気の流入出が悪くなり呼吸困難を引き起こす．

以上のように喘息は，気管支平滑筋の収縮，気道粘膜浮腫，気道分泌物の増加などにより気道の狭窄が生じている状態であるが，喘息発作はさらに気道にアレルゲンや刺激物質が加わったことで，過敏性がますます亢進しアレルギー反応が惹起された急性増悪の状態である（図Ⅳ-3）．

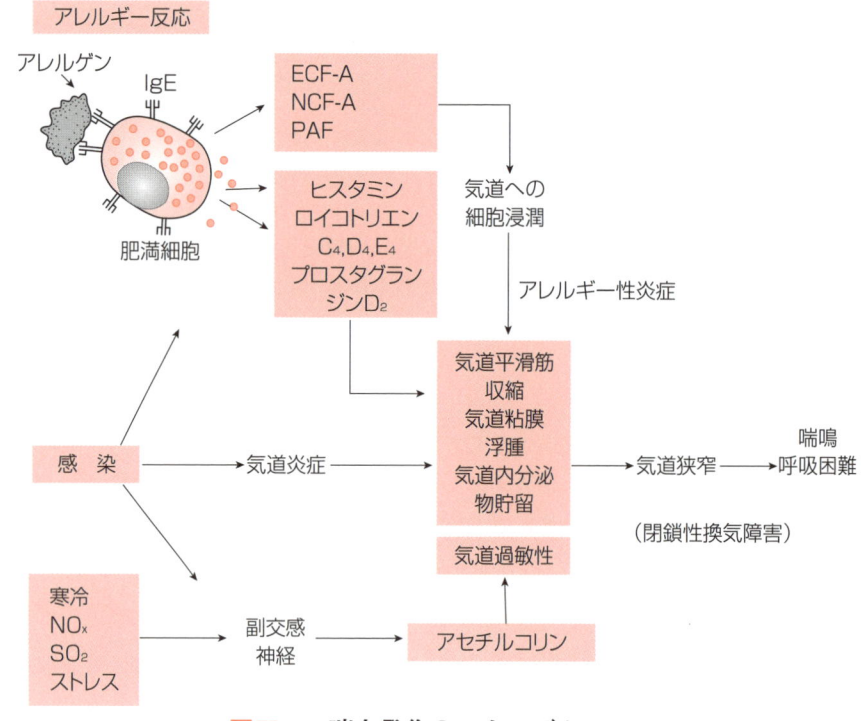

図Ⅳ-3 喘息発作のメカニズム
（宮本昭正，中川武正（2001）ぜんそくテキスト，発作のしくみと予防・治療 改訂第3版，p.59，南江堂より転載）

② 看護アセスメント

喘息発作は，軽度から重度まであり，軽度のものであれば自然に軽快するが，重度の場合には

迅速な治療が行われないと呼吸性アシドーシスや呼吸不全を引き起こし死に至るため，重症度や緊急度を客観的に評価・査定することは極めて重要である．

[1] 重症度・緊急度の査定

喘息発作は夜間から朝方に発症することが多く，また遅延型反応の場合において喘息患者の50%がアレルゲンの暴露から4～8時間後に症状が発症する．発作を起こした状況や原因を可能な限り把握することが大切であるが，患者は喘息発作による呼吸困難から会話することができない場合もあり，状況に応じて家族からも情報を得る必要がある．

吸気・呼気全相において類鼾音などの低音性連続ラ音や笛声音などの高音性連続ラ音が多音性に広範囲の肺野で聴取される．笛声音が聴取される場合は気道狭窄がより細い気管支まで及んでいることを意味する．ただし発作が重篤になるにつれ，呼吸音は減弱あるいは消失する．また肺への空気の流入出の遮断から換気－血流のミスマッチにより高炭酸ガス血症から呼吸性アシドーシスに傾き，頻脈や収縮期血圧の上昇を認める．さらに呼吸性アシドーシスに低酸素症をともなった場合には，チアノーゼ，錯乱，傾眠などが見られ，致死的な喘息発作重積状態となる．

患者が喘息発作時に自覚する呼吸困難は，肺における換気増加の必要性を感知する不快な自覚症状であるため，患者の主観的感覚を重視しながら，フィジカルアセスメントを検査データと総合し，緊急性や対処法を検討する．

呼吸困難が強く，緊急で外来受診した患者に対しては，呼吸困難を起こしている原因が気管支喘息によるものか，他の疾患に由来するものかを鑑別する必要がある．

喘息と診断されたのち，あらわれている症状がどのような程度であるかを客観的に評価し，症状の程度に応じた適切な治療が必要である．喘息発作の強度は，軽度症状（小発作），中等度症状（中発作），高度症状（大発作）の3つの発作に大別され，また大発作の治療に反応しない，あるいは治療によっても悪化している場合は重篤喘息症状（重積発作）であり，生命の危険性が非常に高く救命救急医療の適応になる．日本アレルギー学会の気管支喘息重症度判定委員会基準では，発作の強度と頻度の組み合わせで重症度を判定している．

(1) 検査所見

①胸部X線検査

気管支喘息の診断に有効で予後をモニターするうえで役立つ．喘息発作の場合には一般に肺の過膨張のために肺野の透過性が亢進し明るく見える．

②肺機能検査

気道閉塞の重症度（閉塞性障害）と気管支拡張治療の効果を判定する上で有効である．

喘息発作時には1秒量（FEV1.0）や1秒率（FEV1.0%）の低下があり，重症化するにともなって，常時1秒量の低下，残気量（RV）の増加，肺活量（VC）の低下を認め，1秒量が1,500～2,000mlの場合は軽度障害，1,000～1,500mlの場合は中等度障害，1,000ml以下の場合は高度障害，700ml以下の場合は重症として判定する．さらに最大流量検査では患者の呼出努力に依存するが，フローボリューム曲線から求められる最大呼気速度のピークフロー（PEF）値，努力性肺活量（FVC）の75%，50%，25%値の低下が認められる．近年では家庭で簡易に測定できるピークフローメーターにより在宅簡易呼吸機能モニターとして用いられている．

③動脈ガス分析および酸素飽和度

低酸素血症，高炭酸ガス血症，アシドーシスの有無を探り，治療の指針となる．喘息発作時に

は，動脈血酸素分圧（PaO_2）の低下と動脈血炭酸ガス分圧（$PaCO_2$）の上昇が見られる．小発作の場合には，PaO_2の低下がわずかに認められるのみで，中発作から重症発作になるに従い，PaO_2は50〜60mmHg，$PaCO_2$は55mmHg以上，pHは7.25以下になり呼吸性アシドーシスに傾く．軽度の発作を起こし過呼吸が見られる場合は，$PaCO_2$の低下やpHの上昇が見られる．またパルスオキシメータでの酸素飽和度（SpO_2）も動脈血酸素分圧の低下にともない，低下する．

④好酸球

アレルギー疾患であるため，末梢血好酸球数が増加する．

(2) 治療

厚生労働省医療技術評価総合研究喘息ガイドライン（2002）での喘息治療の目標は，「喘息の危険因子（増悪因子）を避けるよう日常生活に十分に配慮し，副作用のない薬物療法を行い，健常人と同じような日常生活が送れるようにし，喘息死を起こさないようにする」[3]としている．気管支喘息発作に対する急性期治療は気管支収縮を軽減し，気管支浮腫を抑え，肺の換気を増加させ，喘息の進行を阻止することが優先的である．成人の場合の対応は，喘息治療ガイドラインにより予防・管理に用いる薬剤および治療について明示されている．

(3) フィジカルアセスメント

患者は喘息発作時には会話も十分にできないほど呼吸が窮迫している状態であるため，呼吸状態，チアノーゼ，発汗，会話，意識状態を十分に観察する．特に呼吸困難が強い場合には，呼吸補助筋が代償反応として活用され努力性の呼吸であり，また呼気の延長にともない吸気時に鎖骨上窩や肋間が陥没するため，呼吸補助筋の動きも十分に観察する．また気道の分泌物，浮腫，気管支の痙攣によって気道内腔の狭窄や閉塞があり，吸気時の空気流入に対して呼気時の流出が不十分で気流速度の不均衡から呼気相が延長するため，吸気・呼気の時間や呼吸パターンを観察する．

前述の緊急度・重症度のアセスメントにおいて緊急処置の必要性が否定されたら，可能な限り喘息発作の誘因を把握するために，喫煙の有無，上気道感染の有無，睡眠不足の有無，精神的ストレスの有無，運動，環境状態などの生活状況を把握するとともに，喘息の家族歴などについても把握する．さらに喘息発作の既往，過去の症状出現の頻度と程度，吸入や内服薬の種類や使用頻度等についても把握する必要がある．

打診においては，共鳴の亢進があり，触診においては音声振盪が認められる．

表Ⅳ-4 喘息症状（急性増悪）の管理（治療）

治療目標：呼吸困難の消失，体動，睡眠正常，日常生活正常
ピークフロー（PEF）の正常値（予測値できれば自己最良値70％以上），酸素飽和度＞90％*
平常服薬，吸入で喘息症状の悪化なし

喘息症状の程度	呼吸困難	動作	治療	自宅治療可,救急外来入院,ICU**	検査値*
1. 軽度	苦しいが横になれる	やや困難	β₂刺激薬吸入，頓用*1 テオフィリン薬頓用	自宅治療可	PEF70〜80％
2. 中等度	苦しくて横になれない	かなり困難 かろうじて歩ける	β₂刺激薬ネブライザー吸入反復*2 β₂刺激薬皮下注（ボスミン®）*3 アミノフィリン点滴*4 ステロイド薬静注*5 酸素*6 抗コリン薬吸入考慮	救急外来 1時間で症状が改善すれば:帰宅 4時間で反応不十分 2時間で反応なし ┐入院治療 高度喘息症状の治療へ←	PEF50〜70％ PaO₂60mmHg以上 PaCO₂45mmHg以下 SpO₂90％以上
3. 高度	苦しくて動けない	歩行不能 会話困難	β₂刺激薬皮下注（ボスミン®） アミノフィリン持続点滴*7 ステロイド薬静注反復 酸素*8 β₂刺激薬ネブライザー吸入反復*2	救急外来 1時間以内に反応なければ入院治療 悪化すれば重篤症状の治療へ	PEF50％以下 PaO₂60mmHg以下 PaCO₂45mmHg以上 SpO₂90％以下
4. 重篤症状（大発作の治療に反応しない発作・上記治療でも悪化）エマージェンシー重篤発作	（状態） チアノーゼ 錯乱 意識障害 失禁 呼吸停止	会話不能 体動不能	上記治療継続 症状,呼吸機能悪化で挿管*9 酸素吸入にもかかわらずPaO₂50mmHg以下および／または意識障害を伴う急激なPaCO₂の上昇 人工呼吸*9 気管支洗浄 全身麻酔（イソフルラン・セボフルラン・エンフルランなどによる）を考慮	直ちに入院,ICU**	PEF測定不能 PaO₂60mmHg以下 PaCO₂45mmHg以上 SpO₂90％以下

* 気管支拡張薬投与後の測定値を参考とする．
** ICUまたは，気管挿管,補助呼吸,気管支洗浄など処置ができ,血圧,心電図,オキシメーターによる継続的モニターが可能な病室．
*1 β₂刺激薬MDI1〜2パフ,20分おき2回反復可．無効あるいは増悪傾向時β₂刺激薬1錠,コリンテオフィリンまたはアミノフィリン200mg頓用．
*2 β₂刺激薬ネブライザー吸入:20〜30分おきに反復する．脈拍を130／分以下に保つようにモニターする．
*3 ボスミン®（0.1％エピネフリン）:0.1〜0.3mℓ皮下注射20〜30分間隔で反復可．脈拍は130／分以下に止める．虚血性心疾患,緑内障（開放隅角（単性）緑内障は可）,甲状腺機能亢進症では禁忌，高血圧の存在下では血圧，心電図モニターが必要．
*4 アミノフィリン6mg/kgと,等張補液薬200〜250mℓを点滴静注．1/2量を15分間程度,残量を45分間程度で投与し,中毒症状（頭痛,吐き気,動悸,期外収縮など）の出現で中止．通常テオフィリン服用患者では可能な限り血中濃度を測定．
*5 ステロイド薬静注:ヒドロコルチゾン200〜500mgまたはメチルプレドニゾロン40〜125mg静注し,以後ヒドロコルチゾン100〜200mgまたはメチルプレドニゾロン40〜80mgを必要に応じて4〜6時間ごとに静注．
*6 酸素吸入:鼻カニューレなどで1〜2L／分．
*7 アミノフィリン持続点滴:第1回の点滴（項目*1）に続く持続点滴はアミノフィリン250mg（1筒）を5〜7時間で（およそ0.6〜0.8mg/kg/時）で点滴し,血中テオフィリン濃度が10〜20μg/mℓ（ただし最大限の薬効を得るには15〜20μg/mℓ）になるよう血中濃度をモニターし中毒症状の出現で中止．
*8 酸素吸入:PaO₂80mmHg前後を目標とする．
*9 気管挿管,人工呼吸:重症呼吸不全時の挿管,人工呼吸装置の装着は,ときに危険なので,緊急処置としてやむを得ない場合以外は複数の経験ある専門医により行われることがのぞましい．

（牧野荘平ほか監修,厚生省免疫・アレルギー研究班（2003）喘息予防・管理ガイドライン2003, p.96, 協和企画より転載）

〔2〕日常生活への影響

喘息発作が起きている場合には会話や日常生活行動が酸素消費量の増大を招き，さらに呼吸困難を助長する．食事，排泄，睡眠，更衣などすべての生活動作が酸素消費につながるため制限される．

表Ⅳ-5 エマージェンシーの病態と対応

症　状	呼吸音消失 チアノーゼ 意識喪失 呼吸停止，心停止
検査値	最大限の酸素投与を行ってもPaO$_2$＜50mmHg 意識障害を伴う急激なPaCO$_2$の上昇（例えばPaco$_2$：1時間に5mmHg以上の上昇を目安）
治　療	酸素吸入 呼吸管理：気管内挿管 人工呼吸管理（従量式） β$_2$刺激薬吸入，ボスミン®（0.1%エピネフリン）皮下注（HR≦130／分） アミノフィリン経静脈投与 ステロイド薬静注
追加治療	気管支洗浄（気管支鏡下） イソフルラン，セボフルラン，エンフルランなどによる全身麻酔

（牧野荘平ほか監修，厚生省免疫・アレルギー研究班（2003）喘息予防・管理ガイドライン2003，p.100，協和企画より転載）

〔3〕疾患に対する認識，心理状態

喘息発作に対しては発作の誘因となるアレルゲンを知り，アレルゲンの曝露による発作を未然に防ぐための日常生活管理を維持すること，また発作時の対応を理解し対処しながら疾患とうまくつきあいながら生活できることを理解し，疾病に対するコントロール感覚をもてるようにすることが大切である．

しかしひとたび喘息発作が起きると，患者は，呼吸困難を強く自覚し会話することも十分にできない状況になる．初回の喘息発作の場合には強い呼吸困難から窒息するのではないかという恐怖や不安が強くなる．また発作をくり返している場合には喘息死になるのではないかという恐怖感が強く不穏状態や興奮しやすい状況になるため，情緒的な安定につとめる必要がある．

3 看護活動

〔1〕主たる症状とそのコントロール

喘息の治療は，気道のアレルギー性炎症を抑制し，気管支収縮を軽減し気管を拡張させることで肺の換気を増加させることである．特に喘息発作は突発的に起きるため，初発時はバイタルサインや他の所見を確認したうえで迅速に薬物療法を行い改善につとめるが，副作用が出現するため，適切な投与量と投与回数を確認することも大切である．

(1) 気管支拡張薬の投与

① β$_2$刺激薬の吸入またはエピネフリンの皮下注射

β$_2$刺激薬は，気管支に多く分布する交感神経β$_2$受容体を選択的に刺激し，気管支平滑筋を弛緩させることにより気管支を拡張させ，繊毛運動による気道分泌物の排出を促す．特に喘息発作の場合には定量噴霧型吸入器やネブライザーを用いて短時間作動性のβ$_2$刺激薬を吸入する．その際，心悸亢進や振戦などの副作用に注意するとともに，連続投与した場合には不整脈や低カリ

ウム血症を起こすため十分に注意する．また吸入以外に，気管支平滑筋弛緩作用に加え気管支粘膜浮腫を軽減するエピネフリンの皮下注射が20分間隔の反復投与で行われる．ただし，心臓にも作用し血圧の上昇や頻脈が起こるため，脈拍が130／分以下，血圧170mmHg以下であるかバイタルサインの測定や心電図モニターを観察する．虚血性心疾患，緑内障（開放隅角（単性）緑内障は可），甲状腺機能亢進症がある場合には禁忌である．

②テオフィリン薬の点滴

テオフィリン薬も気管支拡張作用の他，弱いが抗アレルギー作用を持つ．血中濃度が高くなると頭痛，悪心，嘔吐，頻脈，不整脈が出現し，高度になると痙攣から死に至ることもあるため，テオフィリンの中毒症状の有無を頻繁に観察する．

(2) 抗炎症薬としてのステロイド薬の吸入または点滴

炎症細胞を減少させ，粘膜浮腫をとり粘膜を修復し気道のアレルギー性の炎症を強力に抑えるとともに，気道の過敏性を改善する目的で行われる．吸入ステロイド薬は，直接局所に到達し作用するため，微量で効果が期待できる．しかし，嗄声や口腔カンジダ症など，気道局所での副作用が出現しやすいため，吸入後に含嗽を励行する．

また点滴は気管支拡張薬の効果が低くなった場合や重症発作などの場合に行われる．投与中は，高血糖や低カリウム血症に十分に注意する．

(3) 酸素吸入

喘息発作が重度になった場合には低酸素血症により喘息死を招く危険性が高いため，酸素投与だけでなくCO_2ナルコーシスを予防するためにも同時に換気補助を行うこともある．動脈血酸素分圧が60mmHg以上，炭酸ガス分圧を45mmHg以下を目安に酸素吸入または人工呼吸器装着が行われる．

通常では喘息発作時の酸素投与は1～2ℓ／分であるが，重篤な状況においては6ℓ／分の大量投与を行う．ただし，酸素投与を行っても気道閉塞により換気不全に陥っている場合は人工呼吸管理が必要になることから，患者の呼吸状態や意識状態を十分に観察し，気管挿管・人工呼吸器の準備を整えておく．

〔2〕日常生活への影響とその援助

喘息発作の急性期では気道狭窄による呼吸困難が強く，会話も困難な状況にあるため，酸素消費量の増加をともなう日常生活行動を制限しなければ患者の安楽は保持できない．発作時は横隔膜や呼吸補助筋を効率よく活用するために体位はファーラー位とし，口すぼめ呼吸や横隔膜呼吸法を指導する．また枕やクッションなどを利用し安楽な体位を保持し，全身の筋肉が弛緩できるようにリラクセーションにつとめる．喘息発作が軽減するまでは，患者は十分な睡眠がえられないことも多く，体力が消耗しているため，休息や安眠がとれるように配慮する．また，急激な気温の変化や冷気により喘息発作が増強するため室内温度や湿度を一定に保つ必要があり，温水式の暖房を部屋の中央に置き室内を一定温度に調節するとともに，定期的に窓や部屋を開閉し換気を行うか，または市販の空気清浄器を活用し，空気の清浄をはかりながら室内の環境調整につとめる．さらに喫煙やハウスダストなどは気道刺激をもたらし発作の誘発や増強につながる危険性があるため，清潔な環境の維持につとめる．喫煙は非発作時においても気道に刺激を与え誘発するため禁煙を励行し，また周囲が喫煙している状況（受動喫煙）によっても発作が誘発されるため家族や周囲の人々へも禁煙の協力を得ることが大切である．

食事が可能な場合には，発作の誘因となる香辛料や食品添加物を避けるとともに過食を避け，胃の充満による横隔膜の制限や副交感神経の緊張がないよう腹八分目程度の摂取がよいことを説明する．また痰の喀出や脱水を予防するために水分摂取を促す．ただし，気管挿管の可能性が考えられる場合は絶飲食とする．

喘息発作が起きている場合には会話が十分にできず，早期対応ができない可能性があり発作の再発に備え，自己管理としてピークフロー値の定期的な測定と喘息日記の記入を継続的に行い，喘息発作の早期発見ができるようにつとめること，さらに喘息発作が重篤になり自己管理では困難な状況が生じた場合は，救急の医療機関とその対応策について理解しているかを確認する．

〔3〕心理社会的支援

患者を1人にすることで不安や恐怖心が増大しないように患者とのかかわりを多くすることにつとめる．また治療状況の適切な情報提供を行いながら，家族やキーパーソンの支援を得て，患者の抱いている不安や恐怖，疾患や治療に対する心配事などが率直に表出できるように援助する．さらに喘息が慢性化しないためにも日常生活の管理を自ら実行できるコントロール感覚が実感できるように，患者の病態や治療に対する理解度や情緒的な状況を把握しながら患者のペースに合わせて情報提供するとともに，患者会などの社会的資源の活用を勧める．

〔4〕教育的支援および家族への援助

喘息は，発作と寛解をくり返しながら慢性的に経過することが多いうえ，適切な治療や対処を行わないと重篤発作を起こし生命の危険性が高くなる．したがって患者が喘息発作をどのようにコントロールするか，またどのように危険な徴候を見分けて対処するかを理解指導する．また，患者が日常生活上の管理を主体的に行えるよう，その患者をサポートする家族の協力が重要である．

④ 自然気胸患者の看護

1 基礎知識

〔1〕発生要因と分類

自然気胸とは，多くは気腫性嚢胞の破裂による空気のリーク（漏れ）から肺の伸展が不十分になり肺虚脱を起こした状態である．胸膜直下に形成された気腫性嚢胞（ブレブ：bleb）の破裂などにより，胸膜内に空気が入りこむ（**一次性自然気胸**）場合と，慢性閉塞性肺疾患（chronic obstructive pulmonary disease：COPD）や肺結核性変化などにより肺内に発生した気腫性嚢胞（ブラ：bulla）の破裂により胸腔内に空気が入り込む場合（**二次性自然気胸**）がある．

また，肺の基礎疾患の有無による分類として自然気胸で明らかな肺の基礎疾患がないものを特発性自然気胸，慢性閉塞性肺疾患など肺の基礎疾患を有するものを続発性自然気胸とに分けられる．

自然気胸は主に肺尖部に発生しやすい．特発性自然気胸の場合は若年で長身の痩せ型の男性に好発しやすく，続発性自然気胸は60～70歳代で喫煙者の男性に多い．また急激な体動や咳嗽などを契機に急性に発症することが多く，再発もしやすい．

さらに急性期の場合には，自然気胸以外の気胸として，胸部外傷による外傷性気胸や鎖骨下静脈穿刺や経胸壁針生検時および経気管支肺生検査時のミスによる開放性気胸および人工呼吸器管理中の圧損傷などによる医原性気胸がある．

気胸の致死的合併症として緊張性気胸があり，これは破れた胸膜から胸膜腔内へ空気が流入をするが，脱出ができないためにどんどん空気が胸腔にたまり胸腔内圧が上昇し，肺が完全に虚脱した状態である．患側にたまった空気に押されて縦隔が反対側に偏位し，心臓への静脈環流が阻害されることから循環不全や呼吸不全に陥り，ショック状態から死に至ることがあるため，緊急に胸腔ドレナージが必要になる．

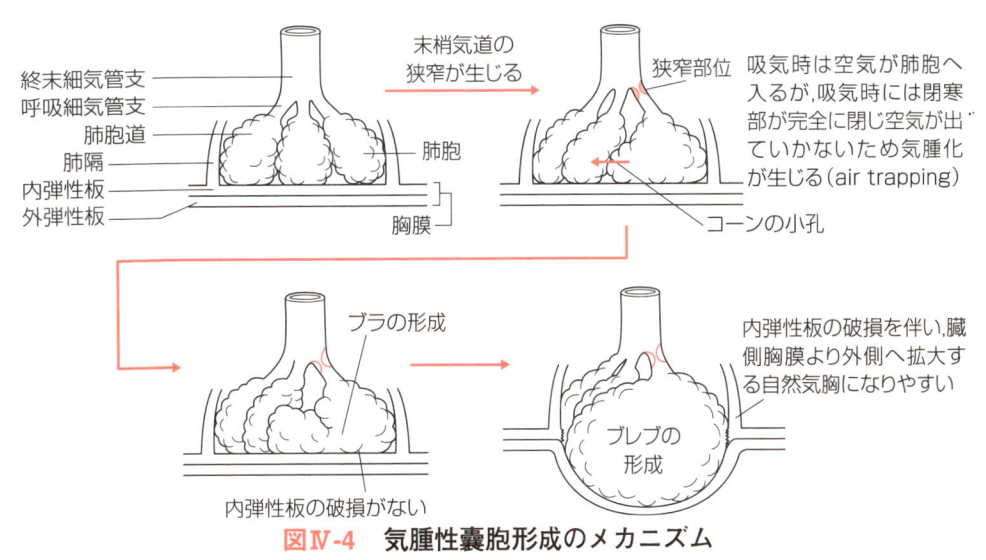

図Ⅳ-4　気腫性囊胞形成のメカニズム

(日野原重明，井村裕夫監修，松岡緑郎（2001）看護のための最新医学講座 第2巻 呼吸器疾患，p.354, 中山書店より転載，一部改変)

[2] 臨床症状

胸膜剥離にともなう激しい痛みが突発的に生じ，特に吸気時に強く自覚するが時間の経過とともに軽減する．通常発症時の強い痛みは，1～2時間で軽減する．また痛みは肩や腹部にかけての放散性，心臓付近の痛みとして自覚されることがあるため，心筋梗塞などの虚血性心疾患や胆石症などの消化器疾患と鑑別が必要である．また痛みのほか，肺の虚脱にともなう息苦しさ，息切れなどの呼吸困難，乾性咳嗽などの出現があるが，痰の喀出はほとんどない．

❷ 看護アセスメント

[1] 重症度・緊急度の査定

自然気胸は通常，時間の経過とともに症状が軽減するが，呼吸困難や頻呼吸，胸痛の増強，チアノーゼの出現，血圧の低下や四肢冷感などが出現した場合には，ショック状態に陥る危険性が高いため，時間経過とともに患者の訴えやバイタルサインを含め，全身状態の観察を十分に行う．

呼吸音の聴診は座位または立位をとり気胸側の空気が上肺野に集合しやすくして聴診する．肺の虚脱，容積の減少，肺胞換気の低下により呼吸音の発生自体が弱くなり，また気胸の空気による音の伝達低下などにより胸壁上で聴取される呼吸音はさらに減少し弱く聴取される．また音声

表V-1　循環機能障害で多く見られる代表的な胸痛の特徴

心筋梗塞	15～30分以上持続し，痛みは徐々に強くなる．絞扼感，圧迫感，灼熱感，重苦しさ，胸骨裏の痛みを訴えることも多い．左肩，左上肢，左顎，心窩部への放散痛がある．痛みにはニトログリセリンの効果はない．冷汗，顔面蒼白などのショック症状をともなうこともあり，この場合は重篤である．
狭心症	胸痛の持続時間は数分から15分である．心筋梗塞同様，前胸部，胸骨裏側の痛みで，絞扼感，圧迫感，灼熱感を訴える．左肩，左肢，左顎，心窩部への放散痛がある． ・労作性狭心症：運動・食事・排便・寒冷・ストレスなど心臓の負担が増すことで起こる．労作をやめれば胸痛は消失する．ニトログリセリンが効く． ・冠攣縮性狭心症：安静時，夜間睡眠中に起こる．胸痛が起こる時間は明け方の2～4時ごろで，一定の時間に胸痛が発来する．ニトログリセリン，カルシウム拮抗剤が効く． ＊この他，毎日ほぼ一定時間に決まった活動で1回だけ，またゴルフの18ホールが終了した時点で胸痛が起こるというものなどさまざまである．
急性心膜炎	体位により変化する．臥位で出現，左側臥位で増強，座位，特に前屈位で軽減する．体動や咳で強くなる．鋭い痛みで，胸骨裏や心尖部，首，左肩へ放散する．
解離性大動脈瘤の破裂	前胸部に突発的に起こり，数秒で最強となる．心電図の異常はない．刺すような，裂けるような激しい痛みで，肩甲部の間に放散する．

(2) 胸痛以外の痛み

　循環機能障害で見られる痛みは，胸痛だけに限らない．血管・リンパ系の疾患・障害，すなわち動脈閉塞性疾患，血栓性動脈・静脈炎，リンパ管炎などにおいても，その障害の部位に痛みが生じる．動脈閉塞性疾患による痛みは，動脈硬化による動脈の閉塞・狭窄が通常下肢に起こり，活動に見合うだけの血流（酸素）が不足するために下肢に疼痛を自覚するもので，歩行が困難となる．歩行をやめ，安静にすると消失するという特徴がある（これを間歇性跛行という）．血栓性動脈・静脈炎による痛みの多くは，血管壁の炎症あるいは長期の床上安静など炎症以外の原因で血栓が生じ，これが血管を閉塞することによる．また腹部・大腿・膝窩の動脈瘤が増大した場合は，動脈瘤が関連部位の神経を圧迫することで痛みが生じる．

〔2〕動悸

　動悸は，心臓拍動に対する異和感・不快感である．動悸は健康であっても，激しい運動や感情の高まりによって起こる．循環機能障害では，不整脈（表V-2）がある場合に自覚されることが多い．その主たるものは，洞性頻脈のように突然または徐々に始まり徐々に消失するもの，単発性の心房性・心室性期外収縮のように瞬間的に脈が飛びドキンとするもの，発作性上室性頻拍・心房粗動・心房細動・一過性の徐脈のように突然はじまり，しばらくすると急に消失するものである．この他に心拍出量が増大したり，脈圧が増大する（大動脈弁閉鎖不全症）場合にも出現する．また，呼吸器系疾患，内分泌系疾患（甲状腺機能亢進症），心因性の疾患や貧血，発熱，ショック，脱水，低血糖時等でも自覚される．

　患者が動悸を訴える場合，基礎心疾患がある時には注意が必要であり，アダムス・ストークス（Adams-Stokes）症候群（高度の頻脈，徐脈のために心拍出量が減少し，脳血流が減少するために起こる意識消失）をともなう際は緊急性が高い．

〔3〕失神・意識消失

　失神は，突然かつ一過性の脳循環低下によって，姿勢の維持が不可能となる一過性の意識消失である．通常，脳の血流が10秒程度停止すると失神が起こり，数秒から数分で自然に回復する．

表V-2　しばしば遭遇する不整脈とその特徴

1. 洞性不整脈

1) 洞性頻脈：刺激伝導路は正常だが,洞結節での刺激発生が100/分以上に増加している.
2) 洞性徐脈：刺激伝導路は正常だが,洞結節での刺激発生が60/分以下に低下している.

洞停止

3) 洞性不整脈：刺激伝導路は正常だが,洞結節での刺激発生が不規則である.
4) 洞停止：洞結節のペースメーカーが突然に停止する.
5) 洞機能不全症候群：洞結節あるいは,洞結節から心房への伝導異常のため高度の徐脈,頻脈または心停止をきたすもので,心拍数やR-R間隔の延長の程度によってペースメーカーの適応となる.洞徐脈(Ⅰ型),洞停止あるいは洞ブロック(Ⅱ型),徐脈頻脈症候群(Ⅲ型)に分類され,緊急対応が必要なのは,30/分を下回る徐脈,5秒以上の心停止である.

2. 刺激生成異常による不整脈

1) 期外収縮：通常の周期よりも早期に刺激が出現する.
(1) 心房性期外収縮：洞結節以外の心房から刺激が発生する.予定される洞結節の刺激よりも早くに,形状の異なるP波を認める.心室への伝導は正常である.

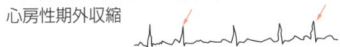

心房性期外収縮

(2) 房室接合部性期外収縮：房室結節,ヒス束および脚枝の近位部から発生した期外収縮である.
(3) 心室性期外収縮：心室内の異所性焦点から,拡張期が終了する前に収縮が起こる.P波をともなわない幅広QRS波を認める.一連の期外収縮が2拍以上連続して起こるshort runやR on Tは,心室頻拍や心室細動に移行しやすい危険な不整脈である.

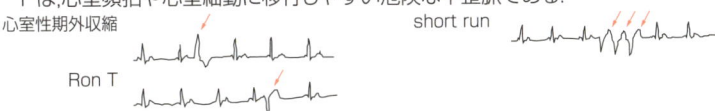

心室性期外収縮

short run

R on T

2) 粗動・細動
(1) 心房細動：心房内の各所で無秩序に興奮が発生し,心房が細かく震える.P波は判別できず,QRS波形はほぼ正常,R-R間隔はまったく不規則である.脈拍は不規則に触れる.最も発生頻度の高い頻拍である.

心房細動

(2) 心房粗動：心房が頻回に規則正しく興奮し収縮する頻拍である.P波とは異なる,250〜350/分ののこぎり歯のような心房粗動波にほぼ正常なQRS波をともなう.心房興奮は心室に伝わるが,その伝導比が一定であればR-R間隔は規則的である.まれに見られる1:1の房室伝導は失神発作を起こすことがあり緊急の処置が,2:1の房室伝導は準緊急の処置が必要である.

心房粗動

(3) 心室細動：心室筋の興奮性が異常に高まり,心室のあらゆる部位から刺激が発生し,心室が細かく震える.P波もQRS波も判別できない波動が不規則に続く.その数は400-500回/分で,心室からの血液駆出はできないので致命的で,直ちに徐細動が必要である.上室性頻拍,上室性不整脈から移行したり,急性心筋梗塞,心筋症などの器質的心疾患やQT延長症候群に起こることがある.

心室細動

(4) 心室粗動：心室細動より規則的であるが,250-300回/分程度の大きな波形が続く致命的な不整脈である.

心室粗動

3) 特発作性頻拍
(1) 上室性頻拍：心房や房室結節内で突然刺激が発生し,突然終了する130-250/分の頻拍である.多くがカテーテルアブレーションの適応となる.

上室性頻拍

(2) 心室性頻拍：心室から突然刺激が連続して発生し,120-200回/分の頻拍となる.先行するP波を欠き,QRS波形は幅広く(0.12秒以上),R-R間隔は一定である.単形性心室頻拍(QRS波形が同一の形を示す)は比較的血行動態は保たれやすいが,多形性心室頻拍(QRS波形が一拍毎に変化する)は血行動態が破綻しやすく,有効な心収縮と心拍出量は得られない.したがって,多くがめまい,失神などの脳虚血症状をともなう.心室細動に移行し,致死的になり得る.

心室性頻拍

表V-2　しばしば遭遇する不整脈とその特徴（つづき）

3．刺激伝導異常による不整脈	1）洞房ブロック：洞結節の機能は保たれているが，洞房伝導が障害されているため洞結節の刺激が心房へ伝達されない．2度洞房ブロックのみが体表面心電図で診断できる． （1）1度洞房ブロック：心電図上に異常はあらわれない． （2）2度洞房ブロック（Wenckebach型，MobitzⅡ型）：Wenckebach型はP-P間隔が徐々に短縮または延長した後，P-QRS波が脱落する．MobitzⅡ型は，突然P-QRS波が脱落するが，脱落部のP-P間隔は，その前後のP-P間隔の整数倍となる．補充収縮をともなうこともある． （3）3度洞房ブロック：心房活動は停止しP波はなく，心室への伝導は補充収縮による．洞停止と区別できない． 2）房室ブロック：房室結節からヒス束および脚への伝導障害により，心房から心室への興奮伝導が遅延または途絶する． （1）1度房室ブロック：房室伝達時間（PQ時間）が正常より延長（成人で0.20秒以上）している．QRS波の脱落はない． （2）2度房室ブロック（Wenckebach型，MobitzⅡ型）：Wenckebach型はPQ間隔が次第に延長し，ついに心室収縮（QRS波）が脱落する．MobitzⅡ型は，PQ間隔の延長なしに突然，心室収縮（QRS波）が脱落する． （3）3度房室ブロック：2拍以上連続して心室に伝わらない高度房室ブロックと完全に房室伝導が中断された完全房室ブロックとがあり，脳虚血をまねきやすい．後者の場合，心電図上のP波と補充収縮によるQRS波は無関係に現れ，補充調律が40/分未満のことが多く重症である． 3）心室内伝導障害（右脚ブロック，左脚ブロック） 4）WPW症候群：上室性頻拍，心房細動を合併すると心室細動に移行しやすい．

＊重症不整脈は，心室性期外収縮（short run型，R on T），MobitzⅡ型2度房室ブロック，頻脈型の心房細動・心房粗動，発作性上室性頻拍，心房細動を合併したWPW症候群であり，致死的な不整脈は，心室頻拍，心室粗動，心室細動，3度房室ブロック，洞機能不全症候群である．

　失神の原因は多岐にわたるが，循環機能障害によるものとしては心臓性のものと血管性のものがある．心臓性の失神は，心タンポナーデ，大動脈解離，心筋梗塞，高度の大動脈弁狭窄症・僧帽弁狭窄症，閉塞性肥大型心筋症などの器質的心疾患や，不整脈のために突然心拍出量が減少するために起こる．不整脈の場合，一般に，脈拍30（～40）回/分以下または（180～）200回/分以上になると一回心拍出量の確保が困難になり，洞停止や洞機能不全症候群，高度な洞房および房室ブロックなどの徐脈性の不整脈や，発作性の心房粗動，心房細動，WPW症候群，心室頻拍，心室細動などの頻脈性の不整脈で生じやすい．血管性では，血管の収縮をつかさどる自律神経反射の亢進および低下（起立性低血圧）で生じる．
　失神は，患者に不安を与えるのみならず，失神時には外傷の危険性がある．ときに突然死の前兆ともなるので注意が必要である．

[4] 呼吸困難，咳，喀痰

　呼吸困難は循環機能障害だけではなく，呼吸器系疾患，心因性疾患，甲状腺機能亢進症等の他臓器の疾患や，貧血，発熱などでも起こる．循環機能障害で起こる呼吸困難は，心臓の予備力減少のため活動に必要な血流供給ができないことで呼吸困難をきたす以上に，左心室からの心拍出量が減少し，左心房圧，肺毛細血管圧，肺静脈圧が上昇して肺うっ血が起こった左心不全時に多くあらわれる．肺うっ血による呼吸困難は循環機能障害に特徴的なものであり，初期では安静にすると軽快・消失する労作時呼吸困難であるが，程度が進むと安静時でも呼吸困難が見られるようになる．仰臥位で悪化し起座位で軽減する状態を起座呼吸，静脈還流が増える就床1～2時間後

に突然，呼吸困難が発来する状態を発作性夜間呼吸困難，夜間発作性呼吸困難の進行したもので喘鳴・過呼吸・気道の閉塞をともなう場合を心臓喘息という．睡眠中に換気量の漸増・漸減および無呼吸を認めることもあり，これをチェーンストークス呼吸（Cheyne-Stokes respiration）という．

肺うっ血時には咳・痰をともなうことが多い．痰はうっ血によって肺の毛細血管から肺胞内へ血漿が漏出するためで，咳は漏出した血漿が肺の粘膜を刺激するためである．血痰を認めることもあるが，これはうっ血による血管破綻による．

[5] チアノーゼ

チアノーゼは，多くの場合，呼吸機能障害や循環機能障害によってあらわれ，通常，毛細血管，または動脈血中で還元ヘモグロビンが5g/dl以上になったときに，口唇，頬，耳，鼻，爪，四肢などの皮膚・粘膜が暗紫色を呈することである．動脈血の酸素飽和度が80％以下，または酸素分圧（PaO_2）50mmHg以下でチアノーゼは明らかとなる．チアノーゼ色は，血管内の還元ヘモグロビンの色が表皮からが透けてみえているので，皮膚を圧迫して毛細血管の血流を減少させれば，チアノーゼは一時的に消えることになる．

チアノーゼは中枢性と末梢性に分けられる．中枢性チアノーゼは動脈血中ですでに還元ヘモグロビンが増加しており，動脈血の酸素飽和度が低いために出現する．循環機能障害では先天性心疾患で右→左シャントがある場合に見られ，口唇や頬部粘膜のように身体の高いところで，また冷えることのない身体部位で認める．長期に中枢性チアノーゼを認める患者では太鼓ばち指（長い間の低酸素のため，毛細血管増殖，小動静脈瘤，結合組織の増殖などによって起こる指の末端肥大）を有している．一方，末梢性チアノーゼは動脈血中では還元ヘモグロビン増加はないが，末梢の血管床で増加しており，末梢血管床の酸素飽和度が低下している．これは毛細血管や細静脈の血流低下が起こっているため，心拍出量の低下した心不全や，血管系の疾患による血流障害（末梢動・静脈疾患，レイノー症候群など）であらわれる．出現部位は四肢末端，爪床，鼻，耳，頬などの冷やされやすい部位にあらわれる．末梢性チアノーゼは，温罨法・マッサージにより消失する．

緊急性が高いチアノーゼは急激なチアノーゼで，重症心不全やショック時に出現する．

[6] 浮腫・体重増加，尿量減少

浮腫は皮下組織に組織液，リンパ液が貯留した状態で，全身性浮腫と局所性の浮腫に分けられる．

循環機能障害における局所性浮腫は，身体の一部，あるいは身体の片側に限局して起こるもので，血管・リンパ系では動脈瘤や血栓などによる圧迫や塞栓による血流・リンパの流れの障害，炎症による体液の漏出，血管壁障害による透過性亢進により生じる．全身性浮腫は，何らかの原因で細胞外液が増加している．循環機能障害の場合，不整脈，心筋傷害による心不全で見られ，心拍出量が減少することで腎灌流圧が低下しレニン・アンギオテンシン・アルドステロン系の亢進により水分・ナトリウムの再吸収が促進すること，また大静脈系に血液うっ滞が起こり全身の静脈圧が上昇して組織間に体液が漏出することであらわれる．患者はむくみやはれぼったさ，組織の粗い眼瞼周囲の腫れや前脛骨部の圧窩，数日間での2～3kgの体重増加，尿量・排尿回数の減少などによりその存在を自覚する．臥床患者では，重力にしたがい床に面している腰背部，仙骨部などに認められる．

〔7〕全身倦怠感，疲労感，活動性の低下

倦怠感，疲労感，活動性の低下は，循環機能障害を持つ患者にしばしば見られる．これは，心拍出量の減少のため，全身の組織や臓器に必要な血液・酸素が十分に届けられず，またすみやかに心臓に還流せず，老廃物が取り去られないことによって起こる．

〔8〕消化器症状

循環機能障害による消化器症状は，心拍出量の減少により消化管への血流が不足することや，心不全時における体静脈系でのうっ血や塞栓症などで消化器系への血流が阻止された場合に見られる．その症状はさまざまで，嘔気・嘔吐，下痢，便秘，食欲不振，腹痛，栄養低下等が出現する．右心不全では体静脈系のうっ血のため，肝腫大やうっ血性肝硬変による症状があらわれる．

〔9〕易興奮性，不穏，注意散漫

重症な心不全やショックで，平均血圧が60mmHg以下になると脳血流の維持が困難となり，患者は，易興奮性，不穏，注意散漫になる．

② 循環機能障害によって生じる代表的な合併症

〔1〕心不全

心不全は心臓のポンプ機能が低下し，全身の組織代謝に必要とされる心拍出量を駆出できない状態で，心疾患を持つ患者はつねにこのリスクを抱えている．主症状は，①低心拍出量にともなう全身倦怠感，疲労，乏尿，不穏，②肺うっ血にともなう呼吸困難，咳嗽，喀痰（左心不全），③体静脈のうっ血による浮腫（右心不全）である．

心不全の分類はさまざまであるが，多くの場合，心筋梗塞，心破裂，基礎心疾患の悪化などで突然発症し，肺水腫，ショック，急激な左室機能不全をともなって血行動態が不安定となる急性心不全と，長期にわたり徐々に心疾患が進行してポンプ機能が低下した慢性心不全に分類される．慢性心不全は，感染症，甲状腺亢進症などの代謝性疾患，貧血，妊娠・分娩，腎機能障害の合併や，塩分・水分の過剰摂取，過労，精神的ストレス，治療の中断・服薬の中止，ジギタリス中毒など不適切な管理が誘因・増悪因子となる．急性期で遭遇する心不全のほとんどは，急性心不全と慢性心不全の急性増悪である．

〔2〕心原性ショック

ショックは，急性全身性循環障害により，主要な臓器や細胞の機能を維持するに十分な血液循環が得られない結果発生する生体機能異常を呈する症候群[2]で，血液分布異常性ショック，循環血液量減少性ショック，心原性ショック，心外閉塞・拘束性ショック（左室充満不全によるショック）がある（表V-3）．通常，ショックは緊急事態であり，致死的である．循環機能障害ではいずれのショックも起こりうるが，最も問題となるのが心原性ショックである．このショックは，心臓に一次的な原因，すなわち急性心筋梗塞や急性心筋症などの心筋傷害，心臓弁膜症，重症不整脈などがあり，これによって急激にポンプ機能が低下して心拍出量が減少する結果，血圧が低下し全身の組織が循環不全に陥るものである．心原性ショックでは，米国立心肺血液研究所（National Heart Lung and Blood Institute）の心筋梗塞研究班基準やコーン（Cohn）の基準が用

いられる．

表V-3 ショックの分類と特徴

血液分布異常性ショック	感染性ショック，アナフィラキシーショック，神経原性ショック（心血管系自律神経調節異常）が含まれ，血管抵抗減弱と血管床のシャント血流増加により全身血管抵抗が低下する．
循環血液量減少性ショック	体液量の喪失・出血により心拍出量が低下する．
心原性ショック	心臓に一次的な原因，例えば，心筋梗塞，急性心筋炎，心筋症，心臓弁膜症，重症不整脈などがあり，これらにより急激にポンプ機能が低下し心拍出量が減少する．
心外閉塞・拘束性ショック（左室充満不全によるショック）	心タンポナーデ，大動脈解離，収縮性心膜炎，肺血栓塞栓症などで，心血管系が圧迫・閉塞されることなどから心拍出量が低下する．

④ 循環機能のアセスメント

1 循環機能アセスメントの視点と内容

　循環機能アセスメントは，①必要に応じた血液が身体各所に供給され，同時に老廃物・炭酸ガスを運び去るために必要な心機能ならびに血管機能が維持されているか，すなわち適切な心拍量と血圧が維持されているか，②皮膚・爪床や筋肉を含めた各器官・臓器で運搬された血液が適切に活用され，各器官・臓器の機能および生体の恒常性の維持がされているか，③心機能，血管機能および生体の恒常性維持を阻止する要因は何かを分析することである．具体的には，①生命危機の徴候と苦痛の内容・程度，②循環機能障害の部位・程度および二次的障害・合併症の有無と程度，③循環機能障害をもたらした要因，④患者・家族の日常生活上の問題とそれへの対処能力について的確にアセスメントする．

2 アセスメントの方法

　アセスメントは，問診，視診，触診，打診，聴診によって行う．いずれも患者・家族のプライバシーを保ちながら実施する．
　問診により，患者の主訴，現病歴，既往歴，家族歴，社会背景などを明らかにする（表V-4）．

主訴や現病歴は，患者にいかなる循環機能障害や，それにともなう苦痛および生活上の困難が生じているかを判断するうえで重要である．したがって，患者の訴えの中からキー（key）となる情報を的確に見極める能力が求められる．しかし，実際は患者の記憶が明確でないことや，場合によっては苦痛や不安，緊張のため，患者に生じた状況を患者自ら表現しようとしても，適切に表現することができないこともあるので，看護師は患者の表現を補いながら問診する．また心筋梗塞発症時や重篤な心不全の場合，会話自体が心負荷や苦痛の増大につながる危険性を持つため，状況に適したアセスメント（情報収集）方法の選択が必要である．例えば，「はい」「いいえ」で尋ねる，家族・近親者や救急隊員などからの情報を活用するなどの工夫が必要である．

社会背景に関するアセスメントでは，患者の日常生活習慣・ライフスタイルの中に，循環機能障害のリスクファクターや増悪因子が存在するか否かを判断する．また可能な範囲で，患者や患者の家族・近親者から，患者の性格，対処機制，生き方，価値観について情報を収集する．これ

表V-4 循環機能障害を持つ患者のアセスメント

| 1．健康歴 | 1) 主訴および現病歴:主訴とは,今回の受診あるいは入院のきっかけとなったことである.主訴や現病歴において循環機能障害によって出現する症状(胸痛・胸痛以外の疼痛,呼吸困難,動悸・心悸亢進,浮腫,チアノーゼ・太鼓ばち指,間欠性跛行,失神,倦怠・疲労感・活動性の低下,消化器症状,不穏など)が見られたならば,その発生時期,頻度,程度,部位,増強させるあるいは軽減させる因子,持続時間,対処方法とその効果,随伴する症状・苦痛などについて系統的に質問する.何を話しているかということだけでなく,感情や表情,ジェスチャーなどを含めどのように話しているかが重要で,それによって患者の苦痛を把握できる.また,心疾患患者の胸痛・呼吸困難などの症状や心不全の重症度はNYHA(New York Heart Association)の心機能分類で,また労作性狭心症の重症度はカナダ心臓血管学会の重症度分類などの指標を活用し評価する.
(1) NYHA心機能分類
Ⅰ度:心疾患を有するが,身体活動に制限はなく,通常の身体活動では疲労,動悸,息切れ,狭心症状を起こさない.
Ⅱ度:心疾患があることによって身体活動に少しの制限はあるが,安静にすると楽に生活できる.通常の身体活動で疲労,動悸,息切れ,狭心症状を生じる.
Ⅲ度:身体活動に強い制限があるが,安静にすると楽に生活できる.通常以下の身体活動で疲労,動悸,息切れ,狭心症状を生じる.
Ⅳ度:心疾患を有し,いかなる身体活動をするときにも苦痛をともなう.心不全・狭心症の徴候が安静時にも認められることがある.いかなる身体活動によっても苦痛が増強する.
(2) カナダ心臓血管学会労作性狭心症の重症度分類(Canadian Cardiovascular Society Criteria: CCSC)
1度:歩いたり,階段を登ったりするような通常な労作では狭心症を起こさない.仕事やレクリエーションでの激しいまたは長時間の労作により,狭心症が起こる.
2度:日常の生活でわずかな制限がある.急いで歩く,急いで階段を登る,坂道を登る,食後・寒い日・風の日に歩く,感情的にいらいらしたとき,起床後数時間以内の間に歩いたり階段を登ると,狭心症が起こる.平地を3ブロック(1ブロック:70～100m)以上歩いたり,1階から3階まで普通の速さで登ると,狭心症が起こる.
3度:日常生活に著しい制限がある.平地を1-2ブロック歩いたり,普通の速さで1階～2階まで登るだけで,狭心症が起こる.
4度:どのような動作でも,また安静時にも狭心症が起こる.
2) 既往歴:特に,現時点での循環機能障害やその回復に影響または関連する疾病・障害に罹患しているか否かについて情報を得る.
3) 家族歴:家族の中に高血圧,糖尿病,心・血管系疾患,高脂血症,原因不明の突然死の人がいないかどうかを尋ねる.
4) 社会背景:職業,教育背景,ライフスタイル,生活状況,活動状況,動脈硬化危険因子(高脂血症・喫煙・高血圧・肥満・糖尿病・家族歴・タイプA性格・高尿酸血症など),家族関係,患者の話し方と応答,患者の気分,対処行動(変化を受け入れることや病と折り合うための準備状況)について情報を得る. |

表Ⅴ-4 循環機能障害を持つ患者のアセスメント（つづき）

2．身体診査	1）全身状態：容姿・風貌・体格（高身長：マルファン症候群），栄養状態（身長，体重），倦怠感・疲労感，活動の度合い 2）バイタルサイン （1）**体温**：発熱は急性心筋梗塞の発症後2〜5日，リウマチ熱，感染性心内膜炎などの炎症や感染徴候である場合が多い．発熱自体が，酸素消費量を上昇させ，心負荷となる． （2）**脈**：数，整，不整，性状（大脈・小脈：脈圧を反映する．交互脈：大・小脈が交互にあらわれる．著しい左室機能低下で認める．速脈：大動脈弁閉鎖不全症で認める．遅脈：大動脈弁狭窄症で認める．奇脈：吸気時最大血圧が10mmHg以上低下し，極端に吸気時に脈が小さくなる．心タンポナーデや収縮性心膜炎で認める．），結滞（心拍数と脈拍数の差）の有無，表在動脈での脈拍触知状況と左右差（触知困難時は，ドプラー血流計で確認する）． （3）**血圧**：左右差および上肢と下肢の差（正常：10mmHg以内），脈圧（正常値：30〜50mmHg，脈圧が増加するのは，1回心拍出量が増加するとき，末梢血管抵抗が減少するときなどである．また，脈圧が低下するのは，ショック時や心不全時である）．緊急時に，橈骨動脈が触知できるならば最大血圧はほぼ80mmHg，大腿動脈ならば70mmHg，頸動脈であれば60mmHgと予測できる．一般に最大血圧が70〜80mmHg以下では冠動脈血流や腎血流が低下し，60mmHg以下では脳血流の維持が困難となる． （4）**呼吸**：呼吸困難，頻呼吸（心拍出量低下のサインである），呼吸音（呼吸音減退・消失，ラ音などの異常の有無），呼吸数，SpO₂ （5）**意識**：失神，不穏，落ち着きの無さ，表情，質問への応答 3）頭部 （1）**顔面**：頬部・鼻部・耳朶の紅潮（僧帽弁狭窄症で見られる），顔色，チアノーゼ，浮腫，顔貌，眼瞼鼻側の黄色腫（高脂血症の可能性を示す），眼球結膜の色調 （2）**頭部**：頭部の揺れ（大動脈弁閉鎖不全症でミュッセ（Musset）徴候が見られる） 4）頸部 （1）頸動脈 （2）頸静脈怒張の有無：上半身を30度以上挙上し，呼気時に右頸静脈が怒張していれば，静脈圧が高く心臓への血液還流が障害されているとアセスメントする．通常，吸気時に胸腔内圧が陰圧となるため，吸気時に静脈還流も増加するので，呼気時に怒張が強く，吸気時に弱くなるのが正常である．しかし，心タンポナーデ，収縮性心膜炎，重症右心不全ではクスマウル（Kussmaul）徴候，すなわち右心系の拡張不全のため吸気に静脈還流が心臓へもどることができず，吸気時にも頸静脈怒張を認める．静脈圧の概算も可能である（図Ⅴ-7）．

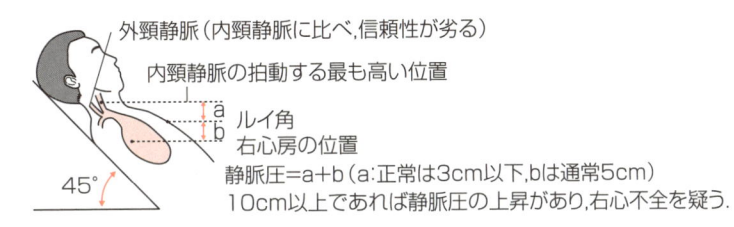

外頸静脈（内頸静脈に比べ，信頼性が劣る）
内頸静脈の拍動する最も高い位置
a
b
ルイ角
右心房の位置
45°
静脈圧＝a＋b（a：正常は3cm以下，bは通常5cm）
10cm以上であれば静脈圧の上昇があり，右心不全を疑う．

図Ⅴ-7　静脈圧の概算

5）胸部
（1）心音，異常心音，心雑音の有無，心雑音の大きさ（Levineの分類）
①異常心音
②心雑音
- **収縮期駆出性雑音（心室から大動脈・肺動脈に血液が駆出される時の漸増漸減性の雑音）**：大動脈弁狭窄症，肺動脈弁狭窄症
- **収縮期逆流性雑音（心室からの血液駆出の際の逆流・短絡による全収縮期雑音）**：僧帽弁閉鎖不全症，三尖弁閉鎖不全症，心室中隔欠損症
- **拡張期逆流性雑音（心室内への血液逆流による漸減性の雑音）**：肺動脈弁閉鎖不全症，大動脈弁閉鎖不全症
- **心室充満性雑音（房室弁の狭窄による拡張中期雑音）**：僧帽弁狭窄症，三尖弁狭窄症
- **連続性雑音（収縮期・拡張期を通じて途切れることのない雑音）**：動脈管開存症

表Ⅴ-4 循環機能障害を持つ患者のアセスメント（つづき）

	③心雑音の大きさ(Levineの分類) ・Ⅰ/Ⅵ：静かな部屋で聴診器をあてじっくり聴かなければわからないかすかな音 ・Ⅱ/Ⅵ：弱い音 ・Ⅲ/Ⅵ：中程度の音 ・Ⅳ/Ⅵ：振戦をともなうくらいの大きな音 ・Ⅴ/Ⅵ：大きな音だが聴診器なしでは聴こえない ・Ⅵ/Ⅵ：聴診器なしで聴こえる (2) 心境界の同定，胸水貯留の有無 (3) 心尖拍動とその部位，心尖部の振動(血流異常を示す)の有無，心尖部陥没(心膜疾患で認める)の有無 (4) 胸部の隆起・膨隆，胸郭の形 (5) 人工ペースメーカー，植込み型除細動器(implantable cardioverter defibrillator: ICD)装着の有無 6) 腹部：腹水，肝腫大・肝硬変症状，消化管出血(抗凝固療法の副作用)，腹部(上腹部正中線上または正中線よりやや左側)の大動脈拍動

らは，患者・家族にケア・検査・治療の内容を説明したり協力を求めることから始まる患者教育や，患者が循環機能障害を持ちながら生き，自己実現していくことを援助するうえで重要である．

さらに，視診，触診，および聴診により，全身状態と身体各所を頭部から四肢末端まで系統的にアセスメントする．

こうして得た情報と，検査データ（表Ⅴ-5）および治療内容（表Ⅴ-6）とその効果についての情報を統合し，患者の全体像を捉えていく．なお，初診時や緊急時は，患者の不安・恐怖感も強い．循環機能の調節には自律神経が関与しているので，不安などの情動が心拍・脈拍，血圧などのバイタルサインに影響することも十分に考慮する．

③ 循環機能アセスメントにおける緊急度・重症度の判別

循環機能障害の場合，ある程度，時間をかけて患者の健康歴，身体診査，検査結果などから看護診断を検討することが可能な場合と，早急な対応が必要な場合とがある．したがって，まず短時間で患者の状態がこれらのどちらなのかを判断することが看護師に求められる．後者の場合，患者の表情は苦悶様で顔色は蒼白で，活気がなく，冷汗をともなう四肢冷感が見られる．特に質問に対する反応の低下，著しい徐脈・頻脈あるいは血圧上昇・血圧低下がある場合は，重症かつ緊急であり，緊急処置を行う．

⑤ 循環機能障害を持つ患者の看護

① 循環機能障害の経過から見た急性期看護の役割

循環機能障害の経過は，強い苦痛症状を認める，あるいは生命危機に陥っている医療依存度の高い時期の急性期から，急性期を乗り越えたものの心身の不安定さを残す中で社会復帰に向けて健康管理や生活の再調整を行う回復期，不確かさの中で健康管理を的確に行わなければ増悪・重症化する慢性期，そして終末期に分類される．

多くの場合，ひとたび循環機能障害が起これば慢性の経過をたどる．このような経過において，

循環機能障害を持つ患者の看護の役割は，病を持ったその人の生を支え，自己実現を支えることである．特に，急性期では，生命危機の回避，苦痛の緩和，合併症の予防が最優先される．これは，現時点に生じている機能障害から派生する新たな障害を可能な限り最小にとどめるうえで重要であり，のちの回復期，慢性期，終末期において展開される看護，すなわち，患者が健康管理をしていくうえでの患者教育をはじめ，病を持ちながらもその人自身が自らの生と自己実現を支える看護につながっていく．

❷ 循環機能障害を持つ患者の看護援助

[1] 心臓・血管における仕事量の軽減

循環機能障害の改善および機能障害にともなって生じている苦痛を改善するため，障害を生じている器官・部位・組織への負荷を最小限にし，患者の最善の機能を保持する看護が必要である．

心機能（心拍出量）の規定因子である心拍数，前負荷，後負荷，心筋収縮力との関連でみると，安静や強心剤・硝酸剤・カルシウム拮抗薬・交感神経作動薬剤，人工ペースメーカー・植込み型除細動（implantable cardioverter defibrillator: ICD）器・大動脈内バルンパンピング（intra-aortic balloon pumping: IABP）などの循環補助装置は心拍数や心筋収縮力のコントロールをする．また，循環血漿量の増加を防ぐ塩分・水分制限の食事療法および利尿薬・硝酸薬などの薬物療法，心不全時の静脈還流量を減少させるための下肢を下垂した起座位の保持は前負荷を，血管拡張剤や，大動脈内バルンパンピング装着は後負荷をコントロールすることになる．

心機能の低下にともない心拍出量の減少が生じている場合は，心仕事量（心筋酸素消費量）の減少をはかる看護を行う．すなわち，機能障害に応じた安静保持と体位の工夫，医師の処方に基づいた薬物療法および塩分・水分制限などの食事療法の確実な実施，大動脈バルンパンピングや人工ペースメーカー・植込み型除細動などの補助循環装置装着にともなう看護である（循環機能障害における治療の概要は表V-6参照）．この中でも安静は，心機能を回復するうえで極めて有効である．それは体酸素消費量を最小限にし，酸素供給のための心仕事量を軽減することによる．ここでいう安静保持の看護は，単に身体面の活動規制や，規制された食事・排泄・清潔・移動などの日常生活活動を援助するだけではなく，安静によるデコンデショニング（deconditioning：脱調節）防止の援助を同時に行う．すなわち，床上での絶対安静が続いている場合でも，患者の心機能にあわせ，休息と活動のバランスをとりながら自動運動・他動運動および関節可動域訓練や，下肢静脈血栓防止弾性ストッキングの使用を実施する．徐々に安静の度合いが緩和されると，車椅子・歩行器などの補助具の活用を含め，身体活動の維持・増加をはかっていく．

さらに，機能障害よる苦痛が強いことや機能障害自体が生命危機へ直結すること，また患者の治療環境は多くの医療機器がとりまく不慣れな環境であるため，患者は強い不安や恐怖を抱く．循環機能の大部分が自律神経によって制御されているため，このような情動反応が心仕事量に影響する．それゆえ，身体面と心理・精神面の両者の安静を保つ看護が重要となる．通常，心仕事量は，最大血圧値×心拍数（double product：二重積）によって概算できる．この式が示すように，心拍数および血圧を上昇させるものを心負荷の要因として捉え，看護実践の指標とする．

[2] 的確な患者観察（モニタリング）と緊急時の看護

急性期における循環機能障害は，生命危機に陥る危険性も高い．したがって継続的かつ定期的

に，循環機能の状態や看護介入に対する患者の反応を評価する的確な患者観察（モニタリング）が重要となる．循環機能のモニタリングには，心電図，中心静脈圧，動脈圧，肺動脈楔入圧など医療機器を用いるものと，血圧，脈拍，呼吸，顔色，体重，尿量，輸液量，水分摂取量，意識レベルなど看護師の問診，視診，触診，打診で観察ができるものとある．いずれも，正確な方法で観察・測定することが重要である．特に医療機器を用いたモニタリングでは，機器の特性と測定に関する正しい知識・技術を修得しておく必要がある．このような観察と機能障害の種類，検査データおよび治療内容とその反応から総合的に患者の状態を評価する．重要なことは，異常と考えられる場合には，早期にチームメンバーに連絡・相談することである．このことが，患者の急変・異常の早期発見と迅速な緊急時の看護を可能とする．そして緊急時には，心肺蘇生や除細動などの救命処置を実施する．

〔3〕患者教育

患者教育は，機能障害の悪化をはじめ将来起こり得る健康問題を回避し，ひいては機能障害を持ちながら社会生活を送っていくことに役立つ．看護師の行う患者教育の多くは，ライフスタイルや生活習慣の修正および調整に関するものである．その内容は，活動制限・食事制限・薬物療法を実行すること，ストレス緩和法，療養していくうえでの社会資源の活用法などである．これが本格的に実施されるのは，急性期を脱しはじめる時期から回復期および慢性期にかけてである．病との折り合い方をはじめ，患者の機能障害の受容過程や対処機制を考慮し，患者の準備状態に応じた患者教育を計画的に行うことが重要である．特に急性期は，時機に応じた有用な情報を患者・家族に提供することが，入院生活や将来の療養生活に対処していくうえで役立つ．例えば入院直後や集中治療室へ入室する場合など，患者・家族が混乱している時の説明や，検査や治療について医師の説明に対しては適宜補足することが必要であり，これらが患者教育のスタートとなる．

〔4〕循環機能障害と折り合い，自己実現を助ける支援

循環機能障害の多くは急性に発症し，慢性の経過をたどる．このような経過で，患者は，生命の危機や苦痛症状にともなう不安・恐怖，さらには不確かさ（uncertainty）を体験する．個々の患者は，病と折り合おうとさまざまな対処機制をとるが，安寧までのプロセスには困難をともなうことが多い．また安寧が得られたとしても，機能障害の悪化や患者の所属集団での役割の変化から，それまでの折り合いに破綻をきたし苦悩することもある．その際には，患者自身が自らの状況を振り返り，病を患った自分自身の存在を見つめ，新たな人生にむけて出発できるような支援が必要となる．この基盤となるのが，看護師と患者の関係である．看護師と患者の関係は，互いに一人の人格をもった存在であることを前提に，看護師は真剣に患者の話を聴き，患者が自らの思い・考えを十分に語ることができる信頼関係や支援関係を早期から成立させることが重要である．

⑥ 循環機能障害の検査・治療にともなう看護

⒈ 循環機能障害の検査にともなう看護

循環機能検査は，エックス線写真検査，心エコー検査などの画像検査に代表される非侵襲的検

表V-5 主な循環機能検査

1. 胸部（心臓・大血管）X線検査	心臓の形・大きさ・位置,大動脈の拡大・硬化,肺動・静脈・肺野・肺うっ血の有無,胸膜の状態,胸水の有無,心胸郭比（Cardio-thoracic ratio: CTR 図V-8）等を知ることができる.食道造影は,左心房の拡大の程度が把握できる. 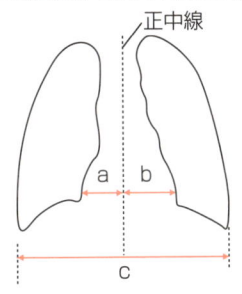 正中線 a：正中線から心陰影の最も右縁までの距離 b：正中線から心陰影の最も左縁までの距離 c：最大胸郭内径 $\frac{a+b}{c} \times 100$（％）で求める. 50％以上は異常である. **図V-8 心胸部比**
2. 心電図	洞結節から心室までの心筋興奮の過程をあらわしたものである.不整脈,刺激伝導系の異常,心筋傷害（心筋炎）・心筋虚血（狭心症,心筋梗塞）,心肥大,心臓の位置異常,電解質異常,薬剤の効果,インターベンションの治療効果の有無などを知ることができる. 1）運動負荷心電図（トレッドミルテスト,自転車エルゴメータテスト,マスター二階段テスト）：心筋虚血や不整脈が起こる運動量の算定,運動処方の決定,治療薬の効果判定,重症度や予後の判定のために行われる. 2）ホルター心電図：日常生活を行いながら24時間に渡り心電図をとり,狭心症や不整脈等,一過性で気づかない症状の出現状況を把握することができる. 3）心電図モニタリング：ベッドサイドで心拍数や重症不整脈を連続的に監視する.
3. 心エコー	心臓内部の状態（心房・心室の大きさ,壁の厚さ,心室壁の動き・形態,弁の動き・性状,弁口の大きさ,心腔内血流,心房内血栓の有無,大動脈の性状,心嚢液の有無,左室駆出率）がわかる. 1）断層法（図V-9） 2）M-mode（図V-9） 3）ドプラ心エコー 4）経食道心エコー 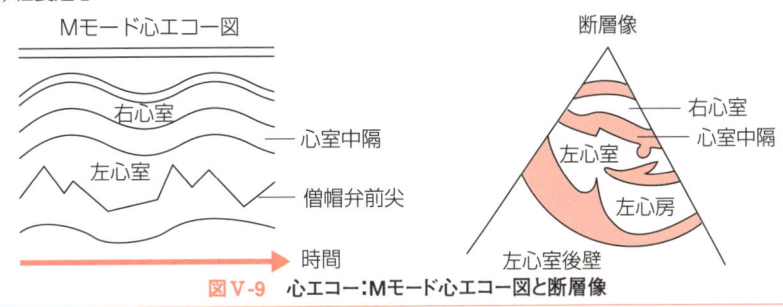 Mモード心エコー図　　　　　　　　断層像 右心室　　　　　　　　　　　　　右心室 心室中隔　　　　　　　　　　　心室中隔 左心室　　　　　　　　　　　　左心室 僧帽弁前尖　　　　　　　　　　左心房 時間　　　　　　　　　　　　　左心室後壁 **図V-9 心エコー：Mモード心エコー図と断層像**
4. 心臓カテーテル検査	カテーテルの走行から心内部・血管の異常の有無,心内圧から心内部・血管の狭窄の有無や弁膜の逆流の状況,心内短絡の有無と部位,心拍出量・心係数等がわかる.心筋バイオプシー,血管内超音波法,血管内視鏡なども可能である. 1）右心カテーテル法： (1)肺動脈カテーテル（スワンガンツカテーテル）法：末梢静脈から右心系へスワンガンツカテーテルを挿入する.これにより肺動脈圧（正常：収縮期15-25mmHg,拡張期8-15mmHg）,肺動脈楔入圧（6-12mmHg）,右心房圧/中心静脈圧（4-8mmHg）,右心室圧（0-25mmHg）,心拍出量（1回心拍出量60-90mℓ,心拍出量4-8ℓ/分）・心係数（心拍出量/体表面積：正常2.5-4.0ℓ/分/㎡）,混合静脈血酸素飽和度がわかる.左心室充満圧あるいは肺動脈拡張期圧/肺動脈楔入圧は左心室の前負荷,中心静脈圧（右心房圧）は右心室の前負荷,大動脈圧（血圧）・体血管抵抗は左心室の後負荷,肺動脈圧は右心室の後負荷を反映する.肺動脈楔入圧（前負荷）と心拍出量（心係数）の情報の組み合わせで循環動態を評価できる（フォレスター分類）. (2)血管造影：右房・右室造影,肺動脈造影から,右室収縮や肺動脈形態を評価する. 2）左心カテーテル法：内圧測定,酸素飽和度,心拍出量の測定ができる. (1)心血管造影：左室造影により左室壁運動,僧帽弁逆流の有無,左室駆出率（拡張期末の左室の血液を何パーセント体循環へ駆出したかをあらわすもの,正常：60-70％）を評価する.また,大動脈造影により大動脈弁逆流の有無と程度を評価できる. (2)冠動脈造影：冠動脈の狭窄・閉塞を評価する.

査と，心臓カテーテル検査に代表される侵襲的検査に大別される（表V-5）．これらは機能障害の内容と重症度を診断・把握するうえで不可欠である．検査にともなう看護では，検査前には検査の目的・内容や，患者に協力を要請する内容やその具体的方法についての患者教育と，当該検査における食事・飲水制限，与薬，検査部位のケアを含めた身体的準備を行う．検査中・検査後は，検査にともなう苦痛緩和と合併症の予防・早期発見のケアを実施する．これは，特にカテーテル検査などの侵襲的な検査において重要である．

❷ 循環機能障害の治療にともなう看護

循環機能障害における治療は，①安静，②塩分制限・水分制限・脂質制限・摂取エネルギー制限などの食事療法をはじめとした生活習慣・ライフスタイルの修正，③薬物療法，④カテーテル治療・補助装置装着（人工ペースメーカー，植込み型除細動：ICD，大動脈バルンパンピング：IABP，補助人工心臓：VAS，経皮的心肺補助：PCPSなど）・手術療法が基本である（表V-6）．いずれの治療も患者の循環機能障害の改善，機能障害にともなう苦痛の緩和のみならず生命予後と生活の質の向上を目指すものである．特に近年，循環器病領域における治療法は，薬物療法やカテーテル治療，補助循環装置装着の評価が大規模臨床試験で明らかにされてきており，これらの情報を看護へ活用していくことが期待されている．

［1］薬物療法にともなう看護

循環機能障害における薬物療法では，自律神経系の刺激あるいは抑制，心血管系細胞の脱分極・再分極過程にかかわるイオンチャネルの抑制・亢進，特定の物質（酵素）を抑制あるいは補助・増加させる作用をもつ薬剤が主であり，これらの薬物は，投与されれば必ず患者に何らかの変化をもたらす．したがって薬物の生理作用と患者の機能障害を十分に理解し，それらを関連付けたうえで，注意深く患者の反応をとらえていく．特に，薬剤の種類，投与量，投与方法などが変更された場合は注意が必要である．同時に，循環機能障害の改善のため，患者の服薬のアドヒアランスを高める看護が重要である．

［2］特殊治療（補助装置装着，カテーテル治療，手術療法）にともなう看護

循環機能障害における治療のうちカテーテル治療・補助循環装置の装着・手術療法にともなう看護は，循環機能障害による苦痛緩和や生命危機の回避において重要な意味を持つ．個々の患者にとっての治療目的を的確に把握したうえで，生理的にも心理的にも混乱状況にある患者・家族に，治療に対する理解と協力を求め，治療にともなう苦痛の緩和や合併症予防のための看護介入を実施する．特にカテーテル治療の施行中・施行後には，不整脈・心停止，心臓タンポナーデ（カテーテルによる心壁の穿孔による），造影剤の副作用，カテーテル穿刺部の出血，塞栓，冠動脈解離・閉塞など，患者の苦痛のみならず生命危機へつながる合併症が生じる危険性があるため，的確な患者観察（モニタリング）とケアが必要となる．

表 V-6　循環機能障害をもたらす疾病・障害の主な治療

1. 安静	循環機能障害を起こしている部位への負荷を最小限にする．心疾患の場合は，酸素消費量を最小限にすることで，心仕事量を軽減する．
2. 薬物療法	1）強心剤 （1）ジギタリス剤：心筋細胞内からナトリウムイオンが汲み出されるのを抑制する．ナトリウムイオンが増加すると，カルシウムイオンも増加する．カルシウムイオンの増加は筋収縮たんぱく（トロポニン）に作用し，心筋収縮力を増強させる．また，副交感神経緊張と刺激伝導系抑制の両作用により，房室伝導が抑制され脈が遅くなる．心房細動では，この作用によって心拍数のコントロールが可能となる． （2）カテコールアミン剤：交感神経受容体を刺激し，強心・昇圧作用を示す．塩酸ドパミンはドパミン・β_1・α_1受容体を刺激し，低濃度の2〜5μg/kg/minで腎血管拡張と心筋収縮増強，高濃度で血管を収縮させる．塩酸ドブタミンはβ_1受容体刺激により心収縮力増強，ノルアドレナリンは強力なα_1受容体刺激により昇圧作用を示す． 2）ホスホジエステラーゼ（phosphodiesterase：PDE）阻害薬：心収縮力増強と血管拡張作用を示す． 3）利尿剤 （1）サイアザイド系およびループ利尿剤：腎でのナトリウム・クロールの再吸収抑制により水分を排泄する． （2）カリウム保持利尿剤：ナトリウムの再吸収抑制とカリウム排泄抑制で水分の排泄を促進する． 4）ヒト心房ナトリウムペプチド（human atrial natriuretic peptide：HANP）：血管平滑筋のANP受容体に結合し，利尿作用（前負荷を軽減）と血管拡張作用（後負荷を軽減）の両者を併せ持つ． 5）血管拡張剤 （1）アンギオテンシン変換酵素（angiotensin converting enzyme：ACE）阻害剤：アンギオテンシンⅠからⅡへの変換を阻害し，動静脈の血管拡張作用，アルドステロンの産生抑制によるナトリウム・水の排泄促進にともなう降圧作用，心肥大抑制（心保護）作用を示す． （2）ATⅡ受容体拮抗薬（angiotensin Ⅱ receptor blocker (antagonist) ARB）：アンギオテンシンⅡの作用を阻害し，アルドステロン産生を抑制し，降圧，心・腎保護作用を示す． （3）カルシウム拮抗剤：カルシウムイオンの細胞内への流入を阻害し，心筋や血管平滑筋を弛緩させる．作用としては，血管拡張および刺激伝導抑制である． 6）抗狭心症薬 （1）硝酸薬・カリウムチャネル開口薬：NO（一酸化窒素）を生成し，血管拡張をさせる．太い動静脈に強く作用し，特に冠動脈拡張作用と冠攣縮の解除に効果がある．また静脈拡張により，静脈還流を減少させるので前負荷を軽減する． 7）抗血栓薬：抗凝固薬，血小板凝集抑制薬，血栓溶解薬 8）抗不整脈剤（Vaughan Williams分類による） （1）Ⅰ群（ナトリウムチャネル抑制）：心収縮において心筋細胞が興奮する際，細胞内に流入するナトリウムイオンを抑制し，刺激伝導速度を低下させる． 　①Ⅰa群：心筋細胞膜の活動電位持続時間を延長する．上室性・心室性不整脈に用いられる． 　②Ⅰb群：活動電位持続時間を短縮する．心室の自動能亢進を抑制する．心室性不整脈に用いられる． 　③Ⅰc群：活動電位持続時間は不変である．上室性・心室性不整脈に用いられる． （2）Ⅱ群（交感神経β受容体遮断）：運動や精神的な興奮など交感神経興奮による不整脈を抑制する．昼間活動時の不整脈に用いられることが多い． （3）Ⅲ群（カリウムチャネル抑制）：活動電位の持続時間を延長（再分極遅延）させ，不応期を延長させる．他剤が無効な心室性・心房性不整脈に効果があるが，重篤な副作用もある． （4）Ⅳ群（カルシウムチャネル抑制）：洞結節と房室結節でのカルシウムイオン流入による活動電位の立ち上がりを抑制する．心房細動の心拍数コントロールや発作性上室頻拍に効果がある．

表Ⅴ-6　循環機能障害をもたらす疾病・障害の主な治療（つづき）

	(5) Ⅴ群（カリウムチャンネル亢進,迷走神経刺激,早期脱分極抑制） 9) 交感神経抑制剤 　(1) αブロッカー剤：交感神経シナプス後のα₁,α₂受容体を遮断することで血管拡張をもたらす.シナプス前のα₂受容体を遮断することでノルアドレナリンの分泌が増加し,頻脈が起こる. 　(2) βブロッカー剤：交感神経のβ受容体を抑制することで,①心臓の収縮力を抑制し,心筋酸素消費量を減少させ,狭心症を抑える,②刺激伝導を抑制し,不整脈ならびに心拍数を抑える,③心臓β受容体の数の回復させる,④降圧する.
3．カテーテル治療	1) 冠動脈インターベンション（percutaneous coronary intervention：PCI）：狭窄あるいは閉塞している冠動脈を経皮的経管冠動脈形成術（percutaneous translumimal coronary angioplasty：PTCA）とステント挿入によって開大する.この他,冠動脈狭窄部のアテローム粥腫をカッターで切除するアテレクトミー,回転するローターによって粉砕するロータブレーターなどによるインターベンションもある. 2) カテーテルアブレーション（カテーテル心筋焼灼術）：WPW症候群を含む上室性頻拍,心房粗動,一部の心房細動,心室頻拍などの不整脈の発生部位や伝導路を高周波通電により焼灼・切断する. 3) 経皮的僧帽弁交連切開術（percutaneous transvenous mitral commissurotomy：PTMC）：僧帽弁狭窄症の治療法の一つである.大腿動脈から心房中隔を穿刺し,ここからバルンカテーテルを左心房から僧帽弁口へすすめ,バルンを拡張させて僧帽弁口を拡大する.
4．補助循環装置装着	1) 大動脈内バルンパンピング（intra-aortic balloon pumping：IABP）：重症心不全や急性心筋梗塞の場合に用いられる.大腿動脈からバルンを胸部大動脈に進め,心臓の拡張期にバルンを膨らませて冠動脈への血流を増加させる（心臓の収縮力を増加させる）.収縮期にはバルンを弛緩させ,大動脈収縮期圧を減少させて左室からの血液駆出を容易にする（後負荷を軽減する）. 2) 経皮的心肺補助（percutaneous cardiopulmonary support：PCPS）：大腿静脈から右心房に挿入した静脈カニューラから静脈血を吸い出し,人工肺で酸素化して大腿動脈に送り込み,心臓と肺の代わりをする.IABP補助の限界をこえる重症心不全やポンプ失調に適用される. 3) 補助人工心臓（ventricular assist system：VAS）：低下した心ポンプ機能を補助する機械的血液ポンプシステム. 4) 体外限外濾過法（extracorporeal ultrafiltration method：ECUM）：血液浄化法の一種で,半透膜により血液を限外濾過する.重症心不全時に過剰な水分を除去し,肺うっ血を改善する. 5) 人工ペースメーカ：房室ブロックや徐脈性の不整脈に対して,人工的に心筋に一定のリズムで電気刺激を与え,心臓の収縮を図り心拍出量低下を改善する.頻拍を防止する抗頻拍ペースメーカもある. 6) 植え込み型除細動（implantable cardioverter defibrillator：ICD）：心室頻拍や心室細動などの致死的不整脈を感知し,自動的に電気的除細動を行い,救命をする.
5．手術療法	冠動脈バイパス手術,心臓弁膜症手術（弁置換術,弁形成術）,人工血管置換術などがある.
6．酸素療法	循環機能障害による低酸素血症や,低心拍出量,組織の低酸素状態などが予想される場合に実施される.
7．食事療法	1) 塩分制限,水分制限：循環血漿量の増加を防止する（前負荷を軽減する）. 2) 脂肪・コレステロール制限：動脈硬化の進展を予防する. 3) 摂取エネルギー制限：消化・吸収・代謝にかかわる心仕事量増加の防止,および肥満を防止する（肥満は酸素消費量を高め,心仕事量を増やす）.
8．心臓リハビリテーション	運動療法,動脈硬化リスクファクターの評価と是正にむけた生活指導,復職指導,カウンセリングを実施する.
9．心肺蘇生法	心拍および呼吸が停止した患者の呼吸と循環を回復し維持するための救急処置で,①気道確保,②人工呼吸,③循環の維持・心マッサージ,④血管確保・薬剤投与,⑤心電図モニター,⑥除細動,⑦病態把握のための計測が含まれる.

2 代表的な循環機能障害のある患者の看護

① 急性心筋梗塞患者の看護

1 基礎知識

[1] 病態生理

急性心筋梗塞は虚血性心疾患（ischemic heart disease: IHD）の一つで，冠動脈が閉塞または狭窄し，虚血が一定時間（20分以上）持続したためにその血流域の心筋が壊死に陥り，不可逆的な障害を残した状態をいう．原因は，冠動脈内の粥腫（plaque）の破綻による血栓の形成や冠動脈の攣縮（spasm）などが関与していると考えられている．

症状は30分以上続く激しい前胸部痛，肩・上肢への放散痛，悪心・嘔吐，および心筋壊死にともなう不整脈，心不全，心原性ショック，心破裂（左室自由壁破裂，心室中隔穿孔，乳頭筋断裂）などの合併症による症状である．ただし，高年齢や糖尿病の患者では，胸痛がない場合が20～30％ある．

不整脈，心不全，心原性ショックは三大合併症とよばれる．梗塞を起こした心筋は静止膜電位が浅くなり，Ca^{2+}チャネル依存性に脱分極する．また，心筋のエネルギー（ATP）も不足するので，活動電位持続時間の短縮，不応期のばらつきが生じる．そのため，さまざまな不整脈が生じる．最も多い不整脈は，心室性期外収縮の頻発や連発で，患者の半数以上にあらわれ，その10～30％が心室頻拍や心室細動に移行する．右冠動脈が閉塞した下壁梗塞では，洞房ブロックや房室ブロックが起こりやすい．さらに梗塞部位は心筋本来の機能を失う．これを正常心筋が代償するが，それが破綻すると心不全・ショックとなる．心不全や心原性ショックは，左室心筋の40～50％以上の梗塞や，右冠動脈の右室枝閉塞（この場合，右心不全）で合併しやすい．また梗塞部の心筋は脆弱化しているので，発症後，高血圧が続いたり，安静が保持できない場合は心破裂を起こしやすい．左室自由壁破裂は，心タンポナーデやショックに陥り突然死する．心室中隔穿孔では急性左心不全となり，ときにショックとなる．これらの合併症予防で重要なことは，壊死に至っていない心筋を保護し，梗塞範囲の拡大を阻止することである．

[2] 診断と治療

診断は，まず傷害部位における心電図変化（表Ⅴ-7），心エコー検査での心電図上閉塞部位に対応した心筋壁運動低下，血液生化学検査でのCK（クレアチニン・キナーゼ）とその分画であるCK-MB，GOT（AST），LDH，ミオグロビン，H-FABP（heart-type fatty acid-binding：心臓型脂肪酸結合たんぱく），トロポニンT，ミオシン軽鎖-Ⅰなどの心筋傷害マーカーの出現，白血球数，CRP，赤沈などの炎症所見により行われる．このうち心電図変化は，発症後1～2時間以内の

表V-7 心筋梗塞部位と心電図波形

梗塞部位	主な閉塞枝	I	II	III	aVR	aVL	aVF	V1	V2	V3	V4	V5	V6
前壁中隔 (anteroseptal)	左前下行枝							○	○	○	○		
広範前壁 (extensive anterior)	左前下行枝	○				○		○	○	○	○	○	△
側壁 (lateral)	左前下行枝 左回旋枝	○				○						○	○
高位側壁 (high lateral)	左前下行枝 左回旋枝	○				○							
下壁 (inferior)	右冠動脈		○	○			○						
純後壁 (posterior)	左回旋枝 右冠動脈							*	*				

△：ときに見られる　＊：R波増高（mirror image）

（医療情報科学研究所編（2003）病気がみえる Vol.2，循環器疾患，p.116，メディックメディアより転載，一部改変）

早期診断には不可欠である．継続的に変化をとらえるとともに，発症1～2時間で上昇するミオグロビンならびにH-FABPや，3～4時間で上昇するCK-MBおよびトロポニンTなどの所見を照合する．特にトロポニンTは心筋に特異的に存在するため，この上昇が心筋壊死を反映する．さらに，冠動脈造影で心電図や心エコー所見と合致した部位の閉塞・高度狭窄が確認できると診断が確定される．これには，冠状動脈造影の15のセグメント（部分）に分類した，AHA（American Heart Assosiation）分類が使われている．なお，CK-MBの最高値は心筋壊死の程度の目安となる（図V-10）．

急性心筋梗塞の治療は，心筋梗塞巣の拡大阻止のための安静，梗塞巣を縮小するための再灌流療法，酸素吸入，胸痛などの苦痛の軽減，合併症の予防・早期発見・治療，段階的リハビリテーションである．再灌流療法は梗塞関連血管の血流をより早く確実に再開し，それを持続させる治療法で，通常ウロキナーゼやt-PA（組織型プラスミノーゲンアクチベータ）を経静脈的に投与す

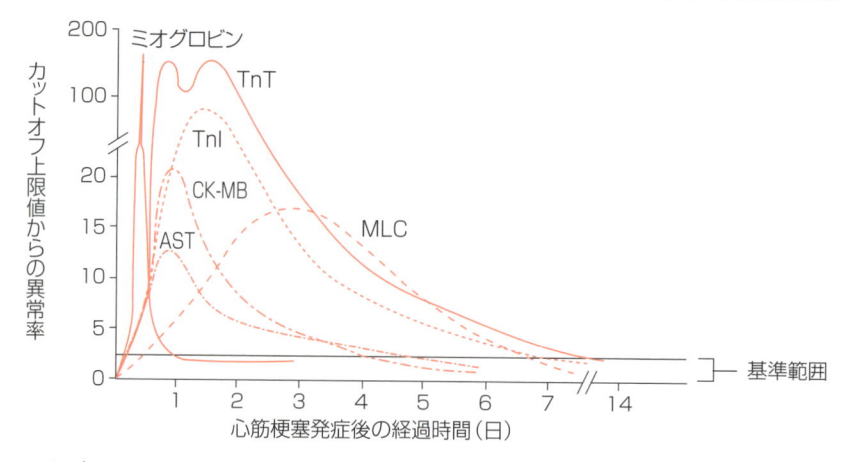

TnT：トポロニンT，TnI：トポロニンI，MLC：ミオシン軽鎖

図V-10 急性心筋梗塞における血中心筋マーカーの時間的推移

（小室一成監，小宮山伸之編（2003）急性心筋梗塞・不安定狭心症の治療とケア　急性冠症候群（ACS）への対応と二次予防，p.22，医学芸術社より転載，一部改変）

る血栓溶解療法と冠動脈インターベンション（percutaneous coronary intervention；PCI）がある．いずれも，適応のゴールデンタイムは発症後6時間以内で，原則として12時間以内に実施される．血栓溶解療法は，ST上昇，75歳未満が適応とされ，どの施設でも治療が行える利点はあるが，再灌流率は6～7割と低い．一方，PCIはSTの上昇，または新たな脚ブロックの出現時に（特に左脚ブロックは，ヒス束以下の左室心筋が広範に完全虚血に陥っていることを示唆する），閉塞・狭窄している冠動脈病変部をバルンカテーテルで拡張し血流再開をはかる（plain old balloon angioplasty：POBA）．血栓溶解療法に比べ，出血の合併症が少ないので出血性素因を有する患者にも適応できるが，実施施設がある程度限定される．この方法は急性冠閉塞および再狭窄という合併症が問題であったが，ステントを留置する（図Ⅴ-11）ことで合併症が改善され，現時点では最も有効な初期治療とされている．薬物療法として，アスピリン（血小板凝集抑制効果），β遮断薬，アンギオテンシン変換酵素阻害薬およびアンギオテンシンⅡ受容体拮抗薬（いずれも左室リモデリング抑制）が使用される．

2 看護アセスメント

[1] 重症度・緊急度の査定

心筋梗塞の部位や範囲（CK-MB値，左室駆出率など）から，生じやすい症状や合併症（不整脈，心不全，心原性ショック，心破裂など）を判断し，アセスメントする．

胸痛は梗塞巣拡大の徴候であるため，必ず12誘導心電図の変化と照合する．バイタルサインの

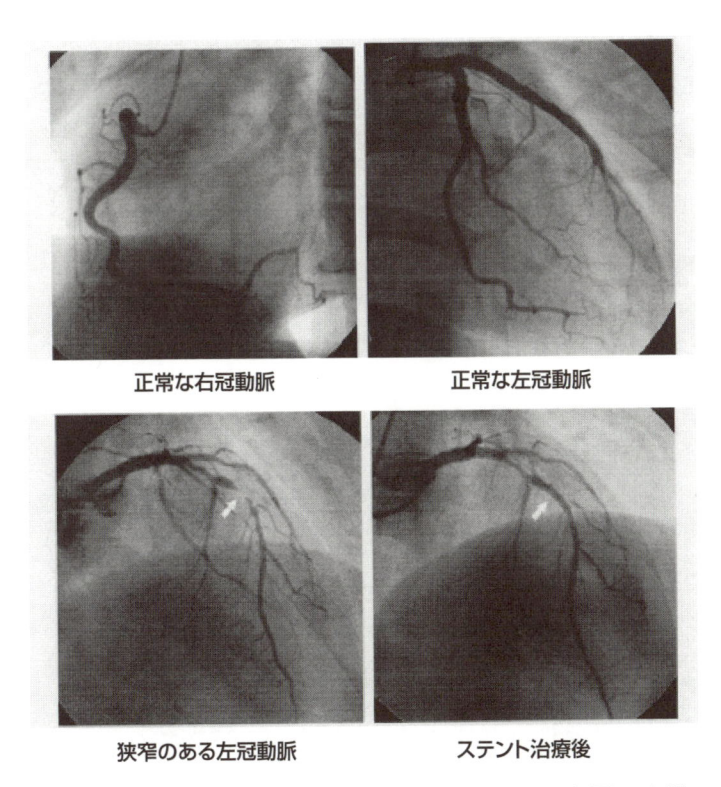

図Ⅴ-11　冠動脈へのステント留置─ステント留置の実際

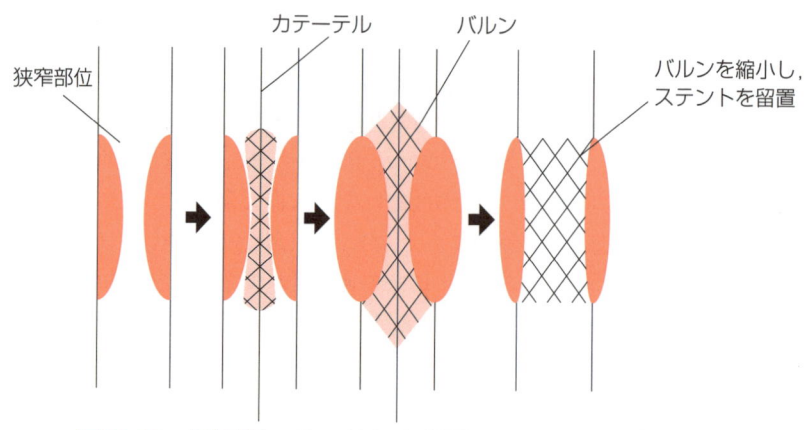

図Ⅴ-12 冠動脈へのステント留置―ステント留置の概略

狭窄部位　カテーテル　バルン　バルンを縮小し，ステントを留置

うち血圧と心拍数，尿量は，血行動態を知るうえで重要な指標である．血圧の低下は心筋虚血や不整脈を誘発しやすく，血圧上昇は後負荷となり心筋仕事量を増大させる．尿量の減少は心拍出量の低下を示唆するとともに前負荷を増す．頻脈，徐脈，不整脈は十分な心拍出量を維持できず，心負荷の悪循環となるので注意を要する．

次に合併症のアセスメントは，生命危機を回避するため重要である．不整脈は，short run，多源性，R on Tなど心室頻拍・心室細動へ移行する可能性が高い心室性期外収縮，2度・3度房室ブロック，洞停止を認める場合は直ちに医師に連絡し，素早く対処する．心不全は，患者の訴え・症状，胸部X線写真（CTR，肺うっ血），動脈血ガス分析，スワンガンツカテーテルのデータなどから判断する．なかでもスワンガンツカテーテルによって測定する肺動脈楔入圧（pulmonary capillary wedge pressure；PCWP）および心係数を用い，心不全の重症度と治療法を示すフォレスター（Forrester）分類（表Ⅴ-8）はアセスメントに有用である．Forrester分類Ⅳは，肺うっ血と末梢低灌流を認め最重症度である．さらにキリップ（Killip）分類（表Ⅴ-9）は，肺聴診所見によって心不全の重症度および予後を判定するものである．血圧の下降，頻脈，四肢

表Ⅴ-8　Forrester分類

Ⅰ．肺うっ血（−），末梢低灌流（−）（心係数＞2.2ℓ/分/㎡，肺動脈楔入圧PCWP≦18mmHg），死亡率3%，鎮静薬，β遮断薬
Ⅱ．肺うっ血（＋），末梢低灌流（−）（心係数＞2.2ℓ/分/㎡，肺動脈楔入圧PCWP＞18mmHg），死亡率9%，利尿薬，血管拡張薬治療
Ⅲ．肺うっ血（−），末梢低灌流（＋）（心係数≦2.2ℓ/分/㎡，肺動脈楔入圧PCWP＜18mmHg），死亡率23%，輸液・カテコラミン，房室ペーシング
Ⅳ．肺うっ血（＋），末梢低灌流（＋）（心係数≦2.2ℓ/分/㎡，肺動脈楔入圧PCWP＞18mmHg），死亡率51%，カテコラミン，血管拡張薬，大動脈バルンパンピング（IABP），経皮的心肺補助（PCPS）

表Ⅴ-9　Killip分類

Ⅰ度	肺野にラ音なく，心臓のⅢ音もない，死亡率8%
Ⅱ度	肺野の50%以下でラ音を聴取し，心臓のⅢ音がある，死亡率30%
Ⅲ度	肺野の50%より広範囲でラ音を聴取する（しばしば肺水腫となる），死亡率44%
Ⅳ度	ショック，死亡率80〜100%

（上松瀬　勝男編（2001）EBMに基づく急性心筋梗塞診療ガイドライン，p.5，じほうより引用）

の冷感，冷汗，時間尿量の減少などショックを示すKillip Ⅳ度は救命率が低い．

[2] 日常生活への影響

梗塞にともなう激しい胸痛があることや，また心筋酸素消費量を最小にして梗塞巣の拡大阻止をはかるため，安静が強いられるので，日常生活行動は大きく制限される．突然の発症で強い不安を抱いていたり戸惑っている中で，日常生活動作のすべてを依存しなければならない患者心理を看護師は理解して援助する．さらに心筋酸素消費量を増加させるもの，すなわち心拍数や血圧を上昇させる要因をアセスメントし，可能であれば除去する．致死的不整脈，重症心不全，心原性ショック，心破裂などの合併症が生じた場合は，生命を維持するという最も基本的なニーズの充足が困難となる．

[3] 疾患に対する認識，心理状態

突然の激しい胸痛は死の恐怖をもたらす．さらに医療機器に取り囲まれた集中治療室の環境，多くのカテーテルや点滴ラインの挿入を始め，緊急で実施される検査・治療，厳しい安静を強いられることは，患者・家族の不安を増す．また，療養は長期にわたり，生涯を通じて生活習慣の修正・変更が求められるとともに，社会生活を送る中でさまざまな問題が生じてくる．これらを理解したうえでの患者・家族への援助が重要である．

③ 看護活動

[1] 主たる症状とそのコントロール

救急室で，病態把握のためのバイタルサインの測定・心電図モニタリング，虚血心筋の保護と心筋壊死拡大防止のための酸素吸入，輸液を含めた水分出納および薬物療法の管理を開始する．緊急検査として血算・血液生化学検査，心エコー，胸部X線撮影が実施される．その援助とともに，次の初期治療に向けて病歴，特に出血性素因やアスピリンアレルギーや喘息などの既往歴について迅速かつ正確な問診を行う．アスピリンが禁忌でなければ，医師の処方に基づいてアスピリン（抗血小板剤）を急速に吸収させるため口腔内で噛み砕かせて投与する．これは新たな血栓形成を抑制するといわれている．

激しい胸痛，不安・不穏や死の恐怖は，交感神経の亢進をきたし心筋酸素消費量を増し梗塞巣の拡大につながるため，血圧低下・呼吸抑制に注意しながら鎮痛薬（塩酸モルヒネやレペタン®）・鎮静薬（セルシン®など）が投与される．患者へは，胸痛のみならず治療や処置にともなう痛みも我慢しないように説明する．心不全がなく収縮期血圧が100mmHg以上で心拍数が60/分以上あればβ遮断薬が投与される．これも，虚血心筋の保護と心筋壊死範囲の拡大を防止する．同様に血圧が保たれていれば，胸痛の緩和と静脈還流を減少（前負荷の軽減）させるため硝酸薬が投与される．再灌流療法の適応であれば，一刻も早く治療が受けられるよう対応し，再灌流後の合併症（不整脈，一過性収縮不全）に注意する．

心筋壊死にともなう合併症への対処として，short run，多源性心室期外収縮，R on T期外収縮など，心室頻拍や心室細動へ移行する不整脈には抗不整脈薬（リドカイン）投与，心室細動には電気的除細動が，2度・3度房室ブロックならびに洞停止を認める徐脈では硫酸アトロピン投与や一時的ペーシングが行われる．重症心不全時は，カテコールアミン，利尿薬，血管拡張剤の投

与，さらには大動脈バルンパンピングIABP，経皮的心肺補助（percutaneous cardiopulmonary support: PCPS），体外限外濾過法（extracorporeal ultrafiltration method: ECUM）などの補助循環装置や人工呼吸器の装着が，心原性ショック時には，カテコールアミン投与，大動脈バルンパンピング（IABP），経皮的心肺補助（PCPS）の装着が行われる．いずれの場合も，迅速かつ正確な早期発見と対応が必要である．

〔2〕日常生活の影響とその援助

発症初期は日常生活における動作・行動が心負荷となる．これが梗塞巣を拡大するリスクとなるため，ベッド上安静が原則であり，日常生活動作は制限される．したがって，患者個々の病態に沿い，心拍数や血圧の変動を少なくして日常生活動作全般にわたる援助を行う．特にベッド上での移動・体位変換も患者自身で行うことが規制される際は，十分な患者への説明を行うとともに看護師の援助によってニードが充足できるようにする．発症当日は食事も，心筋酸素消費量を最小にするため水分以外は禁止される．食事摂取が開始されれば，心負荷を増大させないようゆっくり摂取するよう指導し，食事摂取による心負荷を考慮して食後1時間は休息をとる．食事は，心不全や高脂血症，高血圧，肥満など冠動脈リスクファクターの是正を考慮し，塩分・摂取エネルギー・水分・コレステロールなどが制限される．安静臥床や塩酸モルヒネなどにより排便困難を生じやすいが，努責を避け血圧の上昇をきたさないよう，主として緩下剤で排便コントロールを行う．清潔保持に関する動作も制限される．さまざまなカテーテル，ラインからの感染予防を含めて心負荷とならないよう清潔を保持するための援助を行う．

循環動態が安定し梗塞巣の吸収・線維化が始まれば，本格的な心臓リハビリテーションに移行する．心臓リハビリテーションプログラムは，近年の再灌流療法にあわせ，厚生労働省循環器病委託研究により2週間用と3週間用のプログラムが作成されている（表V-10）．個々の患者のプログラムは，患者の病態，再灌流療法が成功したか否か，CKの最高値によって決定されるので，そのプログラムに沿って，デコンデショニング（脱調節）を改善・予防し，徐々に生活動作が自立していけるように援助する．なお，患者に活動を負荷する場合は，連続した動作の負荷は行わないことが重要である．つまり，動作と動作の間には十分な時間をとる．さらに，心負荷の状態を心電図，心拍数，血圧，自覚症状から安全性を確認したうえで進めていく．特に新たな動作・活動を初めて行う場合は注意が必要である．

〔3〕心理社会的支援

激しい胸痛，死への恐怖，緊急で実施される治療・処置にともなう強い不安，心電図モニターを含め医療機器に24時間監視されるという治療環境，安静による拘束感，日常生活動作のすべてを依存しなければならないことから生じる心理的ストレスは大きい．患者が自分の置かれている状況を理解できるよう，患者の理解レベルに応じた説明や今後の治療・処置・見通しについての情報を提供する．患者の感情表出を促しそれを受け止め，患者の疑問には誠実に答え，タッチングやリラクセーションなどのケアを穏やかな態度で実施する．また，家族は患者にとって心理的な支えであるので，家族の状況にあわせ面会などの協力を得る．

〔4〕教育的支援

入院中および退院後に必要な教育として，①安静の必要性を理解する，②心機能にあわせて活

動をする，③冠動脈硬化のリスクファクターの修正と正しい服薬が実践できるようにする，④胸痛や心不全などの異常に対応できるようにする，などを目標に患者・家族を支援する．特に継続が困難な食事療法は，栄養士の協力を得，実践可能な方法を患者・家族とともに見つけ出す．また，梗塞範囲が広範で心不全のリスクが高い，あるいは梗塞後狭心症や不整脈などがある場合は，個々の患者に最も必要となることを的確に患者教育に組み入れていく．

表V-10　合併症のない急性心筋梗塞患者のためのリハビリテーションプログラム

ステージ	病日[*1] 2週間コース	病日[*1] 3週間コース	リハの場所	負荷試験[*2]・検査など	リハ動作 病室内・病棟内動作	リハ動作 運動療法	看護・ケア・食事 看護・ケア	看護・ケア・食事 食事	その他
Ⅰ	1 2	1〜2 3〜4	CCU	受動座位	臥床・安静 受動座位・自分で食事		全身清拭	水分だけ 普通食 （半分）	テレビ・ラジオ可
Ⅱ	3	5〜6	CCU	自動座位・足踏み試験	自動座位 歯磨き・セルフケア			普通食	新聞・雑誌可
Ⅲ	4	7〜8	一般病棟	立位・室内歩行試験	室内自由 室内便器使用可		立位体重測定 介助洗髪		
Ⅳ	5〜6 7〜8	9〜11 10〜14	一般病棟	200m歩行試験 500m歩行試験	トイレ歩行可 病棟内自由	200m×3/日 500m×3/日	検査は車椅子 検査は介助歩行		ロビーで談話
Ⅴ	9	15	リハ施設	低負荷運動負荷試験（マスターシングルまたは70％心拍数負荷試験）	シャワー可	500m×3/日（速歩）			
Ⅵ	10〜13	16〜20	リハ施設	慢性期病態検査（トレッドミル負荷試験，負荷心筋シンチ，心肺運動負荷試験，冠動脈造影など）	入浴可	階段×3/日（1→3階） 監視型運動療法			
Ⅶ	14	21	リハ施設			運動の指導	退院指導（食事，運動，服薬，生活，復職など）		

[*1] 2週間プログラム・3週間プログラムの選択は下記に示す基準に従う．
通常は3週間プログラムを用いるが，2週間プログラムは以下の場合に使用可能．
・急性期に再灌流療法施行．
・必要時に冠動脈造影やPTCAによる血行再建術が可能な施設であること．
・ポンプ失調の合併なし（キリップ分類Ⅰ型まで）．
・発症3日以内に狭心症発作ないし著明なST変化なし．
・心室細動や心房粗細動のエピソードなし．
・梗塞が大きくない．(CK最高値＜3,000mIU/mL以下，広範前壁梗塞でない，左室駆出率≧40％，心室瘤の形成なし）
・退院指導を十分に行い，回復期リハに移行できる．
[*2] 負荷試験では，前，直後，3分後にも心電図記録，血圧測定を行う．
（齋藤宗靖班長（1994）厚生省循環器病研究—循環器疾患のリハビリテーションに関する研究．平成5年度報告書，p.520より転載）

薬物療法では，抗血小板薬，硝酸薬，抗高脂血症薬，カルシウム拮抗薬，ACE阻害薬など多くの薬剤を継続して内服する．患者自身が薬効や副作用を理解し，飲み忘れや過剰服用，服薬の中断がないように援助する．主な副作用としては，硝酸薬で頭痛，ACE阻害薬は乾性咳が見られる場合がある．カルシウム拮抗薬はグレープフルーツで作用が増強，ワーファリンは納豆，クロレラ，緑黄色野菜で効果が阻害，アスピリンで増強するので注意が必要である．抗凝固剤，抗血小板の薬物療法時は，下血，鼻出血，内出血の有無の観察を行うことや，歯科治療・外科治療などの侵襲的な治療を受ける際は連絡するよう説明する．さらに，胸痛出現や心不全などの異常時の対応として，受診のタイミングや病院への連絡方法を説明する．家族には心肺蘇生法や，緊急時の対応方法を説明する．

② 急性大動脈解離患者の看護

1 基礎知識

〔1〕病態生理

大動脈解離（aortic dissection; AD）とは大動脈内膜の亀裂が起こり，中膜が内外2層に解離し，その間に偽腔（解離腔）を形成したものである．大動脈解離の原因の多くは大動脈中膜の嚢胞状壊死（変性）であり，原因疾患として高血圧，マルファン（Marfan）症候群，ベーチェット（Behcet）病，妊娠中毒症，梅毒などがある．解離の初発部位は上行大動脈弁上部が50%，左鎖骨下動脈起始部末梢の下行大動脈が50%である．

中膜内の解離は入り口（エントリー：entry）から侵入した血液の圧と拍動流によって主に末梢方向へ，ときには中枢方向へ進行し，真腔（本来の血管）への再流入（リエントリー：reentry）が起こると偽腔を通る新たな流路を形成して，血液は真腔と偽腔を流れる．一部ではエントリーのみでリエントリーがはっきりせず，解離腔が盲管となっている場合がある．

大動脈解離の分類には，エントリーの位置と解離の範囲で分類したドベーキー（DeBakey）分類，エントリーの位置に関係なく解離の範囲のみで分類したスタンフォード（Stanford）分類がある．ドベーキー分類には，下記がある．

Ⅰ型：入口部が上行大動脈にあり，ここから腹部大動脈まで広範囲に解離が及ぶ．
Ⅱ型：入口部が上行大動脈にあり，解離が上行大動脈に限局している．
Ⅲa型：入口部が左鎖骨下動脈直下にあり，解離が胸部下行大動脈に限局している．
Ⅲb型：入口部が左鎖骨下動脈直下にあり，解離が下行大動脈から腹部大動脈まで及ぶ．

また，スタンフォード分類には，

A型：上行大動脈に解離がある，B型：上行大動脈に解離がない，がある．

そのほか，偽腔の血流状態により分類する方法（解離腔（偽腔）開存型：真腔，解離腔の両方に血流がある．血栓閉塞型：急性期の極めて早期に解離腔が血栓で閉塞し血流がない）がある．このうちスタンフォード分類は，治療方針の決定や予後判定に有用であることから，臨床で広く用いられている．

大動脈解離の症状は，解離自体の症状，破裂症状，偽腔の圧迫による各動脈分岐部の狭窄・閉塞症状などが重なり，表Ⅴ-11に示したように多彩な症状を呈する．

表 V-11 大動脈解離の症状

① 解離の症状：突然発症する胸部・背部の激痛
② 破裂症状：出血性ショック，心タンポナーデ（心膜腔内出血）
③ 大動脈弁閉鎖不全症（AR）：解離が大動脈弁に達すると，心不全症状を呈する．
④ 偽腔による狭窄・閉塞症状：
　・総頸動脈：脳虚血により，めまい，頭痛，失神（意識障害），けいれん
　・上行大動脈：大動脈弁閉鎖不全症（AR），心タンポナーデ（心膜腔内出血）
　・冠動脈：狭心症，心筋梗塞
　・鎖骨下動脈：上肢脈拍・血圧の左右差（時に一方が触れなくなる）
　・肋間・腰部動脈：対麻痺は大脊髄前根動脈（アダムキーウィック動脈）の虚血による，胸痛，腹痛
　・下行大動脈：上肢・下肢の血圧差
　・腹腔動脈：胃潰瘍，肝不全
　・上下腸間膜動脈：腸管麻痺（イレウス），虚血性腸炎，腸管壊死，腹痛，
　・腎動脈：血尿，尿量減少，急性腎不全
　・総腸骨動脈：下肢虚血

[2] 診断と治療

　診断は，① 身体所見：激しい胸背部痛（背部から肩甲部，腰部にかけて痛みが移動する），② 胸部X-P：上縦隔陰影の著明な拡大や拡張蛇行した大動脈瘤を認める，③ エコー，CT，造影CT，MRI：偽腔の有無，開存・血栓化の有無，大動脈弁閉鎖不全症（aortic regurgitation：AR），心タンポナーデ（心膜腔内出血），冠動脈への波及の有無を検索する，④ 心電図，血液検査：除外診断と合併症の確認，により行われる．降圧療法，手術適応例における手術療法，安静とリハビリテーションが，主な治療である．

2 看護アセスメント

[1] 重症度・緊急度の査定

　大動脈解離で重症度・緊急度が高く緊急手術の対象となるのは，上行大動脈の解離（DeBakey I・II型，Stanford A型），瘤の破裂ないし切迫破裂，大動脈弁閉鎖不全（AR）による心不全の併発，解離が大動脈基部におよび偽腔が血栓化していない場合，重要臓器の血流障害が見られる場合である．通常，まず降圧療法を開始し，各種検査により重症度・手術適応が判定される．

　看護活動は救命を第一に，破裂症状，解離や分岐虚血症状の進行を早期発見するため，バイタルサイン，四肢の動脈触知の有無，脈拍の緊張，末梢循環不全の有無，各動脈分岐部狭窄・閉塞にともなう症状（表 V-11参照），疼痛の部位・程度を継続的に観察する．血圧低下と頻脈にもかかわらず，中心静脈圧（central venous pressure: CVP）が上昇しているときは，タンポナーデ，CVPや心拍出量が低下している時は胸腔内や腹腔内などへの出血によるショックが疑われる．これらを認めた場合は，直ちに医師に報告し，輸液，輸血，緊急手術に迅速に対処する．また，上行大動脈解離の場合には，心電図ST-T変化に注目し冠動脈の虚血の有無を査定する．解離の進行につれ疼痛部位が移動することもある．解離の部位により，対麻痺，腸管麻痺，腎不全などの症状も出現する．

　このように大動脈解離の重症度・緊急度のアセスメントでは，解離の範囲や部位とそこからの分岐血管を把握したうえで，症状および合併症を正確に観察することが重要である．

[2] 日常生活への影響

突然の胸〜腰背部の激痛をはじめとした解離にともなう苦痛があり，解離の進行や破裂予防のため絶対安静が強いられる．これらにより日常生活行動は大きく制限される．発症から2週間以内を急性期，2週間〜2ヶ月までを亜急性期，発症後2ヶ月を過ぎたものを慢性期といい，いずれの時期も降圧療法は永続的に行われ，適切な血圧を維持するための生活習慣の修正とその自己管理が必要となる．

[3] 疾患に対する認識，心理状態

突然の発症と激痛で，患者は恐怖と強い不安を持つ．また，このような状況やショック状態で緊急手術となれば，死への恐怖を意識する．患者がおかれている状況や，これから行われる治療・処置について，医師からの説明後に患者の理解内容を確認して説明を補足する．また，不安，安静にともなう苦痛を軽減するためにも可能な限り，今後の見通しについて情報を提供する．療養は長期にわたるため，精神的な支援が重要である．

③ 看護活動

[1] 主たる症状とそのコントロール

つねに解離や分岐動脈虚血症状の進行，およびショック・心タンポナーデなど全身状態の悪化の危険性があることをふまえて全身状態を把握する．同時に，これらの状態を防止するため，痛みと血圧のコントロールをはかる．特に血圧のコントロールは，解離の進行・破裂を防ぐために重要で，至適血圧は尿量が維持できる最低の血圧値が目標とされる．これには，患者の心身の安静と，医師の処方による降圧剤（β遮断剤，カルシウム拮抗剤，硝酸剤）の確実な管理を行う．血圧は，四肢の動脈触知の有無，緊張の程度を確認し，解離の侵襲を受けていない血管で測定する．持続的に血圧をモニターするために動脈ラインが挿入された場合は，観血的血圧値とともに圧波形も観察する．圧波形の立ち上がりの鋭化は，大動脈壁に加わる緊張の増加を示し，破裂や解離進行のリスクが高いと判断する．

激痛と不安・恐怖などの心身の興奮および不穏は血圧の変動をきたしやすいため，鎮痛薬（塩酸モルヒネ）・鎮静薬の適切な管理と精神的な支援を実施する．

解離により血管外膜を栄養している血管が破綻することで生じる血性胸水の貯留や，激痛と不安・不穏症状の緩和のために投与する鎮痛薬・鎮静薬の影響，および臥床安静を強いられることにより患者は呼吸状態の悪化をきたしやすい．呼吸状態の観察と呼吸ケアを実施して呼吸器合併症を予防する．

観察やケアを通し解離の進行や合併症の早期発見につとめ，緊急時には輸液，輸血，緊急手術に迅速に対処できる準備を整えておく．

[2] 日常生活への影響とその援助

発症直後から日常生活動作は，血圧を上昇させる負荷となるため絶対安静が強いられる．しかし，絶対安静は患者の不安やストレスを増大させ，逆に安静保持が困難となることもある．患者に安静を保つことが治療の1つであることと，安静保持ができるように看護師が援助を行うことを十分に伝え，患者にあった日常生活動作の援助を行う．患者の体動をともなう清拭・寝衣更

新・体位変換・排泄・食事などの日常生活動作の援助は，血圧や心拍数が変動しないよう，静かに行う．解離の進行および破裂の危険性がなく，経口降圧剤のみでの血圧コントロールが可能となれば，安静は徐々に解除されるので歩行などのリハビリテーションへと移行する．鎮痛薬，鎮静薬の投与や安静臥床により排便困難をきたしやすいため緩下剤を含めた排便コントロールが必要なこともある．また，臥床安静期間中の気分転換のためのリラクセーションも必要である．

発症後は腹部主要血管の虚血による腸管麻痺（イレウス）を予防するため絶飲食にする．食事の開始は，腸蠕動や排ガスの確認後，飲水から経口摂取へと進むが，食事摂取の再開後も，腸管麻痺（イレウス）や虚血性腸炎を起こすリスクは続くため，腹部症状や排便状況の観察を継続する．食事は，血圧の上昇を避けるため塩分が制限される．

[3] 心理社会的支援

患者は激痛にともない死への恐怖と心理的に強い不安を持つ．入院直後に行われる緊急検査・治療，厳しい安静と日常生活動作の制限は患者の不安を増す．患者が感じたり考えていることを訴えようとしているときは，感情の表出を促しそれを受け止める．一般に発症から1週間後にCT検査を行い，偽腔の血栓化の拡大を確認できれば安静度は徐々に拡大される．これらの情報をもとに，将来の見通しについて情報提供していくことは，不安の軽減と安静の協力につながる．

家族は患者にとって心理的支えであるが，突然の発症にともない家族も危機状態に陥りやすい．家族の言動や精神状態が，患者の病状に応じて変化するケースもある．そのような状況にある家族とのかかわりは，まず思いを傾聴することが重要で，それぞれの家族に適した方法で援助していくことが重要である．家族ケアにあたり看護者は家族を支えることが患者の心理的ケアにつながることを留意しておく．

[4] 教育的支援

降圧療法は永続的に行われるため，適切な血圧を維持する生活習慣とその自己管理が必要となる．生活習慣の改善として，塩分制限，適正な体重の維持，アルコール制限，コレステロールや飽和脂肪酸の摂取制限，禁煙がある．患者の日常生活にそって，実施することができる方法を患者と確認しながら指導を行う．

③ 不整脈患者の看護

1 基礎知識

通常，成人は，60〜100/分の正常洞調律で効率のよいポンプ機能を維持し，生命とホメオスタシス，さらには活動に足る心拍出量を維持している．大部分の不整脈は，刺激生成の異常，刺激伝導異常，またはこれら両者により出現すると考えられているが，正常洞調律を逸脱した不整脈の全てが危険な不整脈ではない．正常な心臓でも不整脈は起こる．

危険な不整脈とは，血行動態を変化させる不整脈である．すなわち，著明な頻脈や徐脈，または非常に不規則な心拍リズムのために十分な心拍出量が得られず，眩暈や失神などの脳虚血症状すなわちアダムス・ストークス発作をともない，最悪の場合，心不全，心原性ショック，さらには心室細動や心室停止をきたし，死に至らせるものである．このような重症不整脈には，心室起

源の頻拍性不整脈と、上室起源の頻拍性不整脈および徐脈性不整脈がある．前者の心室起源の頻拍性不整脈には心室細動（ventricular fibrillation；Vf），心室頻拍（ventricular tachycardia；VT），torasades de pointes 型心室頻拍が，後者の上室起源の頻拍性不整脈には1：1房室伝導の心房粗動，心拍数の著しく多い心房細動・上室頻拍，WPW症候群にともなう発作性心房細動（paroxysmal atrial fibrillation；PAF）が，徐脈性不整脈には洞機能不全症候群（sick sinus syndrome；SSS），MobitzⅡ型2度房室ブロック，および3度房室ブロックがある（表V-2参照）．不整脈の原因には，さまざまな心疾患，薬物中毒（ジゴキシン中毒など），電解質異常，労作，低酸素血症，甲状腺亢進症，などがある．

　不整脈の診断は，おもに安静心電図，ホルター心電図，電気生理検査，運動負荷，薬剤負荷により行われる．治療は，抗不整脈薬，心房細動・心房粗動・心室頻拍・心室細動への直流通電，上室性頻拍や心房細動をともなうWPW症候群・心房粗動・一部の心房細動・心室頻拍などに対するカテーテルアブレーション（カテーテル心筋焼灼術），房室ブロックや徐脈性不整脈への人工ペースメーカー植込み術，心室頻拍や心室細動などの致死的不整脈への植込み型除細動器（implantable cardioverter defibrillator: ICD）植込み術が主である．これらは，いずれも正常洞調律に回復させ，血行動態の正常化を図るものである．

2 看護アセスメント

［1］重症度・緊急度の査定

　不整脈のある患者に，失神（アダムス・ストークス発作），眩暈，動悸，胸痛，呼吸困難，不穏症状，平均動脈圧が80mmHgあるいは収縮期血圧が90mmHg未満，心拍数が（180〜）200/分以上あるいは30/分以下，尿量減少（30mℓ以下/時間）があれば，心拍出量が低下している可能性が高い．さらに心電図で，3〜5秒以上の洞停止（心停止），心室細動（Vf），心室頻拍（VT），torasades de pointes 型心室頻拍，1：1房室伝導の心房粗動，心拍数の著しく多い心房細動・上室頻拍，WPW症候群にともなう発作性心房細動（PAF），洞機能不全症候群（SSS），MobitzⅡ型2度房室ブロック，補充調律が40/分未満の3度完全房室ブロックを認めた場合は緊急度が高い．これらは心室細動や心停止に陥るリスクが高いのですみやかな処置が必要である．基礎的に心疾患があって不整脈を認める場合は，特に注意が必要である．心室細動に陥った場合，発生後10秒で意識が消失し2〜3分で脳細胞に不可逆的な変化が生じる．

［2］日常生活への影響

　日常生活における労作や緊張・不安が不整脈の誘因ならば，誘発因子に関連する生活行動が制限される．また，不整脈による心拍出量が減少している場合，日常生活行動が規制される．不整脈の種類によっては，職業の変更をはじめとして，日常生活習慣やライフスタイルの修正が必要になってくる場合もある．

［3］疾患に対する認識，心理状態

　不整脈は，突然，動悸や意識消失が生じるため，死への恐怖や予後への不安が強い．また，緊急入院し，電気的ショック（直流通電）療法，ペースメーカーやICDの植込み適応となることもある．これらのことは，さらに患者を不安にし，病気の受け容れを困難にする場合が多く，精神

的な支援が重要となってくる．

3 看護活動

〔1〕主たる症状とそのコントロール
a. 電気ショック（直流通電）療法（除細動とカルディオバージョン）

　ほとんどすべての頻脈性不整脈は電気的ショック（直流通電）により停止させることができる．直流通電が最も有効かつ緊急的に必要なのは心室細動であり，心室細動に対する直流通電を除細動 defibrillation とよぶ．また，直流通電は，心室頻拍，特発性上室頻拍・心房細動・心房粗動などで抗不整脈薬によっても改善しない，あるいは患者の血行動態が悪化しているため時間を要する薬物療法で対処できない場合に行われ，これらに対する直流通電をカルディオバージョン（cardioversion）とよぶ．

　実際には，心室細動／無脈性心室頻拍（脈の触れない心室頻拍）を認めたなら，頸動脈拍動が触知されず，また患者の意識がないことが確認されたところでQRS波とは非同期に通電が行われる（表V-12）．直流通電の効果を得るためには，心マッサージを始めとして他の心肺蘇生を適切

表V-12　心室細動／無脈性心室頻拍への除細動／カルディオバージョンの実際

- 貴金属・時計，帯電性のあるもの，壊れやすいものは，取りはずしておく．
- 除細動器の電源を入れ，通電様式をQRS非同期にセットする．
- 出力ジュール数を設定しパドルに十分なペーストを塗布し，パドルを胸骨右縁第2肋間と第5肋間前腋窩線上に当てる．
- 充電を開始する．
- 施行者や介助者がベッドに触れていないことを確認して通電する．
- 通電後不成功ならば再度出力を上げて通電と心マッサージをくり返す．
- 通電前後の心電図モニター，頸動脈拍動の確認，バイタルサイン，意識状態，通電のジュール数を記録する．

に実施することが重要である．

　一方，薬物療法が無効である，あるいは血行動態が不安定な心房細動・心房粗動・心室頻拍の場合は，QRS波に同期させて低エネルギーで通電を行う．これは，心室の受攻期（T波の頂上付近から20msec進んだ部位）に通電し心室細動（Vf）を惹起させないためで，心電図波形をトリガーとするため，QRS波とT波が十分鑑別できる心電図誘導を選択することが重要である．この治療は，患者に意識があるので可能な限りジアゼパム（セルシン®），ミダゾラム（ドルミカム®），チオペンタールナトリウム（ラボナール®）などを投与し鎮静下で行われる．これらの投与により呼吸抑制が起こりうるので，気道確保のために枕ははずし，酸素およびアンビューバッグなどですぐに人工呼吸ができるよう準備をする．なお，心房細動は，発生後48時間を過ぎると左房内（特に左心耳）に血栓が形成されやすく，これにより塞栓症を引き起こしやすい．したがって，通電前には，血栓の有無が心エコー・経食道心エコーで確認され，血栓があれば緊急時を除き抗凝固療法が行われたのちに実施される．

　直流通電後は，頸動脈拍動を確認し，心電図モニターの監視を続け，血圧が安定するまで，意識レベル，呼吸，動悸，顔色，四肢冷感，チアノーゼなどの観察を行う．通電部位の熱傷には，冷罨法やステロイド軟膏の塗布を行う．通電成功後は，再発を防止するため抗不整脈剤の投与や，低酸素・アシドーシス・電解質の補正と原因となった基礎病態の是正がはかられるので，輸液管

が必要となることもあるため，除細動が作動した際は，その状況をかかりつけの病院へ連絡するよう指導する．ICD作動後も心室細動が続くなどの緊急事態に備え，家族に心肺蘇生法を指導する．激しく腕力を使い，植込み部に外力がかかるような運動は避けるようにする．激しい運動による心拍増加によってICDが誤作動することがないよう，運動量は術前運動負荷検査で設定されており，日常の運動量・強度はそれが目安となる．

通常，基礎疾患および不整脈の内服治療は植込み後も継続される．特に，心不全のリスクがある場合は，これを予防するため患者教育を，また抗不整脈薬を継続して内服する場合は，ICD作動に影響するため正しい服薬行動が取れるように援助する．

④ 亜急性細菌性心内膜炎患者の看護

1 基礎知識

[1] 病態と症状，診断・治療

大動脈弁閉鎖不全症（AR）や僧帽弁閉鎖不全症（mitral regurgitation: MR）などの後天性，または心室中隔欠損症（ventricular septal defect: VSD）や動脈管開存症（patent ductus arteriosus: PDA）などの先天性の器質的心疾患は，欠損孔や弁口を通過する急速な血流ジェットで心内膜が傷つきやすい．細菌性心内膜炎はその傷害部位の心内膜に血液中に侵入した細菌が定着して発症する．細菌は疣贅*（vegetationの感染性血栓）を形成してさらに弁尖などの局所組織を破壊する．それにより心臓の機能低下や弁膜障害による心不全を起こす．また，疣贅の一部がはがれて臓器に塞栓症を合併しやすい．原因が明らかでない発熱と心雑音があれば細菌性心内膜炎を疑い，血液培養検査と経食道心エコーやドプラー心エコーで疣贅が確認されると確定診断される．

亜急性心内膜炎の原因菌は緑色連鎖球菌・腸球菌・大腸菌などで，すべて健常者には病原性を発揮しない弱毒菌である．そのため，数週間から数ヶ月にわたり，全身倦怠感，体重減少，微熱などの症状が持続する．急性心内膜炎に比べ感染所見に乏しいが，塞栓症を合併しやすく，比較的若年者に多い．治療は，塞栓症防止のための安静，抗生物質の投与，心不全に対する治療である．

2 看護アセスメント

[1] 重症度・緊急度の査定

患者は塞栓症を起こしやすい状況にあることを念頭におき，継続的に症状の観察を行う．塞栓症状は塞栓の部位により異なるので，部位ごとの特有な症状，患者の訴え・表情の観察をし，異常時は迅速に医師に報告することで重篤な合併症の早期対処につなげる．例えば塞栓症状は，脾臓では腹部の圧痛，腎臓は血尿と尿量減少，脳血管では意識レベルの変化や視覚の変化，頭痛，麻痺としてあらわれる．右心系の心内膜炎にともなう塞栓症は1割弱に見られ，その場合は肺塞栓に起因した咳，血痰，呼吸困難などの症状が出現する．

塞栓症状の観察に加え，炎症症状の把握，弁破壊による心不全の悪化の有無，抗生物質による

---

* 血流ジェットFで渦を巻いた血流によって凝固傾向が強まり，心内膜の損傷部位にはフィブリンと血小板が凝集し血栓を形成する．そこへ菌血症をおこしているとその起炎菌が定着し，感染性血栓をつくる．感染性血栓は弁尖と周囲の心内膜組織に「いぼ」のように付着するため疣贅と呼ばれる．

副作用の出現をアセスメントする．外科的治療（弁置換術や弁形成術）の適応は心不全の進行，繰り返す塞栓症，抗生物質抵抗性の難治性の場合で，感染の活動期でも早期手術の適応となるため症状のモニタリングを行い，早期対処につなげる．

刺激伝導系に炎症が及ぶと不整脈が出現するため，ECGモニタリングを行い不整脈に対応する．

［2］日常生活への影響

感染による発熱，全身倦怠感，食欲低下などの症状や，心不全による肺うっ血，体静脈系のうっ血，心拍出量低下にともなう苦痛がある．また，感染症状の緩和や体力消耗の防止，心不全の改善・悪化防止，塞栓症の予防（可動性の疣贅を認める場合）をするため，床上安静が必要となる．これらにより患者の日常生活行動は制限される．長期にわたる安静により苦痛が生じることもある．抗生物質使用にともなう菌交代現象が起こりやすいため，皮膚・粘膜の清潔の保持とともに二次感染予防につとめる．

［3］疾患に対する認識，心理状態

患者は感冒などの感染症状により受診する場合が多く，心疾患がベースにあって心内膜炎が生じていること，心不全や塞栓症を併発しやすいことへの理解は乏しい．感染症をコントロールする治療が長期化したり，塞栓症や心不全を認める患者・家族は，病状や予後に対して不安を抱くことも多い．また，緊急に外科的治療（弁置換術や弁形成術）が選択される場合もある．看護師は，これらのことを考慮し，患者，家族への情報提供と精神的サポートを行う．

❸ 看護活動

［1］主たる症状とそのコントロール

炎症症状の把握のため，熱型，検査データ（WBC，CRP，血沈など），血液培養による起炎菌の同定結果，薬剤の血中濃度をモニタリングする．抗生物質の投与は血中濃度を一定に保つため24時間持続で輸液することが多い．点滴や処置時は清潔操作を厳守し，的確な投与と副作用の出現に注意する．また発熱時は医師の処方による解熱剤を与薬する．

経食道心エコーでの疣贅の検出率は95％と高く，可動性疣贅か否かの情報も得られる．疣贅がある場合は塞栓症を予防するために床上安静を保つ．同時に，それぞれの血管領域における塞栓症状の有無と程度について経過を追って観察する．

心不全をともなう場合は，心拡大や肺うっ血の有無など胸部X線写真の情報や，呼吸状態，末梢循環状態，尿量・浮腫などから症状の変化を把握し，安静を保持して心負荷の軽減をはかるケアや，心不全に対する薬物療法の管理を確実に実施する．

［2］日常生活への影響とその援助

感染症状や心不全の改善と塞栓症の予防のため床上安静が必要となるので，患者へ心負荷をかけないよう日常生活動作の援助を行う．日常生活援助の中の清拭，歯磨き・含嗽，陰部洗浄などの清潔援助は，抗生物質使用にともなう菌交代現象による二次感染を予防するうえでも重要である．安静にともなう苦痛の緩和や二次的合併症を予防するため，体圧分散マットの使用，体位変換，マッサージなど安楽な体位が保持できる工夫をし，心機能にあわせて徐々に活動量を増やし

ていく.
　感染による発熱には，医師の処方に基づいて解熱剤を与薬し早期に苦痛の軽減をはかり，睡眠・安静が確保できるようにする．発熱や心不全症状からだけではなく，抗生物質の副作用にともなう食欲低下も起こりやすい．患者の嗜好を把握し，食事内容や形態，温度などを工夫し，適切なエネルギーとたんぱく質が摂取できるようにする．心不全時は水分・塩分制限となるため，その援助が必要である．

[3] 心理社会的支援

　患者が感染症状だけでなく，合併症として起こる塞栓症や心不全についても理解できるよう，病気の進行や治療方針について医師の説明後に患者の理解レベルに応じて補足する．患者は苦痛症状のみならず，長期間の薬物療法が必要であるうえに再発のリスクも抱えているため，心理的には不安定な状況におかれている．看護師は，このような状況を理解し，安心感を与えるようなかかわり方や，苦痛が軽減したときには喜びが分かち合うようなかかわり方で患者を支える．

[4] 教育的支援

　心内膜炎の再発予防が重要である．弁膜疾患などの基礎疾患を有する患者が，菌血症になりうる危険性が高い場合，予防的に抗生物質が投与される．すなわち抜歯など出血をともなう歯科処置，扁桃摘出，気管支鏡検査，膀胱鏡などの処置・検査を受ける場合である．退院後に，このような検査・治療を受ける場合は，心内膜炎の既往があることを必ず伝えるように指導する．日常生活では，感染予防のために適切な方法で歯磨きを行うことや，虫歯の治療を必ず行うよう指導する．免疫低下・異常，糖尿病，透析患者の場合は，特に注意が必要である．心内膜炎の早期発見のため，1週間以上発熱や感冒様症状が続く場合は早めに受診するように指導する．

⑤ 心筋炎患者の看護

1 基礎知識

[1] 病態生理と症状，診断・治療

　心筋炎（myocarditis）の多くはウイルス（コクサッキーB群）感染により，急性の経過で心筋組織が炎症を起こす．感冒様症状で始まり，胸痛，胸部不快感，動悸が見られる．血液検査では，炎症所見（白血球増多，赤沈亢進，CRP上昇）心筋傷害マーカー（CK, GOT（AST），LDH，トロポニンT）の上昇が見られ，これらの上昇度と重症度が比例する．心エコーでは左室壁運動のびまん性低下，左室駆出率低下，左室拡大が認められる．ほとんどの症例で一過性の非特異的ST-T変化，心室期外収縮（ventricular premature contraction: VPC）や2・3度房室ブロック，ときには心室頻拍（VT），異常Q波，心房細動（Af）などの心電図異常が見られ，経過とともに心電図所見が変化する．炎症は心筋層のみならず，心外膜や心内膜にも及ぶ．心内膜心筋生検では，急性期には心筋壊死と炎症性細胞浸潤が，また急性期を過ぎると心筋細胞の肥大や配列の乱れ，間質の線維化が認められる．

　治療は対症療法が基本となり，重症例ではショックや心不全症状を起こし，利尿薬や血管拡張薬，カテコールアミンの投与など心不全に準じた治療が行われる．急速に重症化しても炎症がお

さまれば病態の改善が期待できる．

2 看護アセスメント

[1] 重症度・緊急度の査定

　急性期は重篤な心不全をきたしやすい．肺うっ血が著明であれば利尿薬や血管拡張薬，低心拍出量状態であればカテコールアミン製剤が投与される．心不全によってもたらされる自覚的症状（呼吸困難，前胸部絞扼感，咳など），他覚的症状（チアノーゼ，末梢冷感，起座呼吸など）や心音（Ⅲ音・Ⅳ音の聴取），湿性ラ音，肺うっ血や心肥大，時間尿量など患者の訴えや観察情報を統合してアセスメントする．ポンプ失調から離脱できない場合は経皮的心肺補助装置（PCPS）などの補助循環が使用される．

　3度完全房室ブロックや心室頻拍（VT）など致死的不整脈が出現する危険もある．不整脈の出現はさらに循環動態を悪化させるため積極的に治療が行われるが，抗不整脈薬は①陰性変力作用（心収縮力低下をきたす作用），②催不整脈作用（新たな不整脈の誘発，既往の不整脈の悪化）を有するため，看護師は継続した心電図モニターの観察を行い異常の早期発見と状態の把握につとめる．高度房室ブロックには一時ペーシングが直ちに開始されるため，継続的なモニター観察とペーシングの準備と介助を行う．

[2] 日常生活への影響

　重篤な心不全や不整脈を生じさせないためには，安静を保ち，心筋への負荷（心筋酸素消費量）を減少させることが重要である．したがって，心拍数や血圧を変動させる要因をアセスメントし，心負担の少ない日常生活動作の援助を行う．発熱，筋肉痛，全身倦怠感など感染症状および心不全による苦痛と，これらによって生じる栄養・体力低下の有無・程度をアセスメントする．

[3] 疾患に対する認識，心理状態

　緊急で行われる治療，処置は患者に強い不安や苦痛，恐怖をもたらす．さらに呼吸困難や不整脈は患者の不安を増強させる因子となる．患者自身，自らの病状や予後に対して不安を抱いていることを念頭におき，症状やストレスの緩和につとめる．

3 看護活動

[1] 主たる症状とそのコントロール

　ウイルス感染は2週間で推移するため，この間の心不全，致死的不整脈による影響を最小にとどめることが最優先される．重篤な心不全や致死的不整脈の予防とその早期発見のため，心電図モニター監視を含め，継続的に全身状態，症状を観察し，炎症反応が存続する間は床上安静が保持できるよう援助する．また，組織への酸素供給を高めるため，酸素吸入を確実に実施する．発熱，筋肉痛，全身倦怠感など感染症状が見られるが，非ステロイド性消炎鎮痛薬は心機能を抑制する炎症性物質の作用を増強するおそれがあるため，使用は必要最小限にして冷罨法やマッサージなどで症状緩和の援助を行う．栄養・体力低下の予防とその改善のため，患者の病態や嗜好にあわせ，適切なカロリーとたんぱく質の摂取ができるよう工夫する．

心不全の状態に応じて，肺うっ血が高度であれば利尿薬や血管拡張薬，低心拍出量状態であればカテコールアミン製剤が投与される．これらの薬剤は自動輸液ポンプを用い持続的静脈内点滴注射によって投与される．確実な輸液管理と，輸液を含めた水分摂取に見合った時間尿量が得られるように水分出納管理を行い，その経過を適時医師に報告する．

完全房室ブロックや心室頻拍（VT）など致死的不整脈が出現する危険に備え，心電図モニターのアラーム設定を確実に行い，アラームには迅速に対応する．利尿薬（ラシックス®）の使用により低カリウム血症を起こし，それが不整脈を引き起こす場合もあるため電解質データに注意する．

心内膜心筋生検が行われる場合は侵襲をともなうため，合併症（循環障害，血腫，心タンポナーデ）に注意する．

〔2〕日常生活への影響

発熱，倦怠感，食欲不振，関節・筋肉痛などの身体的苦痛の緩和と安静にともなう日常生活行動の援助を行う．日常生活行動の援助は，連続して2つ以上の心負荷がかからないようにする．例えば食後1時間以上休息をとった後に全身清拭をするなど，つねに活動と安静のバランスを保持して実施する．病態が回復すれば，心機能にあわせて徐々に活動を進め，安静による活動耐性および心機能のさらなる低下を予防する．

〔3〕疾患に対する認識，心理状態

患者は感冒など感染症状や消化器症状で受診する場合が多く，全身症状である感染症状や心不全・不整脈など起こりうる病状に対する理解が乏しい場合が多い．病状や予後に対して不安を抱いている場合が多いことを念頭におき，患者の理解状況に応じた説明をする．

〔4〕教育的支援

患者の状況に応じた患者教育が重要である．急性心筋炎の治癒が不完全である患者は，発症後1年間は経過観察が必要である．後遺症として慢性心不全がある場合は，長期にわたる薬物療法やライフスタイルの修正をはじめとした自己管理が必要である．心不全症状の悪化，感染症状の再燃が見られた場合は，すぐに受診するように指導する．

⑥ 急性動脈閉塞症患者の看護

1 基礎知識

〔1〕病態生理と症状

急性動脈閉塞は，四肢の主幹動脈の突然の閉塞で，治療の遅れは四肢の切断や死亡につながる．閉塞機序は塞栓症と血栓症に大別される．塞栓症は心臓や動脈から流れてきた塞栓子による閉塞で，80～90％は心房細動（Af），僧帽弁狭窄症などの心臓由来の血栓である．一方，血栓症は，多くが動脈硬化病変に血流低下，凝固亢進，血管攣縮が加わって急速に生じた血栓により血管が閉塞する．上肢では塞栓症が，下肢では塞栓症と慢性動脈閉塞症に続発する急性血栓症が大部分を占め，閉塞部位は腸骨動脈，大腿動脈，膝窩動脈領域に多い．

主要動脈が急速に閉塞した場合，その末梢領域は虚血を生じ，血管，神経，筋肉症状があらわ

れる．すなわち，疼痛（pain），蒼白（pale），脈拍の欠如（pulselessness），知覚麻痺（paresthesia），運動麻痺（paralysis）の「5つのP徴候」が主症状である．重篤な合併症に，閉塞部の血行再建後の代謝性筋腎症症候群（MNMS：myonephropathic metabolic syndrome）がある．これは急性虚血とそれに続く再灌流時に産生される活性酸素による組織障害で，代謝産物や壊死産物が急速に全身に灌流されることで代謝性アシドーシス，高カリウム血症，ミオグロビン尿症が生じる．重症例では腎不全，多臓器不全に移行し，致死率が高い．

〔2〕診断と治療

通常，血管造影により確定診断され，閉塞部位の同定，治療方針が決定される．本症と診断されれば，二次血栓を予防するため抗凝固療法（ヘパリン®）が開始され，除痛処置（鎮痛薬の投与），脱水や代謝性アシドーシスの是正のための補液が行われる．そして塞栓症はフォガーティー（Fogarty）バルンカテーテルを用いた血栓・塞栓除去術，動脈硬化病変を合併した血栓症では血栓内膜除去術やバイパス術が行われる．虚血の程度は，ABI（ankle brachial index/ ankle pressure index：足部の血圧（足背動脈または後脛骨動脈の血圧）を上肢血圧（上腕動脈血圧）で除したもの）で求められる．この場合の血圧測定は超音波ドプラを用いるが，なければ通常の血圧計でもよい．正常値：0.9～1.2以下の場合は緊急手術が必要であり，知覚麻痺がある場合は検査よりも手術が優先される．なお，血行再建術のゴールデンタイムは，完全虚血後6～8時間といわれている．

❷ 看護アセスメント

〔1〕重症度・緊急度の査定

急性動脈閉塞は，急激に悪化し阻血が進むと壊死に進行し，四肢の切断と死亡のリスクがある．患肢切断の可能性が高くなるのは，動脈あるいは動脈と静脈両者のドプラー血流計シグナルが聞き取れず，知覚麻痺，筋力低下・筋拘縮をともなうときである．これを前提に，継続的に「5つのP徴候」を観察し，緊急度をアセスメントする．脈拍は，下肢は総大腿動脈，膝窩動脈，後脛骨動脈，足背動脈，上肢は上腕動脈，橈骨動脈，尺骨動脈をマーキングし，触診とドプラー血流計で確認する．この際，必ず対側健肢と比較する．

4時間を経過した大腿を含む広範囲の下肢完全虚血では，血行再開後，MNMSを続発する確率が高く，これにより急性腎不全から多臓器不全に至る．これらの兆候や症状の悪化があった場合は，医師に報告する．血行再建術直後，下腿に著明な腫脹が生じた場合，筋膜内の圧の上昇により神経麻痺や筋肉の圧迫壊死が起こるため，筋膜切開術が必要となることがある．腫脹，冷感などが増悪している場合は，注意が必要である．

〔2〕日常生活への影響

急性動脈閉塞患者は，突然の激痛の中，緊急で治療・処置が行われ，薬物療法や血行再建術により血行が再開されても，広範囲な完全虚血の場合はMNMSの併発のリスクがある．このように急性動脈閉塞の場合は，生命を維持するという最も基本的な生理的ニーズが脅かされ，同時に患者自らが日常生活動作の充足をすることも困難となる．

〔3〕疾患に対する認識，心理状態

突然の激痛に加え，緊急で行われる治療・処置などで患者の苦痛や不安は強い．さらには予後・生命危機への不安もある．行われる検査や処置に対し，医師の説明にそって，わかりやすく補足し，状況が理解できるよう援助する．

3 看護活動

〔1〕主たる症状とそのコントロール

血流障害・虚血による症状の悪化の早期発見につとめながら，二次的な血栓を予防するための抗凝固療法，除痛処置，脱水や代謝性アシドーシスの是正など，治療にともなう看護を迅速かつ適切に行う．

虚血や血管閉塞にともなう患肢の疼痛は，能動的あるいは受動的運動のいずれであっても動かすことで痛みが増強する．したがって，患肢は水平に保ち，圧迫を避け，安静を保持する．室温は暖かくもなく冷たくもない快適な環境に調整する．これは，余分な血管収縮の機会を取り除き，可能な限り二次的な血栓の発生を防止することに役立つ．

下肢の血行再建後は，術直後の著明な下腿の腫脹や，広範囲な筋壊死をともなった場合のMNMSの早期発見につとめる．

〔2〕日常生活への影響とその援助

激痛や安静の保持，さらには生命の危機状況にあることふまえたうえで，患者にあった日常生活動作の援助を実施する．組織の酸素欠乏にともない阻血性神経炎を生じ，そのために痛みが持続して睡眠を妨げることもある．その際には，鎮痛薬による痛みのコントロールを主体にした睡眠の援助が必要である．

患肢は血行障害のため，小さな外傷や圧迫でも損傷が起こりやすいので十分に保護する．経過が落ち着けば，患肢の循環を促すための足浴を行い実施後にローションをつける，締め付けない靴下を履く，爪は両端を切り込み過ぎないなどのフットケアとその患者教育へと進める．血栓内膜除去術やバイパス術後は，小枕を用いて患肢の安静を保ち，当該血管を含む関節は90度以上曲げないようにする．

〔3〕心理社会的支援

突然の激痛に加え緊急で行われる治療・処置など患者の苦痛や不安は大きい．発症の好発年齢は50〜70歳位で90％前後が男性であり，経済的問題や職業の変化なども生じる．家族のサポート体制を確認し，家族全体を支援するとともにソーシャルワーカーと連携をはかり，必要とされる資源を提供する．

〔4〕教育的支援

再発予防のため，抗凝固薬を主体とした薬物療法が永続的に必要である．薬物の治療効果や出血傾向などの副作用について理解を促し，確実な服薬ができるような患者教育が重要である．フットケアは，患者自身で継続して行うことができるように可能な方法を指導する．動脈硬化による慢性動脈閉塞症がベースにある場合は，動脈硬化の進展を防止するため，動脈硬化のリスクフ

⑦ 血栓性静脈炎患者の看護

1 基礎知識

〔1〕病態生理と症状

　血栓性静脈炎（thrombophlebitis）とは静脈壁の炎症あるいは長期臥床など炎症以外の原因から2次性に血栓を生じて起こるもので，臨床的には血栓形成部位の観点から表在性血栓性静脈炎と深部静脈血栓症（deep vein thrombosis: DVT）に区別される．表在性血栓性静脈炎は罹患した表在性静脈の走行に一致して発赤，疼痛があり，血栓にともなう硬結を触知できる．深部静脈血栓症（DVT）は一側の下肢の腫脹，緊満痛があり経過とともに浮腫をきたす．足を伸展させ，足背を脛側に背屈させたとき，腓腹部に最も大きな痛みが見られる（ホーマンズ（Homans）徴候）．

　大部分の表在性血栓性静脈炎は数週間で自然に軽快するが，深部静脈血栓症は肺血栓塞栓症を併発しやすく，その場合は致命的である．これらのことから診断・治療，看護アセスメント，看護活動については深部静脈血栓症を中心に述べていく．

〔2〕診断・治療

　検査はドプラ血流計のプローブを血栓閉塞の疑いがある静脈の直上にあて血流音を確認する．患者に深呼吸してもらい血流音を確認すると，正常では深呼吸にともなう胸腔圧や腹圧の変化で静脈の流速が変化し血流音を確認できるが，血栓などで静脈血の流れが滞っていると血流音が確認できない．カラードプラ法では血流速度をカラー表示し，これによって血流方向，血流量，閉塞，逆流の部位がわかる．静脈造影は内腔の狭窄や閉塞の診断に用いられ，新鮮血栓では血管壁と血栓との間に造影剤が入り込み血栓の浮遊像が見られる．

　治療は血栓の局所進展や肺血栓塞栓症などの致命的な合併症を防ぐことが目的となる．急性期は下肢を高挙して安静を保ち，発症から48時間以内であれば線溶療法（ウロキナーゼ®）が施行される．また抗凝固療法（ヘパリン®，ワーファリン®）の薬物療法が実施される．腫脹が高度でチアノーゼが著明な場合はフォガーティーバルンカテーテルを用いた血栓除去術が早期に行われる．血栓除去術は発症7日以内が有効といわれている．

　総腸骨静脈あるいは下大静脈に大きな遊離血栓がある場合は，肺血栓塞栓症の予防の目的で経カテーテル的にフィルターが留置される．

2 看護アセスメント

〔1〕重症度・緊急度の査定

　急性期において重要なことは，急性期症状の改善，合併症の肺血栓塞栓症の予防，血栓後症候群を最小限に抑えることである．特に急性肺血栓塞栓症は致死的合併症であり，軽症では呼吸困

16. 山口　巖編（2001）わかりやすく，明快に説く－納得できる心電図の読み方，難易度別実践的Q&A付き，メジカルセンス
17. Tracy CM, Akhtar M, DiMarco JP, et al. (2000). American College of Cardiology/American Heart Association Clinical Competence statement on invasive electrophysiology studies, catheter ablation, and cardioversion. A report of the American College of Cardiology/American Heart Association/American College of Physicians-American Society of Internal Medicine Task Force on Clinical Competence. Circulation 102:2309-20
18. Yurchak PM, Williams SV, Achord JL, et al. (1993). Clinical competence in elective direct current (DC) cardioversion. A statement for physicians from the AHA/ACC/ACP Task Force on Clinical Privileges in Cardiology. Circulation 88:342-5
19. Zipes DP, Libby P, Bonow RO, Braunwald E (2005). Braunwald's Heart Disease: A textbook Cardiovascular Medicine 7th ed. Elsevier Saunders

---

学習課題

1．心臓，血管，リンパ管の構造と機能ならびに循環の調節について説明してみよう．
2．循環機能障害およびこれにともなう苦痛（症状）の出現機序を説明してみよう．
3．循環機能のアセスメントの視点，内容，方法を説明してみよう．
4．循環機能障害における急性期看護の役割と特徴を説明してみよう．
5．急性の循環機能障害をもたらす急性心筋梗塞，急性大動脈解離，不整脈，亜急性心内膜炎，心筋炎，急性動脈閉塞症，血栓性静脈炎が患者の身体状況や生活に及ぼす影響とこれらに対する看護活動について説明してみよう．

VI

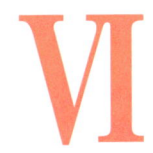

急性の脳・神経機能障害のある患者の看護

学習目標

1. 脳・神経系の中枢の障害と，呼吸・循環・代謝機能などさまざまな臓器系への影響を理解する．
2. 急性期では，生命の維持と生理機能の恒常性を維持するとともに，二次的障害，合併症の早期発見と予防につとめる必要性を理解する．
3. 機能障害を起こすことを念頭におき，急性期より患者のQOLを考慮したリハビリの早期開始を理解する．
4. 患者のみならず家族への影響，負担が大きいことを理解し，入院当初より，家族の心理的状況に配慮した介入を理解する．

1 基礎知識

　全身の機能の中枢である脳・神経系の障害は，意識のみならず，呼吸・循環・代謝機能などさまざまな臓器系に影響をきたす．本章で取り扱う主な脳・神経系の疾患は生活習慣病（高血圧，動脈硬化など）が起因となる脳血管障害をはじめ，感染性疾患，頭部外傷，代謝性，脱髄性疾患である．急性期では，生命の維持と生理機能の恒常性を維持するとともに，二次的障害や合併症の早期発見と予防につとめる．しかし，早期治療を行っても，完全治癒は難しく機能障害を残すことが多いことをも念頭におき，急性期から患者のQOLを考慮したリハビリの早期開始がのぞまれる．

① 脳・神経機能の解剖生理

　脳と神経は中枢神経と末梢神経の大きく2つにわかれる．
　中枢神経系は，大脳，間脳，小脳，脳幹（中脳，橋，延髄）で構成され，脳幹に続いて，大後頭孔から第1～第2腰椎の高さまで，脊髄が伸びている．成人の脳の重量は体重の2～3％にあたる1400gであり，脳血流量は成人で50～55mℓ/100g脳重量／分（毎分約800mℓ）であり，心拍出量の約15％に相当する．脳血流量の80％は内頸動脈，20％は椎骨動脈により脳内に送られ，脳底動脈でウイリス動脈輪を形成する（図Ⅵ-1参照）．中枢神経系は人体の恒常性を維持するとともに，思考，感情を司る場でもある．外的な衝撃，細菌，代謝物質により簡単に侵害されるため，さまざまな方法で外力や外敵から保護する機構がある．
　脳と脊髄は頭蓋骨と脊髄管の内側にある軟膜，くも膜，硬膜という3層からなる膜に包まれている．脳・脊髄の実質と髄膜の間には脳脊髄液（髄液）が満たされている．髄液がたまっている場所（髄液腔）は軟膜とくも膜の間すなわち，くも膜の内側の空間でありくも膜下腔とよばれる．
　脳や脊髄からはそれぞれ左右12対の脳神経と31対の脊髄神経とよばれる神経線維がでている．第1番目の嗅神経は大脳から，そのほかの脳神経は脳幹からでている．動眼神経，滑車神経，外転神経，舌下神経は運動性の神経である．動眼神経，顔面神経，舌因神経，迷走神経は自律神経である副交感神経繊維を含む．
　末梢神経系は，脳脊髄神経と自律神経に分けられ，中枢神経と特定の末梢器官や臓器との間の情報を伝達する役割を担っている．末梢神経のうち，感覚器や皮膚，あるいは筋・骨格系からの刺激を中枢神経に伝達する神経を体知覚性神経といい，中枢神経の刺激を末梢神経の運動器に伝えて動かす神経を体運動神経という．つまり，体知覚性神経は求心性，体運動性神経は遠心性に刺激を伝えている．逆に中枢神経からの指令によって内臓の平滑筋や内・外分泌腺などを不随意に動かすのは内臓運動性の神経である．内臓運動性の神経は別名自律神経とよばれ，その働きによって交感神経と副交感神経に区別される．

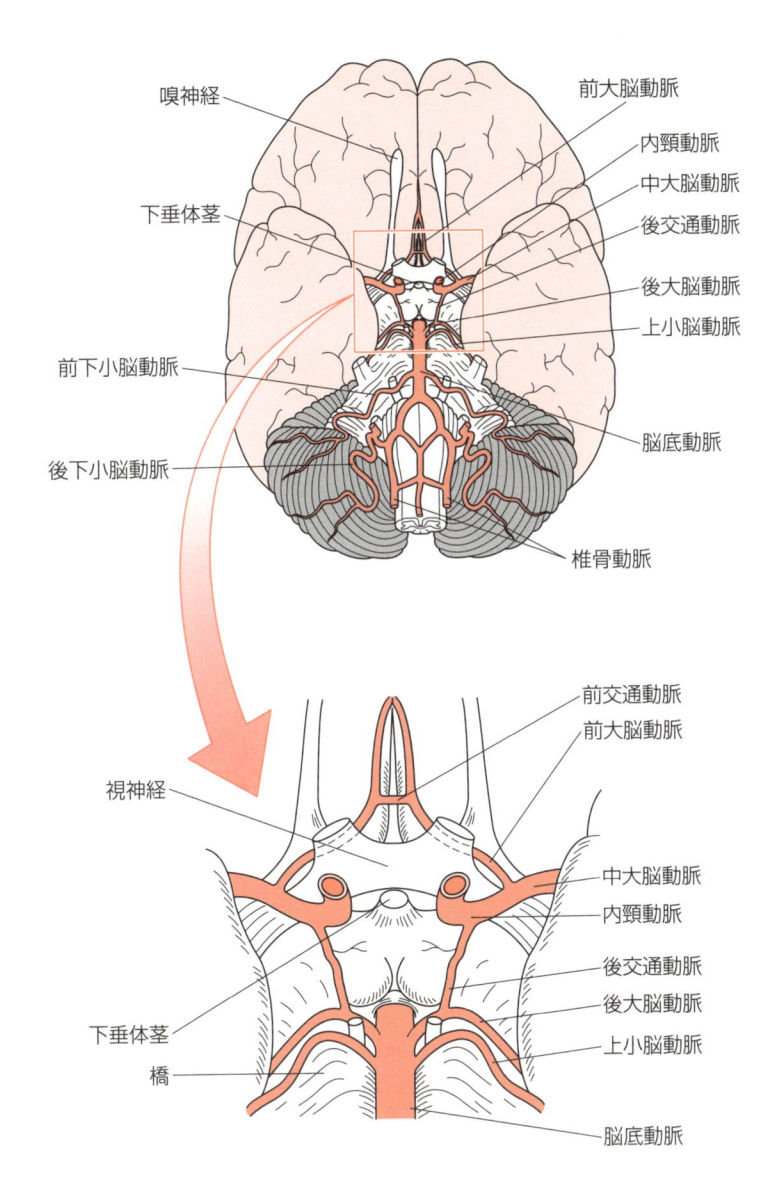

図Ⅵ-1　脳の血管
（鈴木龍太（1999）臨牀看護，Vol.25　No.13，p.2022，へるす出版より転載，一部改変）

② 脳・神経機能障害の種類

　脳神経は左右1対ずつあり，何らかの原因で単数もしくは複数麻痺を生じた場合，脳神経麻痺となる．脳神経麻痺の主な原因は脳腫瘍，ウイルスや細菌などの感染症，外傷，脳動脈瘤などの血管障害，糖尿病などの代謝障害，金属，有機物による中毒がある．
　第1神経である嗅神経から舌下神経までの障害を脳神経障害と総称している．障害をもたらす原因は，外傷，感染，アレルギー，腫瘍，血流障害，代謝障害，変性などがある．

3 脳・神経機能障害の病態生理

[1] 頭痛

頭痛の分類には1988年初版の国際頭痛学会の分類がよく用いられるが現在改定版として**国際頭痛分類第2版**（International Classification of Headache Disorders 2nd Edition：2004年）が公表されている．片頭痛，緊張性頭痛，群発頭痛など，器質的病変のない各種の頭痛が一次性頭痛である．二次性頭痛は明らかな原因による頭痛であり，病態によっては急変する兆候として重要である．二次性頭痛の原因は頭部外傷，血管障害，非血管性頭蓋内疾患，原因物質の摂取または離脱，感染，代謝性疾患などである．

頭痛の主訴原因は，一般的には生命に影響のない場合が多いが，既往歴，頭痛の発生した時期，部位などを詳細に効率よく病歴を聴取し，頭痛の性状を知り，情報を整理しフィジカルアセスメントするとともに随伴症状に注意する．頭痛の病態は発症した疾患により異なり，それぞれの疾患の特徴を捉え病歴聴取し緊急検査（CT，脳血管造影など），緊急手術に備える必要がある．

頭痛を主訴とし急な生命の危機状態を招く疾患として，くも膜下出血は，経験したことのない様な突然の激しい痛み，嘔気，嘔吐，後頸部の痛みに襲われる．高血圧性脳症は激しい頭痛と意識障害を呈する．髄膜炎では全身の炎症所見（白血球上昇，CRP（C-reactive protein：C反応性たんぱく）上昇）をともなう．

[2] 意識障害（表Ⅵ-1）

意識の清明な状態は，脳幹網様体と大脳皮質の機能が完全に保たれることにより維持できる．そのため，脳幹の賦活系が障害されると，脳幹が出血，梗塞，外傷性損傷，原発性腫瘍，他の部位の障害により発生した脳ヘルニアにより意識障害が発生する（表Ⅵ-2）．また，脳幹部が障害されなくても大脳皮質が脳損傷，循環障害，代謝障害，脳浮腫，水頭症などにより障害されると意識障害が起こる．

意識レベルの評価スケールは，**ジャパンコーマスケール**（Japan Coma Scale：JCS）（表Ⅵ-3）や**グラスゴーコーマスケール**（Glasgow Coma Scale：GCS）（表Ⅵ-4）が臨床でよく用いられる．JCSは刺激しないで覚醒しているかどうか，覚醒していない場合は痛み刺激を与えると覚醒するかどうかが主な判断基準となっている．GCSは開眼（E），発語（V），運動（M）の3つにより評価している．GCSとJCSは急激に変化していく意識レベルを別の人に伝えていくのに，簡単に評価でき便利である．その他，意識障害の程度の表現法として**メイヨークリニック**（Mayo Clinic）**の分類**（表Ⅵ-1），**プラムとポスナー**（Plum&Posner）**の分類**がある．

[3] 痙攣

全身または身体の一部に不随意に起こる筋肉の収縮が痙攣である．病歴の聴取，年齢，発作様式，既往歴を聴取することによりてんかん発作と区別する必要がある．

痙攣の種類としては強直性，間代性，強直間代性，全身性，局所性，失神，脱力発作，ジャクソン型，側頭葉てんかんなどがある．

痙攣発作時は痙攣発作の起こった部位，痙攣の全身への波及，前駆症状，随伴症状の有無，呼吸状態に注意しバイタルサインを測定する．この際，瞳孔所見として対光反射，瞳孔の左右差も確認する．

[4] 失神

脳の血流減少による一過性の意識障害を失神という．眼前暗黒感，めまい感，悪心などの前駆症状に引き続き，顔面が蒼白になり，意識が消失する失神は脳の血流が改善することにより意識はすみやかに改善する．失神は器質的障害ではないため，てんかん発作やナルコレプシーによる意識消失は含まれない．

失神は血管迷走神経反射性失神が最も多く，若年者に多く，精神的ストレスや情緒的ストレスによって自律神経のバランスがくずれ，血圧が低下することによって起こる．起立性低血圧性失神は基礎疾患にパーキンソンや糖尿病などの基礎疾患があり，自律神経系の異常によっても起こ

表Ⅵ-1 意識障害の種類（Mayo Clinic の分類）

Mayo Clinicの分類	錯乱 confusion	外界に対する反応が中等度障害され，思考力，判断力も低下した状態
	せん妄 delirium	錯乱に錯覚・幻覚が加わった状態
	傾眠 somnolence	各刺激で目覚めると適当な運動・言語も可能な状態であるが，刺激がないと眠り込む
	昏迷 stupor	刺激に対して目覚めないものの，痛みに手を引っ込めたり，払いのけたりする動作がる
	半昏睡 semicoma	痛みなどのかなりの強い刺激に対してのみ手を引っ込める運動はあるが，強い刺激がなければ自動運動はない
	深昏睡 deep coma	どのような刺激にも反応しない

表Ⅵ-2 脳障害の機序からみた意識障害の原因疾患

A 中枢神経障害
1. 外傷：脳振盪，脳挫傷，脳浮腫
2. 血管障害（脳梗塞，脳出血，くも膜下出血）および腫瘍
    ①中脳，視床の賦活系の直接障害
    ②脳浮腫
    ③血管抵抗増大による脳血流減少
3. 炎症
    ①脳炎による賦活系の直接障害
    ②髄膜脳炎
4. 向神経薬物および毒物
    睡眠薬，精神安定薬，向神経薬（L-ドーパ，抗コリン薬ほか），麻薬，アルコール，重金属（鉛，水銀他）
5. てんかん

B 全身障害
1. 脳無酸素症
    ①循環障害
    アダムス-ストークス症候群，心筋梗塞，高血圧性脳症，子癇，過呼吸，多血症，起立性調節障害，排尿失神，肺性失神，ショック
    ②低酸素血症
    肺水腫，肺炎，その他の肺疾患，窒息，CO中毒，重症貧血

2. 電解質，浸透圧異常
    ①低ナトリウム血症：SIADH，嘔吐，水中毒
    ②高ナトリウム血症
    ③高カルシウム血症
    ④非ケトン性高浸透圧性昏睡，脱水
3. 狭義の代謝障害，酸-塩基平衡異常
    ①肝性脳症
    ②尿毒症
    ③ポルフィリン症
    ④CO_2ナルコーシス
4. 内分泌障害
    ①甲状腺障害：粘液水腫，甲状腺中毒症
    ②下垂体副腎障害：アディソン病，クッシング病
    ③副甲状腺障害：機能低下症，機能亢進症
5. 低血糖
6. ビタミン欠乏：B_1，ニコチン酸
7. 複数の全身性因子の関与
    ケトン性糖尿病性昏睡
8. 外環境の物理的因子
    ①熱射病
    ②低体温症

（柳澤信夫（1987）神経内科学書，意識障害，p.149，朝倉書店より転載）

る．その他に頸動脈洞性失神，胸腔内圧上昇にともなう失神，過換気症候群による失神がある．

[5] めまい

　回転している，揺れている，昇り降りしている，傾いている，といった感じを訴え，さらには軽い意識障害をともなった平衡障害もある．めまいは，運動覚と位置覚の異常を訴えるもので，中枢性めまいはめまい自体は軽いが，注視方向の眼振，神経症状をともない，脳血管障害や，脳腫瘍などの基礎疾患が原因となる．末梢性めまいは反復性があり，耳症状をともない頭の位置の変化により嘔吐をともなう．基礎疾患としてはメニエール病，突発性難聴などの耳疾患が多い．
　その他のめまいとしては抗てんかん剤，降圧剤などの過剰な服用による薬剤性のめまい，さらに薬物中毒によるめまいもある．この場合，病歴聴取にとどまらず緊急薬物血中濃度の測定を行う必要がある．

[6] 一過性脳虚血

　脳血管障害により突然，片麻痺，失語などの脳局所症状が出現し24時間以内（通常10〜20分以内）に回復する病態を一過性の**脳虚血性発作**（transient ischemic attack：TIA）とよぶ．TIAの原因は，微小塞栓（血小板血栓，コレステロール血栓など），血行異常（主幹動脈病変，起立性低血圧，降圧薬の過剰投与など），脳血管攣縮（くも膜下出血，片頭痛，薬物中毒など），心原性塞栓（心房細動，僧坊弁狭窄症，急性心筋梗塞など），血液凝固異常，血管壁の異常などである．
　TIAは脳梗塞を発生する可能性がつよいので主幹系ごとの症状を知り，脳梗塞を早期発見できるよう意図的に観察する．

[7] 脳浮腫

　脳浮腫とは，脳実質内に異常に水分がたまり，脳容積が増大した状態である．原因としては，①血液脳灌流門の障害により血管透過性が高まり血清たんぱくの漏出にともない細胞外壁に水分がたまる：血管原生脳浮腫．②代謝異常により細胞膜のイオンの出入り口が障害され細胞内に水分が貯留する：細胞毒性脳浮腫の2つの状態が考えられている．細胞原生脳浮腫は頭部外傷，脳腫瘍，術後の脳浮腫によるものであり．細胞毒性脳浮腫は脳虚血の初期に多くみられる．また，脳血流量の変化は，動脈血が多く流れ込むと充血し，静脈がうっ滞し流失しない．また咳やいきみにより胸腔内圧の上昇，中心静脈の亢進により静脈の環流を阻害した静脈うっ血をきたした場合は脳腫脹を引き起こす．しかし，脳浮腫と脳腫脹を臨床上区別することが困難な場合，脳浮腫として「脳容量の増大」としてとらえられている．脳浮腫により頭蓋内圧が亢進し，脳血流量の低下により脳低酸素状態を起こし，脳ヘルニアにより生命の危機に陥ることがある．

[8] 頭蓋内圧亢進

　頭蓋内圧の正常圧は7〜15cmH$_2$O（6〜12mmHg）とされている．頭蓋内圧亢進の主な原因は，1）脳容量の増加 2）脳脊髄液の量の増加 3）脳血流量の増加がある．急性症状としては意識障害，対光反射の消失，片麻痺の増強または出現，除脳硬直，呼吸変化，体温上昇などがある．脳圧亢進する機序としては，頭蓋内に占拠性病変が生じると，最初頭蓋内の髄液が脊髄に移動するため脳実質の移動もなく，頭蓋内圧も上昇しないため代償される．しかし，占拠病変の容積が増し髄液の脊髄への移動では代償できず脳実質が，移動，偏位をきたし，頭蓋内圧が上昇する．そ

のとき硬膜が伸展するため，頭蓋内圧亢進症状の3徴候としては頭痛，嘔吐，うっ血乳頭があげられる．鬱血乳頭は，頭蓋内圧亢進症状の臨床徴候として最も信頼できる臨床徴候である．その機序は，視神経および網膜中は，心静脈視神経硬膜下腔，くも膜下腔に取り囲まれているため，頭蓋内圧亢進が起こるとそれらを圧迫するため視神経乳頭部に浮腫が生じ，頭蓋内圧亢進初期には乳頭の充血が生じる．時には網膜前出血（硝子体出血）がみられる．

　急性期には意識障害を生じ，脳幹部の脳幹網様体の圧迫に起因する脳神経麻痺，動眼神経麻痺，中脳の動眼神経核が障害されると眼球運動障害・瞳孔散大・対光反射の減弱などを呈する．また，後頭葉病変では反対側の同名性半盲を呈し，橋の三叉神経核が障害されると角膜反射が減退する．慢性症状としては頭痛，うっ血乳頭，嘔吐，外転神経麻痺がある．

［9］脳ヘルニア

　脳浮腫をともなって頭蓋内全体の体積が増すと脳は変形し偏位していくと，前述したように頭蓋内圧が亢進する．脳実質の偏位が小脳テントや大脳鎌などを越えてみられるようになる．脳の自動調節能も障害されるため，脳の微細な動脈から脳血管床の増大を引き起こし，再び頭蓋内容積を増大し頭蓋内圧亢進を増長するという悪循環をつくりだす．

　この状態が持続すると，血圧と頭蓋内圧が同じ状態になり脳に循環する血液がなくなり脳死にいたる．ヘルニアが起こる場所は（図Ⅵ-2参照）とする．

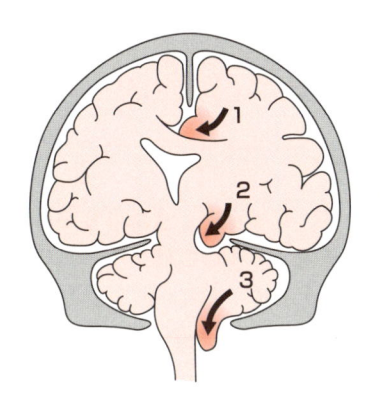

1．帯状回ヘルニア
2．鉤またはテント切痕ヘルニア
3．小脳扁桃ヘルニア

図Ⅵ-2 脳ヘルニア

［10］髄膜刺激症状

　脳・神経の解剖で脳脊髄膜と髄膜腔について説明したが，この髄膜またはそれに接している脳脊髄液に出血，感染，炎症や細胞浸潤，化学物質など異物混入，牽引などの刺激が与えられると髄膜刺激症状が発生する．髄膜刺激症状には，後述する項部硬直，ケルニッヒ徴候，ラセーグ徴候，ブルジンスキー徴候を認め嘔吐，嘔気，頭痛などの自覚症状を認める．

　突発する激烈な頭痛が先行するくも膜下出血，発熱が先行し比較的急速な発症を認める髄膜炎では，髄膜刺激症状は特徴的な所見である．

④ 脳・神経機能のアセスメント

1 一般所見・神経学的所見

　脳神経系のフィジカルアセスメントのポイント[3]は，①生命維持機能の評価，②髄膜刺激症状の有無，③脳神経の機能，④運動機能（運動麻痺，運動障害），⑤知覚機能（表在知覚，深部知覚），⑥反射（深部反射，表在反射，自律神経反射），⑦小脳機能（運動失調，小脳性構音障害），⑧認知，記憶，言語，思考，感情などの高次脳機能障害の有無である．急性期においては，その中で生命維持ができる病態か否かについてのアセスメントが重要である．

　自覚症状である，痙攣，頭痛，めまい，嘔気・嘔吐については問診と観察を行う際に，①前駆症状はないか②随伴症状はないか③持続/周期的症状か④急性か慢性か⑤既往症と服薬歴を聴取する．さらに，意識障害，運動機能障害（運動麻痺，筋萎縮，拘縮，不随意運動），肢位異常，コミュニケーションの状況，知覚異常（知覚鈍麻，知覚過敏，疼痛）を観察する．

　神経脱落症状（神経伝達が何らかの原因によって遮断されるもしくは中断されることによって起こってくる症状．例えば運動神経の遮断によって筋肉が収縮しなくなり筋萎縮を起こし，逆に筋緊張が過剰に亢進する現象）に注意する．

　生命維持評価のポイントとしては，意識状態，瞳孔所見，脳神経系特有な肢位（後述する異常肢位参照：除脳硬直と除皮質硬直），クッシング現象（除脈，脈圧の増大，収縮期血圧上昇）をともなう呼吸循環状態の評価が重要である．また，頭蓋内の炎症徴候の把握をするために髄膜刺激症状を観察する．

2 意識レベルの評価

　意識とは外界に対する生体の反応力であり，意識水準と意識内容がある．一般的に意識レベルは意識水準であり，覚醒状態を評価する．意識レベルの評価スケールには，痛み刺激，よびかけによる覚醒状態を評価するジャパンコーマスケール（表Ⅵ-3参照），開眼，最良言語反応，最良運動反応で評価するやグラスゴーコーマスケール（表Ⅵ-4参照）が一般的である．JCSは刺激による覚醒状態を評価するのに対し，GCSは患者の刺激反応をアセスメントし，あわせて不眠，傾眠，興奮状態，落ち着きのなさ等を観察する．開眼は，額に左手で軽くのせ，右手で患者の前胸部を軽くたたき名前をよび確認する．最良言語反応は，見当識を時間，場所，人，状況など現在の状況が認識できているか質問をする．例えば，「あなたのお名前は？ここはどこかわかりますか？」などの簡単な質問を行い，まわりと患者自身が認識されているか確認をする．

　特殊な意識障害としては無動性無言[*1]，失外套症候群[*2]，遅延性植物状態[*3]があり，意識障害と鑑別を要する状態としては，閉じ込め症候群[*4]，認知症（痴呆）[*5]がある．

---

*1　無動性無言：akinetic mutism：間脳や中脳の障害で見られる特有の病態である．傾眠状態にあり，自発的な行動が消失する．
*2　失外套症候群：apallic syndrome：大脳皮質の広範な障害の後遺症として生じる状態で，高次機能は障害されるが自律神経機能は保存されたもの．
*3　遅延性植物状態：persistent vegetative state：失外套症候群や無動性無言が慢性化した状態を指す．意思疎通はない．
*4　閉じ込め症候群：locked-in syndrome：意識障害はないが，運動機能が完全に麻痺した状態をいう．脳底動脈血栓症による脳幹梗塞で，随意運動の遠心路が障害されたものである．眼球運動は維持されており，眼開閉により意思疎通が可能である．
*5　認知症（痴呆）：慢性的に経過する後天的な知能の低下である．

表Ⅵ-3　Japan Coma Scale（JCS）

Ⅲ．刺激をしても覚醒しない状態（3桁の点数で表現） 　（deep coma, coma, semicoma）

　　300．痛み刺激に全く反応しない
　　200．痛み刺激で少し手足を動かしたり顔をしかめる
　　100．痛み刺激に対し，払いのけるような動作をする

Ⅱ．刺激すると覚醒する状態（2桁の点数で表現） 　（stupor, lethargy, hypersomnia, somnolence, drowsiness）

　　30．痛み刺激を加えつつ呼びかけを繰り返すと辛うじて開眼する
　　20．大きな声または体を揺さぶることにより開眼する
　　10．普通の呼びかけで容易に開眼する

Ⅰ．刺激しないでも覚醒している状態（1桁の点数で表現） 　（deliriun, confusion, senselessness）

　　3．自分の名前，生年月日が言えない
　　2．見当識障害がある
　　1．意識清明とは言えない

注　R：restlessness（不穏），Ⅰ：incontinence（失禁），A：apallic state または akinetic mutism
例えば30Rまたは30不穏とか，20Iまたは20失禁として表す．

表Ⅵ-4　Glasgow Coma Scale（GCS）

1．開眼（eye opening, E）	E
自発的に開眼	4
呼びかけにより開眼	3
痛み刺激により開眼	2
なし	1
2．最良言語反応（best verbal response, V）	V
見当識あり	5
混乱した会話	4
不適当な発語	3
理解不明の音声	2
なし	1
3．最良運動反応（best motor response, M）	M
命令に応じて可	6
疼痛部へ	5
逃避反応として	4
異常な屈曲運動	3
伸展反応（除脳姿勢）	2
なし	1

正常ではE，V，Mの合計が15点，深昏睡では3点となる．

3 眼の観察

　視神経は求心性線維として視蓋前域を反射中枢となり，動眼神経は遠心性線維とする反射経路である．対光反射を確認する際は，明るいペンライトを使用し，側方から光を当て，瞳孔の大きさ・形・位置を確認する．次に片方の眼の真上から光を当てて，光を当てた瞳孔の収縮状態を直接反射として観察する．光を当てた瞳孔の反対側の瞳孔の収縮が間接反射である．瞳孔の大きさ

は瞳孔計測器を当てて測定し，反応は収縮速度が「速い」「鈍い」「無反応」で表現する．正常な瞳孔の対光反射は，瞳孔に光を照射すると，照射された側のみならず他眼の瞳孔までも縮小する．

眼底所見は眼底鏡にて直接に視神経乳頭および視神経網膜神経線維層を観察する．頭蓋内圧亢進により，くも膜下腔の圧亢進で静脈が圧迫され，静脈還流が低下するために乳頭付近の毛細血管とリンパの循環がうっ滞を起こす．これをうっ血乳頭とよび，進行すると視神経を圧迫して視神経萎縮をきたす．眼底鏡の赤色光が瞳孔に正確に入ったことを確認し頭部を固定し血管がはっきり見えるようにレンズを再調整する．そして，血管が放射線状に集まっている中心部が視神経乳頭であり，乳頭の境界が鮮明か，色は乳白色に保たれているか観察する．乳頭の辺縁が不鮮明で静脈が拡張して出血が見られるようならうっ血乳頭の所見であることを医師に報告する．

4 異常肢位

重篤な意識障害に陥ると，筋トーヌス（肢位を保持するための骨格筋の緊張）が亢進した肢位を呈する．代表的な異常肢位として除脳硬直と除皮質硬直がある（図Ⅵ-3参照）．異常肢位は初期のうちは，痛み刺激に反応してみられるが，進行が進むと刺激がなくても異常肢位をとる．

除皮質硬直は，被殻出血，視床出血，視床下部出血，中大脳動脈閉塞の疾患により起こる異常部位である．上下肢とは反対側の間脳，あるいはそれより上位の大脳半球が病変部位であると推定できる．除脳硬直は，橋出血，脳底動脈閉塞，テント切痕ヘルニアを起こす疾患により，中脳から橋上部に病変を生じたときに起こる．重篤な意識障害の危険徴候として異常肢位の筋トーヌスが亢進した状態は，生命にとって危険な徴候であると判断できる．

5 髄膜刺激症状

髄膜刺激症状を起こす疾患は，髄膜炎とくも膜下出血が代表的であるが，脳出血，脳腫瘍，硬膜下血腫などでも出現する．くも膜下出血では，発症後24時間するとほぼ全例で見られるようになるが，数時間〜半日位は約半数では認められなくなる．

髄膜刺激症状には，頭痛，項部硬直（仰臥位で頭を前屈した際に抵抗や疼痛を認める），嘔気・嘔吐，意識障害，痙攣がある．項部硬直（頸部硬直）があれば髄膜刺激症状を疑い，そのほかにケルニッヒ徴候，ラセーグ徴候（図Ⅵ-4参照），ブルジンスキー徴候（患者を仰臥位にし，看護師は片方の手を患者の頭の下に，もう一方の手を胸の上におき，躯幹が挙上しないようにして頭部をゆっくりと前屈させると，伸展していた股関節部と膝が不随意的に屈曲）などを観察する．意識のある状態であれば，頸部を患者自身に曲げてもらい確認する頸部屈曲試験を行う．意識のない患者や臥床患者に対しては，他動で頸部屈曲し前屈で硬直を確認したら，ケルニッヒ徴候の有無を確認する．頸部を他動で前屈する場合，細心の注意を払う．頸部硬直がはっきり確認でのない場合は，左右上下肢の可動性を見て左右差がなければ髄膜刺激症状としてとらえなくてもよいが，病歴を聴取する必要がある．

6 運動麻痺

筋力低下の有無と程度は**MMT**（manual muscle test：徒手筋力テスト：グレード5〜0）で評

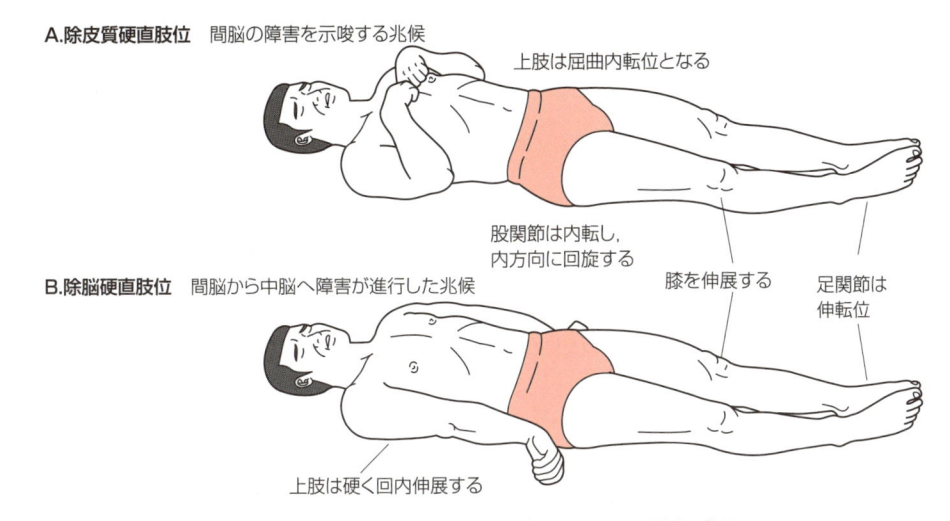

図Ⅵ-3 除皮質硬直肢位と除脳硬直肢位

A.除皮質硬直肢位　間脳の障害を示唆する兆候
- 上肢は屈曲内転位となる
- 股関節は内転し，内方向に回旋する
- 膝を伸展する
- 足関節は伸転位

B.除脳硬直肢位　間脳から中脳へ障害が進行した兆候
- 上肢は硬く回内伸展する

（藤崎 郁（2001）フィジカルアセスメント完全ガイド，p.170，学習研究社より転載，一部改変）

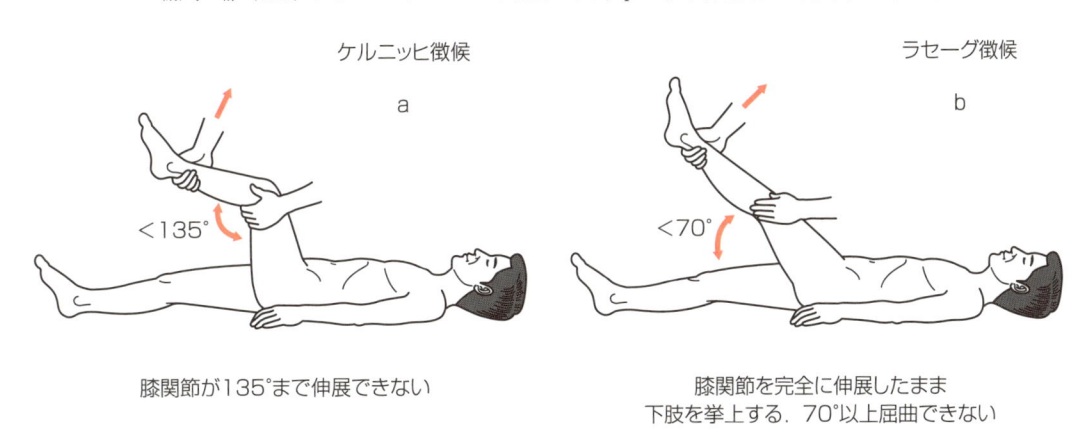

図Ⅵ-4 ケルニッヒ徴候とラセーグ徴候

a ケルニッヒ徴候　<135°　膝関節が135°まで伸展できない

b ラセーグ徴候　<70°　膝関節を完全に伸展したまま下肢を挙上する．70°以上屈曲できない

（篠原幸人：髄膜刺激症候（2002）新臨床内科学第8版，p.1413，医学書院より転載，一部改変）

価する．運動麻痺の評価は上肢と下肢が一定の肢位を保つことができるか（バレー徴候）を観察する（図Ⅵ-5参照）．意識障害があり，指示に従えない場合には，患者の自動運動の上肢下肢との相違，右左差を観察評価する．

7 頭蓋内圧亢進症状

　頭蓋内圧が亢進すると，脳灌流圧を維持するために，心臓は1回心拍出量を多くして補うとする結果，徐脈，脈圧の増大，血圧上昇が見られる．つまり，脳は心臓に脳血流を保つように命令を出すので心臓は血圧を上げることによって脳灌流圧の低下を代償しようとするために脈圧の大きな徐脈が起こる．このような循環器系の変化は**クッシング現象**（図Ⅵ-6参照）とよばれる頭蓋内圧亢進時の特有の徴候である．このとき体温は中枢性の発熱となり上昇する．意識は意識混濁から昏睡に陥っていき，非代償期となると両側散大となる．

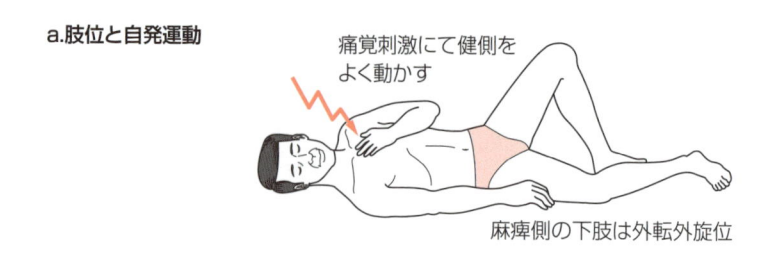

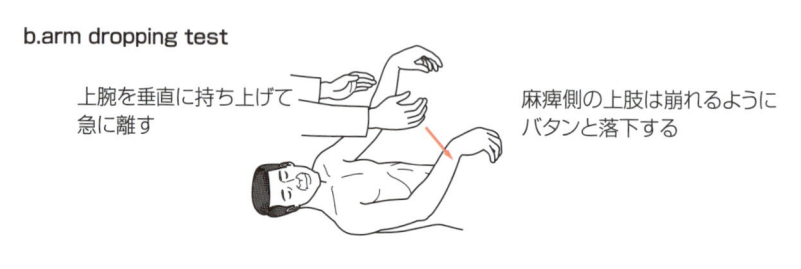

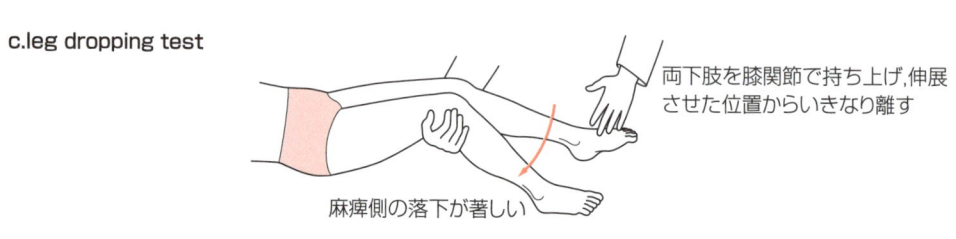

a. 肢位と自発運動
痛覚刺激にて健側をよく動かす
麻痺側の下肢は外転外旋位

b. arm dropping test
上腕を垂直に持ち上げて急に離す
麻痺側の上肢は崩れるようにバタンと落下する

c. leg dropping test
両下肢を膝関節で持ち上げ，伸展させた位置からいきなり離す
麻痺側の落下が著しい

図Ⅵ-5　バレー徴候のみかた
（片山容一編著，野手洋治（2003）脳神経外科看護の知識と実際，p.148，メディカ出版より転載，一部改変）

頭蓋内圧亢進時の主な症状には，クッシング現象以外に①頭痛②嘔気，嘔吐③意識障害④麻痺の出現や増大⑤除脳姿勢⑥呼吸異常⑦体温上昇⑧脳幹反射の異常（対光反射消失，人形の目現象）などがある．

8 呼吸の異常

　中枢系の疾患による呼吸の異常は主に，呼吸中枢の障害による呼吸運動の障害である．
　呼吸の運動は橋と延髄にある4つの呼吸中枢（吸気中枢，呼気中枢，持続性吸息中枢，呼吸調節中枢）の連動によって調節されている．中枢の障害部位によって呼吸のパターン，深さ，回数は異なる．大脳半球深部や間脳の障害では，過呼吸と無呼吸を規則正しく周期的にくり返すチェーンストークス呼吸となる．中脳，橋上部の障害では，規則正しいが，深く力強い呼吸が早いリズムで持続する中枢性神経原性過呼吸（呼吸数25～30回/分以上で換気量は正常の1.5～4倍）となる．橋下部の障害では吸気時休止性無呼吸（吸い込んだ状態を反復する），群発性呼吸（呼吸が群発したあとに，呼吸の休止した状態が不規則に続く）となり，障害がさらにすすみ，延髄まで達すると，呼吸のリズムも大きさも不規則な失調性呼吸となる．
　意識障害により舌根沈下が起こる．さらに前述したように中枢の障害部位により呼吸の形，リズムが異なる呼吸障害や，頭蓋内圧亢進にともなう嘔吐により気道閉塞をきたしやすい．気道閉塞時は呼吸数の増加，異常な呼吸音，胸郭の陥没，チアノーゼ，SpO_2の低下に留意し，口腔，気

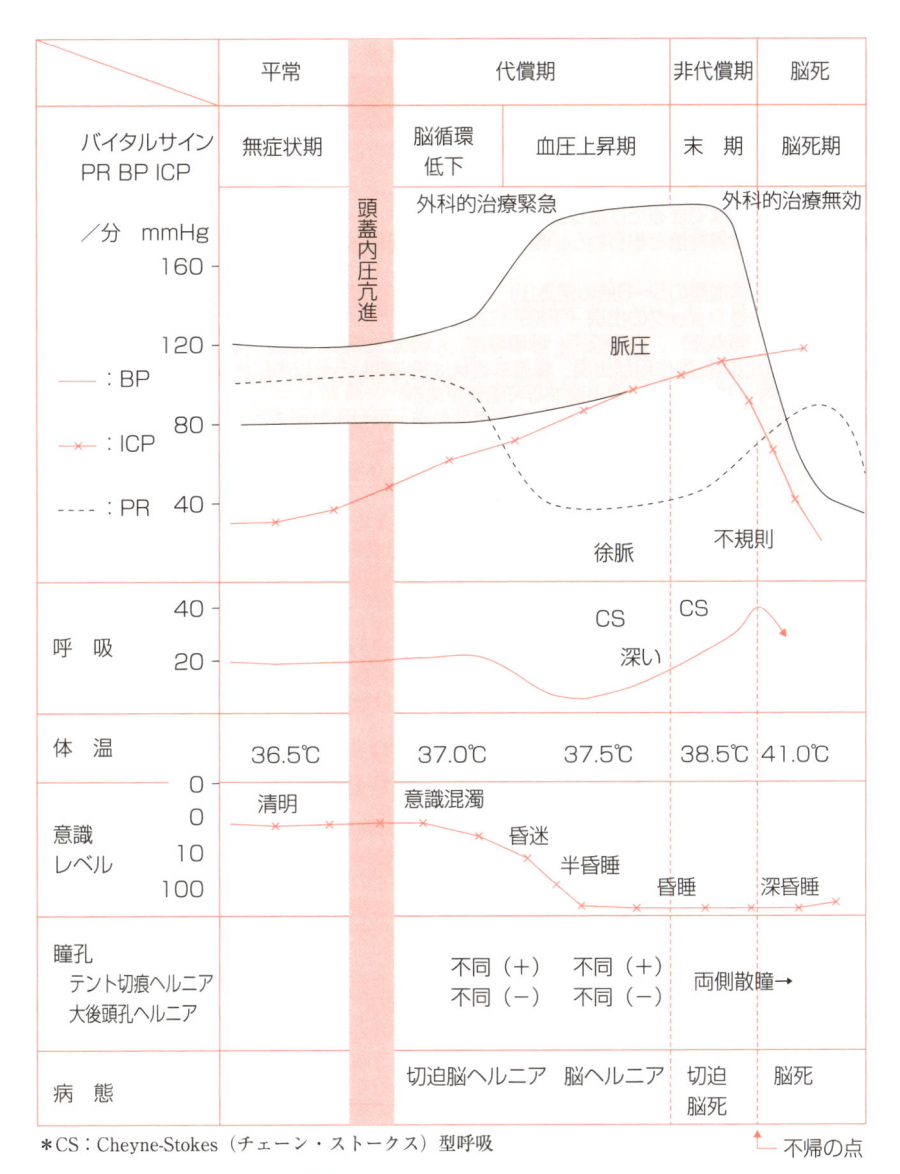

バイタルサイン PR BP ICP	平常 無症状期	代償期		非代償期 末期	脳死 脳死期
		脳循環低下	血圧上昇期		

図Ⅵ-6 クッシング現象

＊CS：Cheyne-Stokes（チェーン・ストークス）型呼吸

（代償期〜血圧上昇期）外科的治療緊急　（非代償期〜脳死期）外科的治療無効
頭蓋内圧亢進／不帰の点

脈圧／徐脈／不規則
呼吸：CS／深い／CS
体温：36.5℃　37.0℃　37.5℃　38.5℃　41.0℃
意識レベル：清明　意識混濁　昏迷　半昏睡　昏睡　深昏睡
瞳孔（テント切痕ヘルニア・大後頭孔ヘルニア）：不同（＋）／不同（−）　不同（＋）／不同（−）　両側散瞳→
病態：切迫脳ヘルニア　脳ヘルニア　切迫脳死　脳死

道内異物の除去，呼吸しやすい体位にし，下顎が落ち込まないように挙上する．酸素マスク，人工呼吸器を準備し，必要時挿管できるように準備をしておく．

⑤ 脳・神経機能障害の治療とそれにともなう看護

　脳神経系の検査，治療，薬物療法は緊急性を要し，疾患により優先する検査が異なる場合がある．それぞれの疾患の特殊性を考慮し対応する．急性期の画像診断，神経系補助的診断別の検査の目的および看護上の留意点をまとめた（表Ⅵ-5参照）．

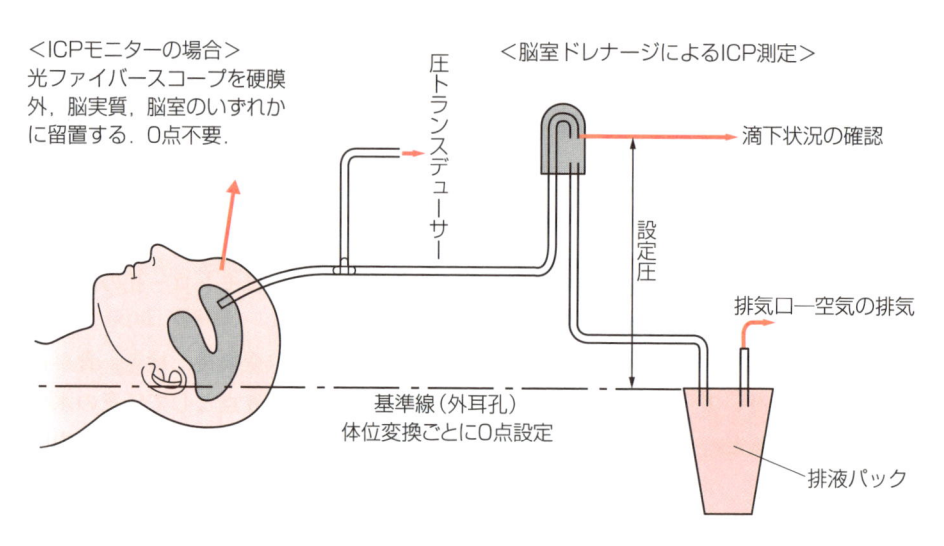

<ICPモニターの場合>
光ファイバースコープを硬膜外，脳実質，脳室のいずれかに留置する．0点不要．

圧トランスデューサー

<脳室ドレナージによるICP測定>

→ 滴下状況の確認

設定圧

排気口―空気の排気

基準線（外耳孔）
体位変換ごとに0点設定

排液パック

図Ⅵ-7　頭蓋内圧持続モニタリング
（片山容一編，福島崇夫（2003）脳神経外科看護の知識と実際，p.236，メディカ出版より転載，一部改変）

逆に脳組織内に移行しリバウンドするので注意を要する．また利尿作用が強いため，電解質異常（代謝性アシドーシス，高カリウム血症，低ナトリウム血症）があらわれることがあるので，このような症状があらわれた場合には投与を中止し，適切な処置を行う．また大量投与は急性腎不全をきたしやすい．

⑥ 日常生活援助

　発症直後は，不穏状態，急性混乱によりベッドから急に起き上がろうとし，意識障害により意志の疎通がはかれないためベッドからの転倒転落に十分注意する．また，受傷直後より臥床安静が強いられるために，患側の上下肢の拘縮や脱臼を予防し，褥創予防に留意する．その際，呼吸状態の確認，循環変動に留意し体位変換を時間毎に行い，良肢位の保持につとめる．また，医師の指示を確認し他動的な関節可動域訓練，健側の自動運動をすすめる．患者・家族に対し，健康増進や再発予防，障害を持ってからのライフスタイル，現在の治療，介護方法やホームプログラム，利用可能な福祉資源などについて，早期からチームにより，指導・教育を行う必要がある．脳神経疾患患者は，受傷，発症すると後遺症を残す可能性が高い．廃用症候群を予防し，早期の日常生活動作（ADL：activity of daily living）向上と社会復帰をはかるために，十分なリスク管理のもとに急性期からの積極的なリハビリテーションが強く勧められる．その内容には，早期坐位・立位，装具を用いた早期歩行訓練，摂食・嚥下訓練，セルフケア訓練などが含まれる．

　急性期リハビリテーションは，意識レベル，循環状態（血圧，脈拍，心電図），呼吸状態，神経症候増悪の有無などを観察しながら，医師の監視下で慎重に行う．全身状態不良で，坐位が開始できない患者にも，関節可動域訓練，良肢位保持，体位変換を行う．

1 食事

　発症直後は意識障害，嚥下障害により経口摂取が困難なため，水分補給は補液を1500～2000mℓ/日目安に行う．発症直後は，身体ストレスから神経性の胃潰瘍を併発し出血する可能性がある．そのため，ガスター®などのH_2ブロッカーを投与する．また，栄養障害が問題となる場合は中心静脈栄養を開始するが，基本的に手術後，胃腸管に問題のない場合は経管栄養を開始する．

　嚥下障害のある患者は，嚥下機能評価が不可欠である．脳神経疾患患者の嚥下障害は，咽頭腔から食道の入り口に移動するまでで，嚥下反射が生じる時期の障害によるものが多い．支配神経は迷走神経，舌咽神経，舌下神経である．脳幹に広範囲な病変が生じたときは，球麻痺が出現する．球麻痺が起こると，発語，嚥下，咀嚼ができなくなる．経管栄養のために鼻にチューブを固定する場合，固定テープの不快感，不穏状態により，不用意にチューブを手に持ち引っ張り，固定してあるチューブを自己抜去する可能性が非常に高い．そのため，誤嚥する可能性が高くなる．そのため，経管栄養患者で神経障害を持つ患者では70％の頻度で誤嚥が起きる．誤嚥のリスク因子には，咽頭反射低下，食道・小腸運動障害，経管栄養の継続時間がある．チューブのサイズは発生率と無関係であるが，経鼻胃管は小腸栄養法より誤嚥のリスクが高い．そのため最近では，内視鏡的胃瘻造設術（percutaneous endoscopic gastrostomy：PEG）を用いた経管栄養管理が急速に普及しつつあるが，PEGの場合，液体経腸栄養剤により発生する胃食道逆流，瘻孔からの栄養剤リーク，下痢などの合併症に対応する必要がある．自己抜去時は外科的処置が必要であり重症化する欠点もあるが，鼻，口腔内の違和感がなく，呼吸器合併症の予防になり経口摂取訓練開始が容易であるなどの利点がある．

　食事動作は最も早く自立するといわれている．右ききの人の右片麻痺であればきき手交換のため，障害を受容するための援助が必要となる．食事は，初回は刻み食にし，自助具（皿ガード，握りやすいバネを使った箸，滑り止め付きマット，コップホルダーなど）を使用させ，動かない材質の皿を用い，食事をこぼしても衣類を汚さないようにエプロンをする．

　食事摂取時には姿勢保持，上肢の運動機能，巧緻性，食事の認知，開口機能などの摂食行動そのものの介助が必要である．摂食行動を把握し自立度に合わせた介助を行う．

2 排泄

　従来，排尿は副交感神経の仙髄$S_{2\sim4}$により支配されている．膀胱充満によるいきみがあると血圧が上がり，頭蓋内圧が亢進し脳動脈瘤は再破裂しやすくなる．

　重症の脳血管障害の急性期には反射性膀胱の尿閉に陥る．急性期では循環管理目的で膀胱内にカテーテルを留置するが，全身状態が許されればできるだけ速やかに抜去する．長期に留置していると尿路感染症を起こしやすい．留置カテーテル抜去後，尿閉が続くようであれば自然な排尿を促すために恥骨上部の圧迫や，息をつめて腹圧をかけるバルサルバ法をためし，必要であれば時間毎に導尿を試みる．留置カテーテル抜去後の排泄行動においては車いすや便器への移乗動作，更衣動作と排泄の後始末まで患者の自立度に応じて介助する．

　直腸と肛門の機能は体性神経と自律神経の2重支配である．そのため，仙髄$S_{2\sim4}$と高位中枢が障害されると肛門括約筋が亢進し便秘となる．排便中枢の損傷と括約筋への障害では肛門括約筋は弛緩し便失禁となる．便秘が持続する場合は，基本的に浣腸は禁忌であり，腹圧による血圧の上

昇をきたさないように摘便を実施する．また，便失禁が持続する場合，おむつに尿取りパッドを用いて頻回に交換し，陰部周囲を清潔に保つ必要がある．交換の際，便が陰部に付着しないように微温湯で洗浄し軽く叩くようにして水分を拭き取る．

3 清潔

急性期は全身清拭，口腔清拭，陰部洗浄を毎日実施する．口腔清拭は，歯ブラシまたは綿棒を用いて行うが，嚥下障害のある場合，含嗽は誤嚥する可能性があるので，行わない．気管挿管中はカフのふくらみ，位置に注意し，咳き込みによる脳圧の亢進に注意し口腔清拭を実施する．

4 整容/更衣

片麻痺の場合，きき手交換訓練を行う．その際，健側をあらたなきき手として使うために，さまざまな自助具があるが，観念失行*していると，自助具の用途を理解できない．説明と介助をくり返し行う．半側空間失認があると，麻痺側を無視するため，歯の磨き残しやひげのそり残しがあるため，麻痺側への注意を促す．更衣の場合は左右，上下，裏表の区別がつきづらいため急性期離脱後は，くり返し，「片麻痺患者の着衣は患側肢から先に通し，脱衣は健側から脱ぐ」を行う．

＊ 観念失行（Ideational aplaxia）：行為全体のプランを立てることのできない障害，日常慣用物品を使用することができない障害

2 代表的な脳・神経機能障害のある患者の看護

① 髄膜炎患者の看護

1 基礎知識

髄膜炎はくも膜と軟膜の炎症性疾患である．髄膜炎の典型的な症状としては，頭痛，発熱，髄膜刺激症状（項部硬直，ケルニッヒ徴候）があるが，項部硬直があきらかでない場合も多い．発症時はかぜ症状と間違われやすく，放置すると急に痙攣，意識障害，不穏を呈することがある．髄膜炎は大きく感染性と非感染性に分類される．感染性には病原体の種類により，ウイルス性，細菌性，結核性，真菌性に分類される．細菌性髄膜炎は緊急疾患であり，早急に適切な抗菌剤を投与することができるか否かが患者の予後を左右する．細菌性髄膜炎の死亡率および後遺症発症率は5～30％といわれている．細菌性髄膜炎の判定には髄液検査が極めて重要である．細菌性髄膜炎は中耳炎や副鼻腔炎などの耳鼻科疾患，頭部外傷などの脳外科疾患から併発することが多い．通常の感染症の治療では，病原体を確認してから抗生物質を投与するが，細菌性髄膜炎を疑われた場合には細菌検査用の血液と髄液を採取したら，結果を待たずに，可能な限り速やかに抗生物質を投与する．

ウイルス性の髄膜炎は発熱，頭痛に対する対症療法と安静が基本である．非感染性には，癌性髄膜炎や膠原病に合併する無菌性髄膜炎などがある．

2 看護アセスメント

[1] 重症度，緊急度の査定

髄膜炎を疑われた場合は，緊急性の高い細菌性か否かを判断することが重要である．抗生物質が一旦投与されたあとは，細菌培養によって菌が検出される率は60％程度しかないため，抗生物質投与前に腰椎穿刺を行う．また，髄膜炎菌による感染が疑われるときには，検体（髄液）を保温して培養検査に提出する．

髄膜刺激症状の頭痛，発熱，悪心，嘔吐の観察を引き続き行う．また，髄膜刺激症状である項部硬直，ケルニッヒ徴候などの神経徴候にも注意を払う．

[2] 日常生活への影響

頭痛，項部硬直による疼痛と，発熱，炎症反応による全身倦怠感が著明であると同時に末梢神経障害による局所の痛みがある．また，炎症所見が高く，発熱が持続するため口渇を認める．髄膜刺激症状による感覚過敏があるため極度な明かりや，騒音による刺激を与えないようにする．

頭部外傷の予後は意識障害の程度と相関している．一般に，
- GCS 8 以下，JCS100〜300…重症
- GCS 9 〜13，JCS20〜30…中程度
- GCS14〜15，意識清明またはJCS 1 〜10…軽症

にわけられる[8]．

最も注意すべきは，頭蓋内圧亢進による意識障害である．外傷による意識障害は短時間に進行するため密な観察が必要である．遅発性外傷性脳内出血は外傷後72時間まで起こる可能性がある．

身体所見は，頭皮損傷の部位と程度，頭蓋底骨折の徴候である髄液漏（耳，鼻，口），眼窩周囲のうっ血（ブラックアイ），耳介後部のうっ血（バトル徴候）の有無に注意する．全身所見として，顔面頭蓋の損傷，脊髄損傷，四肢骨折，気胸，血胸，腹腔内出血など他臓器の損傷がないか注意する．

[2] 日常生活への影響

頭部外傷では中枢神経系障害による四肢麻痺，筋力低下，頭蓋内圧亢進などの症状により安静が必要であり，体動制限があるため，セルフケア活動（更衣/整容，清潔，排泄，食事）能力に障害をきたす．

頭部外傷のうち脳挫傷では前頭葉や側頭葉が損傷されることが多いため，記憶障害，病識欠如，思考障害，人格障害などの社会的不適合をきたす場合がある．急性期においては認知障害や意識障害が多く，入院している環境が理解できずに興奮，不穏を呈することが多い．

[3] 疾患に対する認識，心理状態

頭部外傷においては高次機能障害（表Ⅵ-6参照）をともなうことが多い．急性期においては，意識障害のために，能動的な行動が起こせない状況であるため機能障害の予後を予測することは困難である．しかし，画像診断によって発症直後から損傷のある部位が特定されるため，発症する高次機能障害の予測は可能である．意識障害が軽減し能動的な行動を認めたとき，今後予測される高次機能障害に着目してかかわる必要がある．つまり，能動的反応を認めたとき，すでに高次機能障害があると外界の状況から適切な判断ができなくなり，混乱や不安を引き起こす．患者本人の意識障害の程度にもよるが，事故による不安や恐怖が強く，時にはパニック状態になる場合もある．

また意識障害に加え，頭蓋内圧亢進や治療上の安静を保持するための鎮静薬の使用により引き起こされる運動・感覚・言語・視覚障害により認知能力が低下している場合もある．

家族は，頭部外傷の事実に直面し，患者とコミュニケーションがとれない状況が続き，精神的に不安定なため病状説明も理解できず，不安が大きい．家族は，患者の情報を知りたい，そばにいたいというニーズは高いものの，身体的には疲労感が強く，不眠状態のことが多い．そのため，精神的に不均衡状態に陥る家族が少なくない．

3 看護活動

[1] 主たる症状とそのコントロール

重症度を正しく迅速に把握するために，受傷直後に意識が明瞭であっても24時間は厳密な観察

を行う．JCS，GCSの意識レベルの評価と瞳孔所見により頭蓋内圧亢進症状，脳ヘルニア兆候に注意を払う．頭部外傷の場合，基本的に，意識障害や頭痛の評価をする必要上，鎮痛薬や鎮静薬は使用しないが，頭蓋内圧のコントロール，治療上の安静保持のために使用する場合もあるので，不穏，興奮状態が持続する場合，医師の指示を確認する．

頭蓋内圧亢進症状や脳ヘルニア兆候を発見したら，直ちに医師に連絡し救急対応（気管挿管，人工呼吸器開始準備など），緊急CT，緊急手術に対応できるよう準備を整える．あわせて，頭部外傷に隠れた損傷として血胸，肺挫傷，腹腔内出血，骨盤骨折など重篤な損傷に対しての救急対応が必要である．

病変により二次的な脳損傷を起こす可能があるためバイタルサインの変化（特にクッシング症候に注意），神経症状の変化，検査データの変化に注意する．また，肺合併症，褥創，麻痺の有無，尿路感染に注意する．

[2] 日常生活への影響とその援助

外傷や骨折の部位を確認し，侵襲的的処置，外傷部の消毒方法，骨折部位の固定方法に応じた介助が必要である．頸髄損傷など他の損傷に注意し，清拭，陰部洗浄を実施する．援助する際には，たとえ反応のない患者であっても必ず声をかけながら行う．また，ベッドからの転落，チューブ類の自己抜去などに注意し患者の安全に配慮する．

また，急性期であっても日常生活行動が徐々に自立できるように援助する．経管栄養から経口栄養へ切り替えていく必要があるため急性期の段階から，咽頭機能が低下する前に覚醒状態が確認できれば，嚥下訓練を医師と相談し直接訓練を開始するのがのぞましい．しかし実際は，意識障害で指示に従えない患者が多いため，①姿勢訓練，②頸部リラクセーション，③寒冷刺激，④メンデルスゾーン手技などの意識障害患者でも応用できる間接的な嚥下訓練を医師と相談のうえ開始する．排尿，排便コントロールを行い自立支援する．

顔面外傷がある場合は口腔粘膜の処置と口腔ケアの方法を，医師とともに計画を立てる．

脳損傷による高次機能障害を認める場合，刺激に対する最良の反応が得られるように高次機能障害リハビリテーションを開始する．意識状態を考慮し昼夜逆転がないように睡眠コントロールを行い，運動と休息のバランスを考えリハビリテーションをすすめる．

[3] 心理社会的支援

意識障害の程度にもよるが，高次機能障害により外界の状況から適切な判断ができなくなると，混乱や不安を引き起こすため，社会的不適応状態であることを念頭に患者の安全を守るよう環境を整備する．器質的障害の部位，範囲，程度を知ることによって機能的障害の部位・範囲・程度を把握し認知障害や理解力・思考力の低下をアセスメントする．見当識を補助するコミュニケーション方法，例えばベッドからの転落防止（ベッド柵，低いベッド，畳の使用），チューブ類の自己抜去と転落防止などを行う．患者がこれから行う活動に対し，コミュニケーションとして留意する点は，否定的な言葉，「はやく」など，急がす言葉はかけない．そして注意する点を何度も反復する必要がある．

[4] 教育的支援

急性期から，高次機能障害のリハビリテーションが必要である．意識障害改善が認められても失行

や失認を合併している場合，本人の高次機能障害の自覚はない．特に日常生活に影響をおよぼし職業上復帰が問題となる高次機能障害は観念失行，着衣失行，構成障害，半側空間失認がある（表Ⅵ-6参照）．家族の高次機能障害についての理解と，リハビリテーションの必要性の理解と協力が必要となる．

　自力で清潔，更衣，排泄，食事が行えないことを説明し，介助の必要性と目的を伝え，患者自身の自己決定と自己尊重を促す．患者の能力を評価し，危険因子とその回避方法についても説明し，必要に応じて自助具の使用も勧める．

[5] 家族への援助

　頭部外傷受傷直後は，家族は「患者の状態を知りたい，側にいたい」ニードが強いため，家族の待機場所，慰安方法に配慮する．突然の事故による発生のため，家族の不安は強く危機介入を要する場合が多い．突然の発症により家族の一員に危機的状態が発生すると，家族集団の機能が一時的に機能しない場合がある．それぞれの家族成員の情報収集につとめ，非公的，公的なサポートがとれるか調整する必要がある．

　心理的恒常性（心理的安定性）が損なわれた状態から，恒常性を取りもどし適応へと至る（あるいは逆に危機へと至る）心の過程に対しての危機介入が必要である．危機介入する際，不安や恐れや抑うつなどの心理的混乱は，病的なものではなく，適応への過程における一時的な心理的

表Ⅵ-6　高次機能障害

失行：脳に損傷を受けると，運動麻痺によらずこれらの行為・行動が障害される．意思に従った動作がうまくできなくなり，意思とは異なる行為・行動が生じること	
肢節運動失行	箸がうまく使えない，ボタンがはめられないというような日常生活上の障害を示し，自発的に症状を訴える．また，一側の手に症状が現れることが多く，健側を好んで使う傾向がある．
観念運動失行	社会的習慣性の高い客体非使用の運動行為の意図的実現困難
観念失行	＊＊使いなれたものをうまく使えない 行為全体のプランを立てることができない
着衣失行	＊服が着られない ＊ズボンを前後に履く
構成障害	図形の模写，自発描画，マッチ棒による図形の構成などがうまく達成できない
失書	＊＊字を間違って書く
失算	＊＊簡単な計算ができない
失認：日常的に意識せずにできる認知機能が，見たり聞いたりすることができるにもかかわらず障害されること	
半側空間失認	＊左側のおかずを食べ残す ＊左側のひげをそり残す ＊歩くとき左側によくぶつかる ＊転びやすい ＊いつも顔や目が右ばかり向いている ＊病気なのに呑気で多幸的（病態失認） よく知った道に迷う（空間認知の障害）
病態失認	＊片麻痺の存在を無視または否認する．（右半球の脳損傷急性期に，左片麻痺に対し認められる．）
視覚失認	視覚障害によらない対象認識の障害
その他の失認	聴覚失認，触覚失認，相貌失認，色覚失調，同時失認，手指失認，左右失認

＊：左麻痺に多い　＊＊：右麻痺に多い

防衛反応と受容的にとらえる．介入するには，チームの業務，時間調整が必要である．同時に面会時間，患者の病状説明をいつ誰に行うか？などの病状説明の調整，家族待機場所の確保などに配慮する．

③ 脳卒中患者の看護

1 基礎知識

　脳卒中は悪性新生物，心疾患に続いて日本人の死因の第3位にはいる．入院中死亡率は10〜20%であり，5年生存率は50〜60%程度と，予後が不良である．脳卒中の最大の危険因子は高血圧であり，1次予防でも2次予防でも高血圧のコントロールが重要である．その他の脳卒中の危険因子としては，糖尿病，高脂血症，喫煙[9]，非弁膜性心房細動，アルコールの多飲などがある[5]．脳塞栓は，脳動脈が閉塞し灌流領域の脳組織が虚血から壊死に陥り，壊死により障害された局所脳組織の神経症状を呈する．米国神経疾患脳卒中研究所の脳血管障害分類では，アテローム血栓性，心塞栓性，ラクナ梗塞，その他に分類される[5]．

　脳出血は主要な脳血管からでるひも状の細い血管（穿通枝）の血管壊死にともなって形成された小動脈瘤の破裂により発生する．穿通枝が梗塞するとラクナ梗塞となる．

　くも膜下出血は脳動脈瘤や脳動脈奇形の破裂が原因で起こる．脳表のくも膜下腔を走行する皮質枝であるウイリス動脈輪の前交通動脈と内頸動脈・後交通動脈分岐部に多く発症する．皮質枝が梗塞すると脳梗塞となる．くも膜下出血の主な合併症としては動脈瘤破裂直後にみられる早期脳血管攣縮とくも膜下出血後4〜15日ごろまでに頻発（7日が多い）する遅発性脳血管攣縮，および急性水頭症がある．遅発性脳血管攣縮は予後不良であるが，発生機序は不明な点が多い．治療法としては，①血液製剤による循環血液量を増加させる（hypervolemic）②血液の希釈により血液の流れをよくする（hemodilution）③血圧を上昇させて脳血流を増加させる（hypertension），3H療法があり，また，攣縮により細くなっている脳血管を拡張させる経皮的血管形成術（percutaneous transluminal angioplasty：PTA）がある．PTAの際は，塩酸パパベリンを血管拡張させる目的で動脈内に投与する．急性水頭症は動脈瘤破裂後数時間から数日で発症し，くも膜下腔が凝血塊で満たされ，髄液が流れなくなるために頭蓋内圧が上昇するので脳室ドレナージを留置する．また，発症後1〜2ヶ月後に発症する正常圧水頭症は，脳室拡大により，歩行障害，知的障害，尿失禁の3徴候を認め，CT上で脳室周囲の低吸収域所見により確認できる．その場合は脳室-腹腔シャント術を施行する．

2 看護アセスメント

［1］重症度，緊急度の査定

　一般的に，脳動脈瘤，くも膜下出血の重症度分類としては**ハント＆コスニック分類**（Hunt and Kosnik, 1974）（表Ⅵ-7参照）が用いられる．一般的にグレードⅠ〜Ⅴが手術適応とされるが，グレードⅤでも併発する脳内出血が意識状態を悪くしていれば手術不適応となる．一般論として，血腫量10ml未満の小出血または神経学的所見が軽度な場合では，部位の如何に関係なく手術の適応にならない．また意識レベルが昏睡の症例は，手術の適応にはならない．

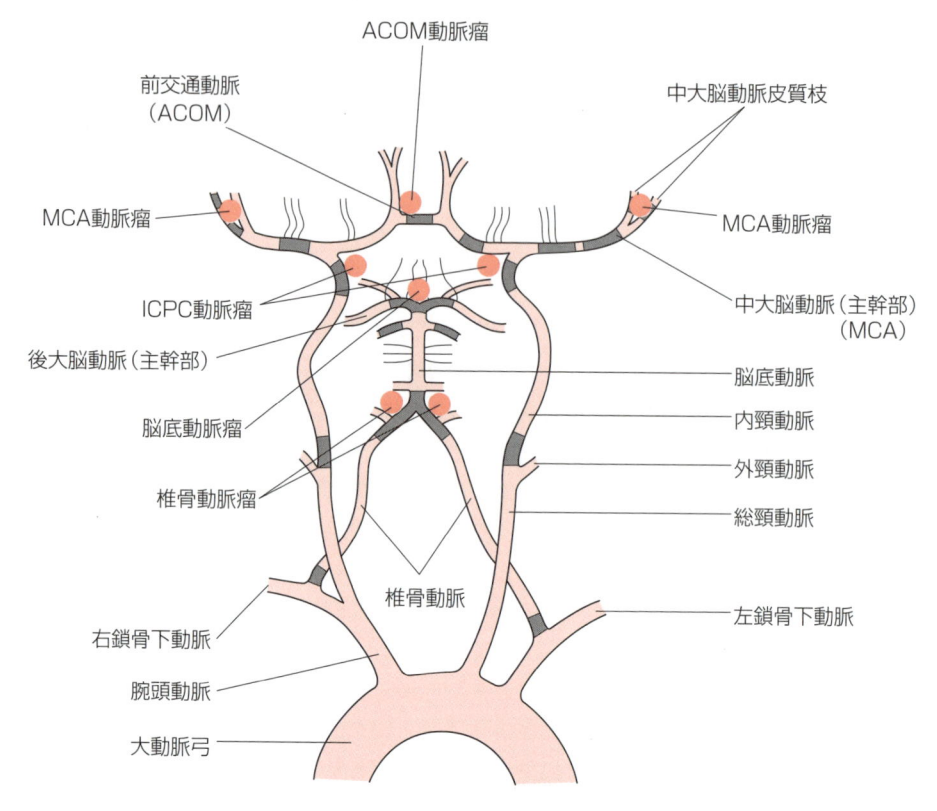

図Ⅵ-8　動脈輪と脳梗塞の起きやすい脳血管
(岩田　誠 (2002) エクセルナース (脳神経編) p.92, メディカルレビュー社より転載, 一部改変)

〔2〕日常生活への影響

　脳卒中のリハビリは安全を考慮し早期から開始する．その判断には①JCS 1桁②麻痺などの神経症状の進行がない③バイタルサインの安定④合併症コントロールができている，を基準に医師が判断し開始を検討する．実施にあたっては脳循環障害の存在を考慮し血圧変動には細心の注意が必要である．血圧が上がると，穿通枝などの細い血管が破れ出血する可能性が高くなる．血圧がさがり十分な血液が脳に送られないと血管狭窄や閉塞と同じような脳虚血状態が起こる．バイタルサインの変動によるリハビリテーションの中止の基準としては，

- 脈拍120回／分以上
- 心房細動以外で脈拍の結滞10回／分以上
- 収縮期血圧　200mmHg以上，拡張期血圧　120mmHg以上
- 体温38.0度以上
- めまい，頭痛，胸苦しさ，動機，息切れの出現
- 医師に相談して判断する症状：不眠，食欲不振，37度前後の体温

があげられる．リハビリのみならずADL介助時の目安としても使用できる．
　しかし，この基準が満たないといってまったく行わないのではなく，良肢位を保持したり，体位変換・他動的関節可動域訓練・呼吸訓練などは床上にて実施する．

表Ⅵ-7　ハント＆コスニックの分類

重症度		基準徴候
Grade	0	未破裂動脈瘤
	Ⅰ	無症状か，最小限の頭痛および軽度の頸部硬直
	Ⅰa	急性の髄膜ないし脳症状は欠如しているが，固定した神経学的症候をみる
	Ⅱ	中等度から重篤な頭痛や頸部硬直をみるが，脳神経麻痺以外の神経学的症候をみない．
	Ⅲ	傾眠傾向，錯乱状態または軽度の巣症状を呈する．
	Ⅳ	昏迷状態で，中等度から重篤な片麻痺があり，早期除脳硬直および自律神経障害をともなうこともある．
	Ⅴ	深昏睡状態で脳硬直を示し，瀕死の様相を呈する．

重篤な全身性疾患，たとえば高血圧，糖尿病，著明な動脈硬化または慢性肺疾患，または脳血管撮影でみられる頭蓋内血管攣縮が著明な場合は，重症度を1段階悪いほうに移す．

(Hunt WE, Kosnik EJ : Clin Neurosurg 21 : p.79-89, 1973より)

〔3〕疾患に対する認識，心理状態

　発症直後の脳卒中患者は，心理的に非常に不安定な状態であるため，障害の受容過程のどの段階にあるかアセスメントする．また，言語的コミュニケーションがとれず，意志の疎通がはかれない．急性期に認められる不穏状態については，意識レベルの日内変動，睡眠-覚醒パターン，不穏を悪化させる原因，軽減させる要因をあきらかにする．

　脳卒中患者の急性期の1／3がうつ傾向を示し，その2／3は7～8ヶ月後にもうつ傾向が持続したとの報告があり，別の報告では発症4ヶ月後23％がうつ状態を示し，男性の56％，女性の30％が12ヶ月後もうつ状態を残した報告されている[5]．脳卒中後に高率に出現するうつ状態は，認知機能や身体機能，ADLを障害する因子となるため，積極的に発見に努め，心理的状況をふまえて日常生活を支援する．脳卒中患者は一般的に自己の障害が受容できず，リハビリやADLに対する意欲は低い．

3　看護活動

〔1〕主たる症状とそのコントロール

　脳梗塞急性期には脳血流を維持するために原則として降圧薬は用いない．従来使用されていたニフェジピン（アダラート®）の舌下投与は禁忌である．急性期を脱したあとの降圧剤はACE（アンギオテンシン変換酵素：angiotensin converting enzyme）阻害剤であるカプトリルやカルシウム拮抗剤のニカルジピンの経口投与がのぞましい．脳浮腫には基本的にグリセオールを使用する．脳梗塞の治療としてはその他の抗血栓療法を実施する．

　脳内出血のうち視床出血と橋出血は一般的に手術適応ではないが，定位脳手術が行われる場合がある．降圧剤を使用し血圧の管理を行う．

　くも膜下出血は激しい頭痛，髄膜刺激症状，局所神経症状を呈する．手術は再出血を防ぐため，可能な限り早期に根治的手術を実施する．くも膜下出血後は脳血管攣縮に注意し血圧は収縮期圧150mmHg前後でコントロールする．発症から4～6時間以内は血液凝固能が不安定であり再破裂の可能性があるため血圧をコントロールし安静を保持する．急性水頭症には外脳室ドレナージ，脳槽内血腫除去目的には脳槽ドレーンが留置されるためそれらの管理をする．

〔2〕日常生活への影響とその援助

　脳卒中による一次的障害である，再発作，脳浮腫，急性水頭症を最小限にとどめるための過度な安静臥床は，一方で二次的障害（拘縮，静脈血栓症，褥創など）を併発することがある．二次的障害を予防するためには自動的関節可動域訓練，他動的関節可動域訓練，ADLの介助を行う．
　また，うつ状態が発症しやすいため，外界からの刺激が受けやすいように，麻痺のある患者のベッドは健側を，窓やドアの方へ向け，周りから刺激が入るようにする．
　食事を開始する際には，まず，ベッドサイドで摂食嚥下機能の評価を行ったうえで，経口開始の適否や時期を判断し，摂食プログラムを立てる[5]．ベッドサイドでのスクリーニングテストとして，反復唾液嚥下と水飲みテストは，簡便かつ有用である．スクリーニングで嚥下障害が疑われる症例においては，嚥下造影や内視鏡的嚥下機能評価などの詳細な評価を行ったうえで，摂食プログラムを立て，誤嚥にともなう肺炎などのリスクを減少させる対策をとる[5]．摂食開始にあたっては，言語聴覚士などによる評価ならびに積極的マネージメントが重要であり患者ならびに本人に適切な情報を伝え，指導を行うことが勧められる[5]．重度の嚥下障害のために経口摂取が困難な患者においては，経鼻経管栄養よりも経皮的内視鏡下胃瘻造設（PEG）による経管栄養の方が，長期予後や安全性，栄養管理の面から強く勧められる．しかし，腹部に穴をあけるのは，患者，家族にとって抵抗感が強く，十分な説明と心理的な支援が必要である．また，嚥下機能の回復が見込める患者の場合は，経鼻経管栄養を続けるよりも，間歇的口腔カテーテル栄養を行う方が，嚥下機能そのものの改善が期待されるので勧められる．
　排尿障害は脳卒中に合併する頻度が高く，リハビリテーションの阻害因子となる．排尿パターンの観察，残尿測定により，十分な評価を行い，病態に応じて薬物療法などの治療を行うことが勧められる．

〔3〕心理社会的支援

　急性期に意識が清明になると片麻痺やコミュニケーション障害を自覚することにより患者は心理的に混乱する．家族と患者に疾患や予後についての十分な説明とともに心理的支援が必要である．また，場合によっては社会的資源について説明を加える必要がある．
　脳卒中後のうつは，日常生活動作（ADL）の改善を阻害するため，抗うつ薬による治療が勧められる．抑うつ状態では，単純な激励や介助を行うことは，強制的に心理的退行を助長することにつながる．次の行動を説明し，確認を反復するなど患者の行動1つひとつを支えている受容的態度くり返しの説明，安全な環境整備と介助を行い自己実現を支援する．

〔4〕教育的支援

　寝返りはベッド上で手すりを利用しての健側方向への寝返りは比較的早くからできる．ただし高次機能障害をともなう患者では不適切な寝返りにより麻痺側上肢を損傷するため注意する[4]．
　起き上がり方法[4]は，健側寝返りから健側上肢を利用して起き上がる．麻痺側への寝返りは麻痺側肩を損傷する危険と麻痺側を下にした起き上がり自体が困難であるため，積極的には行わずに坐位バランスの回復に応じて訓練する．
　坐位訓練は，ジャパンコーマスケール1桁で，運動の禁忌となる心疾患や全身合併症がないことを確認したうえで，ラクナ梗塞では診断が確定した日から，主幹動脈閉塞および脳出血では神経症候の増悪がないことを確認してから可及的に早く開始することが勧められているが，十分な

科学的根拠はない[5]．早期離床を行ううえで注意すべき病態（①脳出血：入院後の血腫増大，水頭症の出現，コントロール困難な血圧上昇，橋出血など，②脳梗塞：主幹動脈閉塞または狭窄，脳底動脈血栓症，出血性梗塞例など，③くも膜下出血）においては，離床の時期を個別に検討する[5]（表Ⅵ-8参照）．

[5] 家族への援助

家族に対しては，緊急手術や治療上の行動制限にともなう不安やストレスの緩和をはかる必要がある．

またリハビリの重要性を十分に説明し家族の協力を得られるよう援助していく．

退院を念頭においた社会資源活用の方法の説明ならびに危険因子（高血圧，飲酒など）の説明と理解，食事療法などの生活指導を行う．早期から看護師，医師，理学療法士，管理栄養士，薬剤師チームにより患者・家族に対し，介護方法やホームプログラム，利用可能な福祉資源などについて，指導・教育を行う．

表Ⅵ-8　急性期安静度と活動基準

	急性期の病態	リハビリ
脳梗塞	・脳循環の自動調節機能が障害． ・頭部挙上により脳血流の低下が脳梗塞に悪影響を及ぼす場合がある	・心エコー，SPECT，脳血管撮影などを判断基準として行う ・発症2〜3日はリハビリテーションを行う準備期間 ・可能であれば坐位訓練から始める
アテローム型血栓脳梗塞	主幹動脈の狭窄や閉塞を認めることが多く，脳還流の低下の影響が大きい	・約1週間は神経症状，画像病変に注意 ・TIA，一過性脳虚血を起こす場合は一層注意が必要
ラクナ症候群	・症状軽度 ・アテローム型より脳血流の低下は少ない	・アテローム型との鑑別診断は必須．頸動脈エコー脳血管造影などの主幹動脈病変を精査後確定してから ・比較的早くからリハビリ開始
脳塞栓	心内血栓，器質性心臓疾患，心房細動などの不整脈出現	・抗凝固療法と高血圧，不整脈の管理下で行う ・心エコーによる心臓検査は必須 ・広範囲な出血梗塞，脳浮腫の場合，床上での良肢位保持，体位変換，他動的関節可動域訓練を行う
高血圧脳内出血	再出血，水頭症，術後合併症などの合併症注意	・再出血のない場合，発生3〜5日からの早期リハビリ ・血圧コントロール積極的にリハビリ下開始 ・ドレナージ抜挙後から開始
くも膜下出血	脳血管攣縮2週間，待機手術では再破裂が問題	・待機手術，脳血管れん縮を認める場合は良肢位と体位変換にとどめる

理解できるよう説明を加える必要がある．その場合，筋力低下を認め長期臥床が強いられるために，症状が進行し臥床が強いられる場合でも他動運動を中心とした関節拘縮予防ならびに介助による体位変換を実施の必要性を説明する．

〔5〕家族への援助

　風邪症状から急に症状が悪化する可能性があり呼吸筋麻痺や球麻痺が発生する可能性がある病態を説明する．また，治療として血漿交換療法，呼吸器装着の必要性を理解してもらう必要がある．治療中にもかかわらず，症状が悪化しているように思えるため，家族はさまざまな不安や不信感を訴える可能性がある．入院当初より，家族に対する現状を把握し，治療の方向性や病状の進行状況を説明する機会を設ける．医師の説明が実施される際，看護師は同席して，家族が理解できているかどうかを観察し，必要があれば補足する．また，看護展開の方向性や看護介入を理解しやすい言葉で説明する．看護介入を理解しやすい言葉で，看護展開の方向性についての説明も行い，家族に理解してもらう必要がある．

引用文献

1）岩田誠監修，エクセルナース（2002）脳神経系，190，メディカルレビュー社
2）片山容一編著（2003）脳神経外科看護の知識と実際，p.149，メディカ出版
3）藤崎　郁（2001）フィジカルアセスメント完全ガイド，p.170，学習研究社
4）2003脳卒中合同ガイドライン委員会http://www.jsts.gr.jp/jss08.html
5）川端信司（2003）頭部外傷，救急医学，Vol.27，No.8，へるす出版
6）浅山　滉ほか（1997）脳卒中リハビリテーション外来診療，医歯薬出版
7）古賀道明ほか（1999）Guillain-Barre症候群，神経症候群Ⅱ，領域症候群シリーズ27，別冊日本臨牀，p.467-468，日本臨牀社
8）（1995）新臨床内科学第6版，p.39，医学書院
9）豊倉康夫編（1987）「神経内科学書」，意識障害，柳沢信夫，p.149，朝倉書店
10）杉浦和郎編（1993）イラストによる神経検査法の理解，p.101，医歯薬出版
11）小川　彰ほか，（1996改編）最新内科学体系，p.1047，中山書店
12）鈴木龍太（1999）脳・下垂体，臨牀看護，Vol.25，No.13，p.2018，へるす出版

参考文献

1．江藤文夫（2001）急性期のリハビリテーション，診断と治療　Vol.89，No.11，診断と治療社
2．佐野公俊（2003）くも膜下出血，救急医学，Vol.27，No.8，へるす出版
3．黒岩敏彦（2002）頭部外傷，脳神経外科ハンドブック第5版，p.847-928，金芳堂
4．南山堂医学大辞典第18版（1998），南山堂

VII

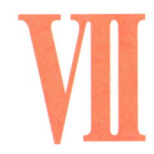

急性の栄養摂取・消化機能障害のある患者の看護

学習目標
1. 栄養摂取・消化機能を支える消化器の形態と機能について理解する．
2. 栄養摂取・消化機能のアセスメントの意義と方法について理解する．
3. 栄養摂取・消化機能障害のある患者の身体状況や日常生活への影響を理解し，回復に向けた看護援助について理解する．

1 基礎知識

　人間の生活において，栄養の摂取・消化機能は生命活動のエネルギーをつくりだすうえで欠くことのできない機能である．栄養摂取・消化機能障害で見られる病態は緊急な対応を必要とするものも多いため，さまざまな症状を正確に観察し，異常を早急に発見することが重要である．また栄養摂取・消化機能の働きは，日常生活行動ととも密接にかかわっているため，それらの機能に障害が起こると食事内容，摂取方法，排便習慣などの変更をもたらす場合が多い．さらにライフスタイルそのものが疾患の増悪因子になる場合もあり，そのような場合はその人の生活行動から考え方まで変更を迫られる．したがって，栄養摂取・消化機能障害を持つ患者の看護を展開するうえでは，その人の日常生活という視点を重視することが基本となる．

① 栄養摂取・消化機能の解剖生理

　人体を構成している器官のうち，栄養摂取・消化にかかわる器官を消化器といい，消化管と付属器とで構成されている（図Ⅶ-1）．

　消化管は胃腸管ともよばれ，口腔，咽頭，食道，胃，小腸，大腸で構成され，口腔と肛門の両端で外界と接する．消化管壁は，粘膜・筋層・外膜からなる中空の管である．

　付属器には，消化液を分泌する器官である消化腺と，咀嚼の際に主要な役割を果たす歯が含まれる．消化腺とは，主に膵臓，肝臓と胆囊，唾液腺であり，それぞれに消化液を分泌し，消化管を移動してくる食物の消化を行う．

　消化器系の役割・機能には，摂取，嚥下，消化，移送，吸収，排泄の6つの作用がある．

（1）摂取
　身体の成長や維持，活動に必要な食物を選択し，口腔内に入れ，咀嚼する．これは能動的・随意的な過程である．

（2）嚥下
　口腔内で食物を細かくかみ砕くと同時に唾液とよく混ぜ合わせ，粥状になった食物を咽頭に送り，嚥下して食道へ送る．

（3）消化
　食物を粉砕し，構成要素にまで分解する消化の過程には，歯でかんだりする機械的消化と酵素を用いて食物の分子の結合を壊す化学的消化がある．食塊が胃に入ると，胃の蠕動運動により胃液と混和され，消化される．適度に消化されると一定の割合で幽門から十二指腸へ移送される．十二指腸では，膵臓から分泌された膵液と胆囊からの胆汁により，食物は糖質はデキストリン，マルトース，マルトトリオース，たんぱく質はポリペプチド，ジペプチド，アミノ酸，脂質は脂肪酸とグリセロールに分解され，小腸粘膜から吸収が可能になる．

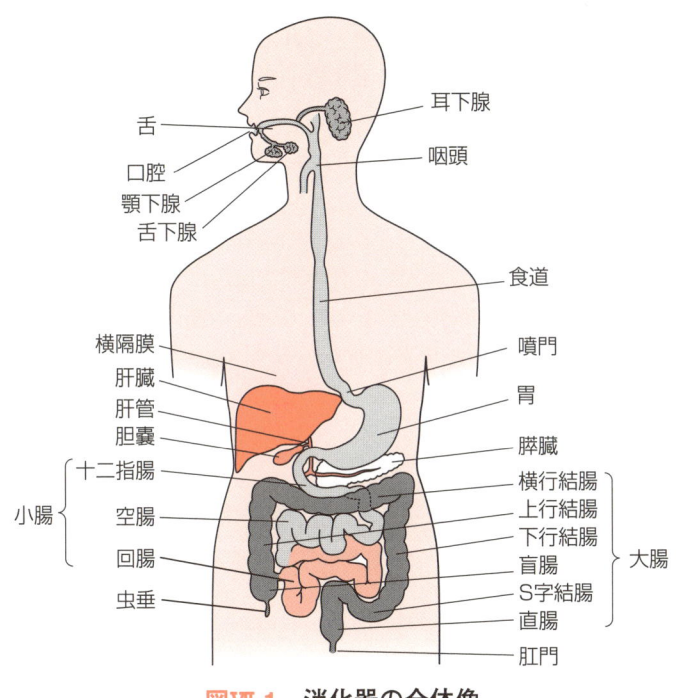

図Ⅶ-1　消化器の全体像

（藤本　淳監修，藤田　守，土肥良秋編，柴田洋三郎ほか（2007）ビジュアル解剖生理学，p.178，ヌーヴェルヒロカワより転載）

（4）移送

　食物は複数の消化器官で消化されるため，1つの器官から次の器官へ移送される．移送の仕方には，消化管壁の筋が収縮と弛緩を連続的にくり返す蠕動と，ある一定部位の消化管壁の筋が相互に収縮・弛緩して食物を前後に動かし，消化液と混ぜ合わせる分節がある．

（5）吸収

　消化の最終産物である栄養素を消化管から血流やリンパの中へと輸送することを吸収という．蠕動運動により，栄養素は小腸粘膜に接触し，吸収が促進される．栄養素や電解質は小腸で吸収され，一部の電解質と水分は大腸で吸収される．

（6）排泄

　消化されずに残った食物のかすは，大腸を通過しながら徐々に水分が吸収され，塊となり糞便が形成される．糞便は排便反射によって，肛門を通して身体から排出される．

② 栄養摂取・消化機能障害の種類

〔1〕摂取機能障害

　食物の摂食機能は，食物の摂取が行われる口腔内の障害と摂食行動の基本である摂食中枢の障害や食物を口へ運ぶ運動機能の障害の影響も受ける．

〔2〕嚥下機能障害

　食塊を口腔から咽頭まで送り込むことは，主に舌の働きにより行われる随意運動であり，自分

の意思により飲み込まないために嚥下機能が障害されることがある．また，舌や咽頭の運動を支配する脳神経が障害されると嚥下反射が起こらず嚥下困難が起こる．食塊が咽頭より食道を通り胃の噴門まで達する時期の不随意運動は反射的に行われる．これらの運動を支配する脳神経の障害により嚥下反射が消失し，嚥下困難が起こることもある．

〔3〕消化機能障害

消化管では，歯によって外界から取り入れた食物を機械的に粉砕する機械的消化と，消化管の粘膜から分泌される酵素による化学的消化が行われている．酵素の作用は食物の栄養素を消化するだけでなく，消化管の粘膜の破壊と再生にかかわっている．酵素の分泌機能が障害されると，消化管粘膜には炎症や潰瘍が生じやすい．

〔4〕移送機能障害

消化物の通過が妨げられたり，または速すぎたり，内容物が逆流するなどの原因により食物の移送が困難になることがある．

〔5〕吸収機能障害

消化管の吸収機能は，主に栄養素や水分を吸収する小腸や大腸の粘膜の傷害により障害される．

〔6〕排泄機能障害

糞便の形成が不十分であったり，排出が困難だったり，腸管内に停滞したりすると排泄機能障害が発生する．通過障害や水分の吸収力の低下，過剰な蠕動運動刺激によって糞便の形成が不十分となる．糞便の排出困難とその結果起こる糞便の停滞は，食物の量と質，直腸の弛緩状態，腹圧の不足または痔などによる疼痛が原因となって起こる．

③ 栄養摂取・消化機能障害の病態生理

〔1〕摂取機能障害

食物の摂取は歯，舌，唾液とその分泌線から始まる．それらを支える口腔粘膜や咬筋が傷害されると摂取機能にも影響がでる．

(1) 歯および歯周組織の傷害

う歯で歯髄が表面にあらわれるような状態の場合は，非常に強い痛みを感じ，咀嚼することが困難となる．また歯を支えている歯周組織に炎症や化膿が起こると，歯槽が歯を支えることができなくなり，食物を細かくかみ砕くことができない．またこれらの部位の疼痛が強いと食欲も低下する．歯および歯周組織の傷害は食物をかみ砕くという役割を障害し，胃における消化機能へ負担をかける．またこのような傷害により食物をかむことができなくなると，かむ必要のない軟らかい物を摂取することが多くなり，食事内容が偏り栄養上の問題も生じる．

(2) 舌および味覚の障害

舌が傷害されると，食物を撹拌し唾液中の水分と混ぜ，食塊をつくり飲み込みやすくする咀嚼という役割，つくられた食塊を咽頭へ運搬する役割，味覚を知覚するという役割が障害される．

外傷，炎症，がん，顔面神経（脳神経Ⅶ），舌咽神経（脳神経Ⅸ），舌下神経（脳神経Ⅻ）の

障害が原因となって舌の役割は障害される．各神経障害は脳腫瘍や脳梗塞が原因で発生することが多く，運動障害だけでなく味覚障害も同時に発生する．顔面神経は唾液の分泌を司り，舌下神経は舌の運動を支配している．そこで顔面神経と舌下神経が同時に障害された場合，食物をかみ砕きながら舌で食物と唾液を混ぜ，食塊をつくり咽頭に送るという一連の運動が障害される．

(3) 唾液の分泌障害

唾液は食物に水分を加え，食物中の味覚成分を分解するために必要とされる．唾液の分泌が障害され味覚成分が分解されないと，味蕾による味覚の検知が困難となる．味覚には食欲を刺激する役割があるが，この働きも低下する．このような唾液の分泌障害を起こす疾患としてシェーグレン症候群がある．

外傷や手術操作によって味覚神経路が傷害された場合も，味覚の検知が困難となり唾液の分泌障害を引き起こす．

(4) 摂食中枢の影響

大脳の中心部にある視床下部には，摂食中枢とともに体温調節中枢が存在する．発熱の影響により摂食中枢の働きが抑制されると空腹感が感じられず，食欲の発生が抑えられ食欲不振となる．また悪心・嘔吐，下痢，腹痛，腹部膨満などの消化・吸収機能に関連する苦痛があると，空腹感が発生せず，食欲不振となる．また長期臥床などによる運動不足や，胃の萎縮，収縮不全，胃液分泌の低下，胃の運動を抑制する薬物やストレス，交感神経の興奮も食欲不振をもたらす原因となる．薬物，特に覚醒剤は交感神経を興奮させ，食欲不振をもたらす．アシドーシスに陥ったり，血液中の尿素窒素が上昇した場合は嘔吐が出現し食欲不振となる．

強い疲労や睡眠不足，食事に関連する不快な体験なども，食欲の発生を抑制する原因となる．

〔2〕嚥下機能障害

(1) 随意運動の障害

嚥下運動にともなって痛みやむせを生じる場合は，自分の意思によって嚥下しないことがある．口腔内の炎症や扁桃炎，舌がんによる痛みがある場合，食道がんや咽頭がん，脳梗塞や筋萎縮性側索硬化症などで誤嚥によりむせが生じる場合は嚥下を拒否することがある．

(2) 不随意運動の障害

食塊を飲み込む能力は，舌や咽頭の運動機能の喪失や，唾液の分泌の減少により低下する．舌や咽頭の運動機能は，神経麻痺による支配領域の運動の喪失と筋肉の障害による筋力の低下が原因で失われ，食塊を咽頭に運搬し飲み込むことが困難となる．

脳出血・脳梗塞，筋萎縮性側索硬化症等の疾患により神経麻痺が起こり，舌咽神経（脳神経Ⅸ）と舌下神経（脳神経Ⅻ）が障害され，舌と咽頭の運動が失われ嚥下困難を起こす．また進行性筋ジストロフィー症，重症筋無力症などにより全身の筋肉が障害され，嚥下運動を司る筋肉の力が低下すると嚥下困難が起こる．

唾液の分泌低下は，シェーグレン症候群，脳出血や脳梗塞による顔面神経（脳神経Ⅶ）の障害によって起こる．また抗コリン作動薬（硫酸アトロピン）の投与によって副交感神経の働きが抑制された場合にも，唾液の分泌が減少する．唾液の分泌が減少することにより，食塊の形成が不十分となる．

さらに，食塊の通過が妨げられる障害には，食道にできた異物や外部からの圧迫により起こる機械的な通過障害と，蠕動運動が低下または消失することにより，食塊が食道内に停滞して起こ

る障害がある．

　機械的な通過障害は，咽頭・喉頭がん，食道がん，胃噴門部がん，食道術後の食道狭窄，食道裂孔ヘルニア，縦隔腫瘍や扁桃の肥大などが原因となって起こる．

　食道アカラシアや進行性全身性硬化症（強皮症）などの場合には，食道の蠕動運動の低下や消失が起こり，飲み込まれた食塊は食道内に停滞してしまう．

[3] 消化機能障害
(1) 糖質の消化機能障害

　糖質は唾液と膵液により消化される．そこで糖質の消化機能障害は，口腔内や膵臓の障害によって起こる．口腔内の障害には，かむという機械的消化機能の障害と，唾液の分泌による化学的消化機能の障害がある．かむことと唾液の分泌は相互に関係があり，う歯や口腔内の炎症，舌がんなどの疾患によって，かむことが困難となると唾液の分泌が減少する．また，食物をよくかまずに飲み込むような食習慣がある場合も唾液の分泌量は低下する．唾液の分泌が低下すると，酵素であるアミラーゼの作用が低下するため，糖質の消化能力が低下する．唾液の分泌が障害されるシェーグレン症候群では，食物がかみにくくなり，消化能力も低下する．

(2) たんぱく質の消化機能障害

　たんぱく質の消化は主に胃液や膵液により行われるため，胃切除術によって胃の全部または一部を失ったり，胃炎や胃潰瘍の発生によっても胃液が分泌されなくなり，消化が妨げられる．膵臓がんや膵炎で膵臓の機能が障害されても，たんぱく分解酵素である膵液の分泌が低下するために消化不良が起こる．

(3) 脂肪の消化機能障害

　脂肪は膵液により消化されるが，消化の前に胆汁の界面活性作用により，乳濁化される必要がある．胆嚢炎，胆石，胆嚢がん，胆嚢切除により胆汁の分泌が妨げられると，脂肪が乳濁化されず，脂肪分解酵素のリパーゼの作用が低下するため，脂肪の消化が障害される．また膵臓に炎症が起こると，リパーゼの分泌が低下し脂肪の消化が妨げられる．

[4] 移送機能障害
(1) 通過困難

　消化物の通過が妨げられる原因には，閉塞あるいは狭窄，絞扼，蠕動運動の低下がある．

　閉塞や狭窄は直腸がん，結腸がん，小腸がん，虚血性大腸炎，手術後の縫合部位の狭窄，糞便などによって起こる．腸管内容物の通過が妨げられ，内容物やそれらから発生したガスの貯留により，消化管が内部から押し広げられ，周辺の臓器を圧迫するため強い痛みを感じる．

　絞扼は腸重積や腸捻転，ヘルニアの嵌頓によって起こり，腸管を栄養する血管に血行障害が発生するため，腸管の壊死による激しい腹痛が起きショック状態となることがある．

　腸管の麻痺や痙攣により蠕動運動が低下すると，内容物からガスが発生し腸管を拡張するため腹痛が起こる．大腸内で起こった場合は，内容物からの水分が吸収が促進されるため，便が硬くなり排出困難となる．

(2) 通過速度の異常

　腸管の炎症や腸の一部の喪失，腸管からの吸収機能障害があると通過が速すぎ，内容物から水分が吸収されないために糞便が形成されず，下痢となって肛門から排出される．

腸管の炎症には，細菌やウイルスの感染によるものと自己免疫疾患によるものとがある．細菌感染は飲食物を介して起こることが多い．自己免疫疾患であるクローン病は遺伝的素因や感染，食事，免疫異常が関連するといわれる．潰瘍性大腸炎は大腸の粘膜内で免疫異常反応が生じるために起こる疾患である．

炎症を起こした粘膜には発赤，浮腫，出血が見られ，炎症が強度になるとびらんや潰瘍となり，腸の内容物とともに血便として排出される．

手術などにより胃腸管の一部を切除することは，消化・吸収機能の役割を喪失することになり，腸の切除後には消化・吸収の機能が低下し下痢が起こる．

消化・吸収障害には吸収不良症候群，たんぱく漏出胃腸症，乳糖不耐症がある．腸管における消化・吸収能力が低下あるいは消失により，栄養素や水分が消化・吸収されないまま消化管を通過し下痢が起こる．

(3) 胃内容物の逆流

胃内容物の逆流は，消化管や腹膜の刺激や大脳からの刺激，薬物，感覚からの刺激によって延髄の嘔吐中枢が刺激を受け起こる．

消化管の刺激は，胃炎，十二指腸潰瘍，胃がんなどが原因となって起こる．

胆石症，胆嚢炎，尿路結石，子宮外妊娠の破裂，卵巣嚢腫の破裂，腹膜炎によって腹膜が刺激されても嘔吐は起こり，さらに消化管周辺の炎症や痛み刺激によっても起こる．

〔5〕 吸収機能障害
(1) 栄養素の吸収機能障害

糖質，たんぱく質，脂肪などの栄養素の大部分は小腸で吸収される．小腸炎やクローン病，小腸切除術を受けると粘膜が傷害されたり，吸収面積の減少によって吸収作用が障害される．水溶性・脂溶性ビタミンの大部分も小腸から吸収されるが，ビタミンB_{12}は，胃の萎縮や胃切除によって内因性因子が欠乏するために吸収障害が起こり，悪性貧血が発生する．またビタミンKは，大腸から吸収されるので潰瘍性大腸炎や広範囲切除術では吸収障害があらわれる．

(2) 水分の吸収機能障害

水分は大部分が大腸から吸収されるため，感染性の大腸炎や潰瘍性大腸炎，大腸切除術を受けると水分の吸収が困難となり，糞便が形成されず下痢となって体外へ排出される．

〔6〕 糞便の排泄機能障害
(1) 糞便の形成不十分

手術により大腸が広範囲に切除された場合や細菌またはウイルス感染による大腸炎や自己免疫疾患による潰瘍性大腸炎などの場合，大腸の水分の吸収力が低下し糞便が形成されない．

(2) 糞便の排出困難と停滞

摂取する食物が不足したり水分の摂取不足がある場合，糞便の排出困難や大腸・直腸内への停滞が起こる．

直腸の弛緩または過敏も排出困難をきたす．不規則な排便習慣や脊髄損傷のために直腸が弛緩し便意が起こりにくくなり，長時間大腸内に便が停滞し水分を失い硬くなり排便が困難となる．過敏性腸症候群の場合は直腸の過敏により便秘と下痢をくり返す．

筋力の低下をきたす重症筋無力症，筋肉を支配する運動神経が侵される筋萎縮性側索硬化症な

どにより，腹圧が不足し力強くいきむことができず，糞便排出が困難となることもある．

肛門とその周囲にできる痔，裂孔，肛門周囲膿瘍，直腸がんなどによる排便時疼痛が原因で排便が困難となることもある．これらの場合には，痛みのために排便を避けるので，腸管内に糞便が長時間停滞し水分が吸収され硬くなり，硬くなった糞便を排出するためにさらに痛みが生じ，ますます排便が困難となる．

抗コリン作動薬やセロトニン5HT$_3$拮抗作用薬，麻薬は排便困難をもたらしやすい薬物である．

④ 栄養摂取・消化機能のアセスメント

〔1〕診察・フィジカルアセスメント

急性期は病態が時間の経過とともに変化し，生体への侵襲が大きく生命が脅かされる時期である．この時期の看護としては生命の機能回復と維持が優先され，危険な徴候への的確で迅速な対応が必要となる．特に，出血によるショックや肝不全による意識障害などへの対応は緊急を要する．さらに不安定な状況におかれている患者の苦痛，精神的混乱を最少にし，合併症を防ぎ，治癒を促進するような援助が必要となる．

急激な症状の緩和とともに，全身状態の観察を行い栄養摂取・消化機能のどこに障害が起こっているのか，それはどのような障害なのかをアセスメントすることが必要となる．食欲の有無や食事の摂取量，また口腔内の粘膜や歯牙の状態，唾液の分泌状態，悪心・嘔吐や腹部膨満感，腸蠕動の有無や排便の状況等を観察し評価していく．例えば，移送機能に障害が起こっている場合には，腹部膨満感や便秘，腸蠕動の減弱が症状としてあらわれる．さらに症状が進めば悪心・嘔吐や腹痛があらわれてくる．

激しい腹痛や悪心・嘔吐などの症状の緩和をはかりながら，処置や検査による苦痛が最小限におさえられるような配慮が必要となる．

〔2〕検査の種類

表Ⅶ-1 検査の種類

画像検査	X線，CT，磁気共鳴画像（MRI），超音波など
一般検査	血液（白血球，赤血球，血色素，ヘマトクリット，網状赤血球数，総たんぱく，血清アルブミン，血中アミラーゼ，リパーゼ，トリプシン，腫瘍マーカー，ビタミンB$_{12}$），尿（尿アミラーゼ），糞便（便潜血，細菌）など
生体検査	内視鏡，胆道・胆嚢造影検査，腹部血管造影，腹腔鏡，肝生検

〔3〕主な検査時の看護援助

①検査目的，重要性，手順，注意事項などについて説明し，検査への協力を得るための援助
②検査を受けるための食事制限や下剤などの準備についての指導
③安全・安楽に検査を受けるための援助
　●前処置についての説明
　●検査中の体位についての説明
④検査中の異常の早期発見と安全・安楽への援助
⑤検査後に起こりうる危険と対処方法についての説明

⑤ 栄養摂取・消化機能障害の治療とそれにともなう看護

1 薬物療法

　薬物療法では，栄養の摂取，嚥下，消化，移送，吸収，排泄機能の異常に対応するための薬剤および消化管のすべての臓器に発生する悪性腫瘍に対する薬剤が多く使用される．

　薬剤は定められた量が正しく与薬されてはじめてその効果を発揮するので，正しい方法で正しい量を与薬することが基本である．また，すべての薬剤には主作用と副作用とがある．薬理作用を理解し，効果を観察するとともに副作用の早期発見と重大な障害を予防するための看護が必要である．

〔1〕摂取，嚥下機能に関連する薬剤

　栄養の摂取，嚥下機能を障害する大きな原因は悪心・嘔吐である．悪心・嘔吐は食欲不振につながり，栄養摂取，嚥下機能を障害する．また悪心・嘔吐の発生は心理的にも社会生活上も困難を生じるので，これらの発生を抑制する薬剤が使用される．

　嘔吐反射にかかわる神経伝達物質は原因によって異なるが，いずれの作用を抑制しても，副作用として眠気と強い口渇があらわれる．またパーキンソン様症状や不随意運動があらわれることがあるので，注意深い観察と症状があらわれた場合の対処方法についても指導する．

〔2〕消化・吸収機能に関連する薬剤

　消化・吸収機能の障害は消化酵素の過不足により起こる．消化酵素が不足している場合は消化剤を補うことによって消化を助け，反対に消化酵素の分泌が高まり自己組織を消化するようなときには，消化酵素の分泌を抑制する薬剤を使用する．

〔3〕移送機能に関連する薬剤

　消化管の移送機能を障害する要因として，胃の内容物の停滞がある．胃や食道への食塊の通過を妨げている緊張を軽減するための薬剤が使用されるが，これらの薬剤も副作用として眠気があらわれるので注意が必要である．

〔4〕排泄機能に関連する薬剤

　糞便の量と硬さを調節し，排便を容易にする薬剤である．腸管を刺激するものと，便そのものを軟らかくして排泄を促すものとがある．塩類系の下剤を服用する場合は，飲水量を増やすと効果が増大する．服用後は排便があったことを確かめるよう指導することが重要である．

〔5〕消化管のすべての臓器に発生する悪性腫瘍に対する薬剤

　がん細胞の増殖を阻害する薬剤は非常に毒性が強いため，各薬剤の使用量や与薬方法を理解し，正確に投与しなければならない．

　与薬後は，患者の生命に危険な兆候があらわれていないかどうか観察することが重要である．

　消化管のがんの薬物治療は，DNAの合成を抑制することによってがん細胞の増殖を防ぐことを目的としているため，がん細胞だけでなく正常な細胞の増殖も障害される．

与薬後早期に現れる副作用として嘔気・嘔吐があるが，嘔気・嘔吐の予防と食欲不振への援助を行うことが必要となる．倦怠感に対しては，現在著効をもたらす方法はないが，マッサージや温湿布なども一時的には有効である．

肝機能障害や腎障害，心筋症を起こす薬剤もあるため，黄疸の発現や尿量の減少，脈拍の性状や心音の聴取による心機能の観察とバイタルサインの測定が不可欠である．

2 食事療法

栄養摂取・消化機能障害のある患者にとって食事は生命の基本であり，重大な問題である．食事療法を必要とする疾患は胃・十二指腸潰瘍，膵炎，潰瘍性大腸炎，クローン病，肝炎，肝硬変などがあり，疾患とその状態により食事療法の内容は異なる．

患者が食事を制限されているという不満を感じないように，食事療法の必要性や目的，内容を患者に適した方法で説明し，闘病意欲を持って治療を受けられることが大切である．

さらに，社会復帰に向けて食事療法を受けている患者が，社会生活を営むうえでどのようなことが問題になるのか把握し，対応を考えておく必要がある．

3 栄養療法

経口摂取ができない患者に対する栄養療法として，経腸栄養法と中心静脈栄養（IVH）がある．

経腸栄養法は鼻腔などから胃や腸内に挿入したチューブから流動性の食事を注入する栄養療法である．必要な食事量が摂取できない場合や，腸管からの栄養成分の喪失や吸収障害，クローン病などによる二次性のたんぱく栄養不良症に効果的である．クローン病の場合は，低栄養状態や一般状態の改善だけでなく，下痢や腹痛などの自覚症状や炎症反応も改善される．

注入する経腸栄養の種類や注入の速度によっては下痢が発生することがある．患者の個人差が大きいため，便の様子を観察しながら注入の速度を決めることが大切である．

中心静脈栄養法（IVH）は，カテーテルを中心静脈に入れて，持続的に高エネルギーの薬剤などを注入する栄養輸液療法である．クローン病や潰瘍性大腸炎の活動期，手術前後の栄養状態の改善，また経口的に食事摂取ができない場合に使用される．中心静脈栄養法の合併症として感染，血栓，高血糖および低血糖，微量栄養成分の欠乏などがあり，注意が必要である．

4 手術療法

栄養摂取・消化機能にかかわる消化管は部位により，食物の摂取，消化吸収，排泄など，さまざまな機能を担っている．そこで手術方法も部位や傷害の種類や程度により多種多様となる．どのような手術の場合にも注意が必要となるのは，これらの器官が食事と排泄という基本的な生活行動と深い関連があるということである．栄養摂取・消化機能にかかわる消化管の手術を受ける患者は，手術によりそれまでの生活習慣の変更を要求されることが多い．患者のそれまでの生活習慣と手術後の生活の再構築という視点で患者を援助することが重要である．

5 放射線療法

　栄養摂取・消化機能障害に関連する放射線療法は，食道がん，膵臓がん・胆道がん，直腸がんなどの悪性腫瘍に対する手術療法や薬物療法を併用した集学的治療として行われることが多い．また手術療法や薬物療法による治療が困難な場合に行われることもある．

　放射線療法にともない，消化管粘膜が影響を受け栄養状態の低下をもたらすことが予測される．口腔や食道への照射では，粘膜の浮腫，びらん，出血，疼痛を生じ，食事の際に特に痛みが強く，食欲の低下，食事量の減少等を招く．腹部リンパ節への照射の場合は，腸絨毛の脱落による腸粘膜炎症状である悪心，食欲不振，腹痛，下痢を生じる．これらの症状が強いと食事を摂取することが不安になるため，食事や水分摂取量が低下し低栄養状態や脱水を招く．そこで放射線療法中および治療後は，照射部位の安静と保護をはかるための援助が必要となる．食事内容の工夫や栄養管理，二次感染の予防のための局所の清潔保持，症状コントロールのための適切な薬剤の使用等が重要である．

参考文献

1．山本敏行，鈴木泰三，田崎京二（2000）新しい解剖生理学改訂第10版，南江堂
2．中野昭一編（2001）―解剖・生理・栄養―〈普及版〉図説・ヒトのからだ，医歯薬出版
3．中野昭一編（2001）―病体生理・生化学・栄養―〈普及版〉図説・病気の成り立ちとからだ［Ⅱ］，医歯薬出版
4．大島弓子，数間恵子，北本　清（2001）シリーズ看護の基礎科学第5巻からだの異常：病態生理学，日本看護協会出版会
5．高久史麿，尾形悦郎監修（2000）新臨床内科学第7版，医学書院
6．井村裕夫編集主幹（2001）わかりやすい内科学，文光堂

代表的な栄養摂取・消化機能障害のある患者の看護

① 逆流性食道炎患者の看護

1 基礎知識

　逆流性食道炎は，食道に潰瘍，びらんができ，胸やけ，胸骨後方痛，嚥下困難などを生じる疾患である．近年は，胃液が食道内へ逆流することにより，QOLを障害するような胸やけなどの自覚症状があるものを，胃食道逆流症（gastroesophageal reflux disease；GERD）と総称している．逆流性食道炎の発生機序としては，下部食道括約筋圧が低下することや，食道粘膜の防御能の低下によって起きる．胃液内の胃酸（塩酸・ペプシン）が食道粘膜を傷害することに加え，十二指腸液の胆汁酸やトリプシンが胃内のpH変化をもたらすことなどに対し，これらの攻撃因子に拮抗する食道粘膜の抵抗性（酸を中和する唾液分泌量，逆流物質を排出しようとする食道内クリアランス）の相対的なバランスが崩れることにより，発症するといわれている．つまり正常人でも，胃内容物の食道への逆流が見られるが，食道内クリアランスが良好であれば病的変化をきたさない．食道裂孔ヘルニアや胃全摘出後では，下部食道括約部（lower esophageal sphincter；LES）の括約機能が障害ないし消失することにより逆流性食道炎をきたしやすい．従来，逆流性食道炎は，欧米人に多い疾患と考えられていたが，最近，わが国でも増加していることが指摘されている．

2 看護アセスメント

〔1〕重症度・緊急度の査定

　胃食道逆流症の自覚症状として最も多いのは胸やけであるが，訴えと重症度とは必ずしも一致しない．また，ときに食道がんと類似する所見を呈する場合もあるため，上部内視鏡検査，病理組織検査等を行い，逆流の状況，逆流によって起こる非定型的症状（持続する咳，嗄声，咽喉頭異常感，非心臓性胸痛）および生活の質（quality of life；QOL）の評価によって治療方針が決定される．

〔2〕日常生活への影響

　胸やけなどの自覚症状にともない，食欲低下の状態が長期におよぶ場合，低栄養や無気力を生じる．

③ 看護活動

〔1〕主たる症状とそのコントロール

治療は，おおまかに生活習慣の改善，薬物治療，外科的治療に分類される．生活習慣の改善には，食事・嗜好品の調整，体位や衣服の工夫があげられる．薬物療法は，酸のコントロールと逆流現象の防止との2つの観点から薬が処方される．酸のコントロールには制酸剤と酸分泌抑制剤があり，酸分泌抑制剤にはH_2受容体拮抗薬（H_2-receptor antagonist；H_2RA）とプロトンポンプ阻害剤薬（proton pumpinhibitor；PPI）とがある．外科的に逆流防止術が行われることもある．

〔2〕日常生活への影響とその援助

(1) 食事

食生活においての原因は，過食，高脂肪食・高カロリー食，刺激物（アルコール，カフェイン飲料，香辛料）などが考えられている．過食は胃に過剰な伸展刺激を与え，迷走神経を介した一過性下部食道括約部の弛緩反応（transient lower esophageal sphincter relaxations；TLESR）を引き起こし，胃内容物の逆流が起こる．したがって，一度の食事量を減らす必要がある．また，高脂肪食，高カロリー食を摂取すると十二指腸粘膜からコレシストキニン（cholecystokinin；CCK）が分泌され，さらには，ガストリンの分泌も過剰となりTLESRが引き起こされると考えられている．アルコールは食道クリアランスの低下，LESの低下，食道粘膜への直接的な障害をきたし症状を引き起こすと考えられている．カフェイン飲料は胃酸分泌亢進作用があるといわれている．香辛料は食道粘膜に直接刺激を与えるため，症状が増悪する．食事療法としては，胃酸の分泌亢進を抑えるために消化のよい食品を規則的に摂取することが有効である．

(2) 喫煙

喫煙によるニコチン摂取は幽門括約筋の機能を減退させ，十二指腸液の胃内への逆流停滞の一因となるので，禁煙あるいは喫煙制限をする．

(3) 腹圧調整

体位の工夫として，食後は胃内容物の逆流を防止するためにしばらく坐位を保つ．また，就寝時は枕を高くする，布団やベッドで上半身を高くすることも有効である．ベルトやコルセット，帯使用による腹部の圧迫は胃液の逆流を引き起こすので避ける．

(4) その他

緊張感やストレスは交感神経を活性化し，胃液の分泌を亢進させる．したがって，ストレスコントロールの工夫を行う．

〔3〕教育的支援

薬物治療などの初期治療によって症状の消失や食道炎が治癒したとしても，治療の中止により再発，再燃することが多い．症状のコントロールあるいは合併症の予防のためには持続した治療が必要である．自己判断による治療の中断は再発・再燃をくり返すことを理解させるとともに，日常生活上の誘因と予防についての知識を持って再発を防ぐことができるようにする．

〔4〕心理社会的支援，家族への援助

持続した治療が必要な場合，生活整備には家族の理解が不可欠である．家族にも生活習慣の改

善，薬物治療についてわかりやすく説明し協力を得る．

参考文献
1．神津照雄ほか（2004）特集　胃食道逆流症（GERD）Vol.62, No.8

② 急性胃炎患者の看護

1 基礎知識

　急性胃炎は，他に顕著な病変のない胃粘膜に局所的な急性炎症反応（発赤，浮腫，びらん，出血）をともない，潰瘍を形成することもある疾患である．現在では，急性びらん性胃炎及び急性潰瘍といわれていた病変を総称し，急性胃粘膜病変（acute gastric mucosal lesion；AGML）という用語が使用されることが多い．症状は漠然とした胃部膨満感から，心窩部痛，出血，あるいは胃穿孔までさまざまである．原因としては，アスピリン，インドメタシンをはじめとする非ステロイド系消炎鎮痛薬（non-steroidal anti-inflammatory drugs；NSAIDs）や副腎皮質ステロイド薬の経口投与，過度のアルコール摂取によることがもっとも多い．重篤な基礎疾患のために，集中的な内科的あるいは外科的処置を受けた場合に急性出血性胃炎を発症することがあり，その誘因の1つがストレスとして知られている．高度の熱傷を負った患者に起こるストレス潰瘍（Curling潰瘍）は出血をきたし，しばしば重篤となる．中枢神経系への外傷や，外科手術後に発症するストレス潰瘍（Cushing潰瘍）は，潰瘍が深く穿孔の危険性が高い．発症のメカニズムとしては，胃粘膜防御因子であるプロスタグランジンの欠乏，胃粘膜上皮の新陳代謝の遅延など多くの関与が考えられる．いずれも原因の除去とともに急速に治癒に向かい，いったん治癒すると基本的に再発はない．

2 看護アセスメント

〔1〕重症度・緊急度の査定
　激しい腹痛，吐血などの症状があっても重篤な合併症がない場合は，数日で軽快する疾患である．しかし，重篤な基礎疾患のある患者では，突然の大量出血によって発症することがあり，出血性胃炎の致死率は40～50％に及ぶ．高齢者では，自覚症状が軽いことが多いので特に注意を要する．

3 看護活動

〔1〕主たる症状とそのコントロール
　嘔気・嘔吐に対し制吐薬投与，必要に応じ絶食や補液を行う．心窩部痛に対しては，制酸薬，H_2受容体拮抗薬（H_2RA），プロトンポンプ阻害薬（PPI），さらに強い痛みには消化管穿孔がないことを確認したうえで鎮痛薬を用いる．吐血量が多い場合には，胃内容物の吸引と嘔吐や誤嚥

を防ぐ目的で胃チューブを挿入する．さらに，止血をはかるために血管収縮薬や制酸薬を加えて洗浄することもある．出血源が限局しているときには内視鏡的止血術が行われる．

[2] 日常生活への影響とその援助
(1) 食事
　大量出血直後は禁飲食になるが，それ以外の病期において，過度の食事制限を行うことは，粘膜病変を胃酸の強力な消化作用にさらしたり，低栄養で治癒を遅らせたりする．したがって基本的には食事を抜いたりせず，規則的に摂取する．急性期，潰瘍症状のある時期は，胃粘膜を物理的・化学的に刺激する食品を避け，胃壁の運動や胃液の分泌を抑え，胃内停滞時間の短いものを摂取する．胃酸分泌亢進作用があるアルコール，カフェイン飲料や，食道粘膜に直接刺激を与える香辛料は，症状が増悪する．脂肪は消化吸収に負担がかかるが，胃酸分泌には抑制的に働くため，消化のよい良質の脂肪を摂取するとよい．

(2) 喫煙
　喫煙によるニコチン摂取は幽門括約筋の機能を減退させ，十二指腸液の胃内への逆流停滞を起こし，病変を悪化させるので，禁煙あるいは喫煙制限をする．

[3] 心理社会的支援
　吐血すると，患者は自分の体内から排泄された血液を見て，動揺したり，病状が重篤であるととらえたりする．排泄された汚物は，すみやかに片付け，患者や家族の目に触れないようにする．また，次々に行われる処置や，身体に取り付けられたチューブ類，ベッドサイドで交わされる緊迫した会話に，不安感，拘束感を持つ．現在の状態や今後の治療について，患者に合わせてわかりやすく説明する．

[4] 教育的支援
　日常生活で疾患の誘因となるものやストレス因子，非ステロイド系消炎鎮痛薬（NSAIDs）や副腎皮質ステロイド薬の使用中の注意が理解できるよう説明し，誘因と予防についての知識を持って再発を防ぐことができるようにする．攻撃因子としての精神的ストレスを避け規則正しい生活を送ることで防御因子が働くようにする．睡眠が取れない状態や精神的いらつきが続くときは，睡眠剤，精神安定薬を服用することもある．

[5] 家族への援助
　家族成員の突然の発症や生命の危機的状況は，家族に多大な影響を及ぼす．ときに，吐血量が多い場合であれば，家族の一員を失うのではないかという危機感や，患者の病状に対する知識や情報不足から不安を抱く．さらに，不安や緊張が続くことによって疲労が蓄積し，危機的状況を乗り越えるための問題解決方法をとれずに混乱を招いてしまうこともある．看護師は家族のおかれている状況を適切にアセスメントし，必要なサポートをしていく．

参考文献
1．竹田津文俊（2004）代表的な消化器疾患　胃・十二指腸潰瘍疾患　Vol.24, No.12, p.100-104, 月刊ナーシング

③ 急性胃潰瘍・十二指腸潰瘍患者の看護

1 基礎知識

　消化管粘膜は，塩酸やペプシンなどの粘膜を傷つける攻撃因子と，それらの攻撃因子から粘膜を守る防御因子とがバランスを保つことによってコントロールされている．ところが，何らかの刺激のよってこのバランスが崩れると，粘膜が傷ついて潰瘍などになりやすくなる．現在，胃潰瘍・十二指腸潰瘍の原因は①Helicobacter pylori（H.pylori）感染と②非ステロイド消炎鎮痛薬（NSAIDs）内服，③ストレス，の３つに集約される．わが国では，胃潰瘍・十二指腸潰瘍患者の約９割以上がH.pylori陽性であり，H.pylori陰性とされる潰瘍の約３割にNSAIDs内服歴があるといわれる．主たる症状は上腹部痛で，胃潰瘍は食後痛，十二指腸潰瘍は空腹時痛が多い．その他胸やけ，食欲不振，胃部不快感，悪心・嘔吐などがある．

　検査としては胃透視・内視鏡検査を行い，潰瘍の病期（活動期：A stage，慢性退行期：H stage，瘢痕期：S stage）を診断する．

2 看護アセスメント

〔１〕重症度・緊急度の査定

　急性胃潰瘍・十二指腸潰瘍は，突然の吐血で発症することが多く，循環血液量減少性ショックをきたすことがある．潰瘍穿孔が起こると，心窩部・背部の激痛を訴え，しばしば悪心・嘔吐をともなう．循環障害によって頻脈・冷汗・顔面蒼白をきたし，高度の場合は意識混濁しショック状態となる．腹部は，腹膜刺激症状である筋性防御が見られ腸雑音は消失する．

3 看護活動

〔１〕主たる症状とそのコントロール

　H.pylori陽性潰瘍の場合，多くは胃体部を中心に発生する単発・円形潰瘍で，しばしば再燃・再発をくり返す．治療はH.pylori除菌が第一選択であり除菌が成功すると潰瘍再発率は著明に低下する．2000年より，除菌治療が保険診療でできるようになり，胃・十二指腸潰瘍を根本的に治療できるようになった．除菌治療は，２種類の抗生物質とプロトンポンプ阻害薬（PPI）を一週間服用する．副作用には，下痢，軟便などがあるが多くは軽い症状である．

　一方，NSAIDs内服に代表されるH.pylori陰性潰瘍の場合，浅い小潰瘍が前庭部に多発，あるいは巨大潰瘍が胃体部から胃角部付近に単発で生じることが多い．治療としては，可能な限りNSAIDs内服を中止する．やむを得ずNSAIDsを継続する場合には，プロトンポンプ阻害薬（PPI）またはプロスタグランジン（PG）製剤が使われる．吐血や下血が見られる場合，潰瘍底の露出血管にクリッピングや局注療法などの内視鏡的止血処置が行われる．高齢者や基礎に重篤な疾患を有する患者や穿孔した場合は，外科的療法が必要となる．

〔２〕日常生活への影響とその援助
(1) 食事

活動期には，潰瘍の大きさ，深さにより食事制限し，栄養補給を目的とした持続点滴が行われる．吐血がある場合は禁飲食とするが，潰瘍からの出血がおさまり，治癒期への移行が確認されると流動食から食事を開始する．段階を経て軟食にあげていくが，高エネルギー・高たんぱくの消化のよい物を規則正しく摂取するよう指導する．なお，経口摂取開始時は再度潰瘍の悪化を起こしやすいので，食事摂取にともなう胃部症状や出血の有無を観察する．

(2) 喫煙

喫煙によるニコチン摂取は，胃粘膜に直接作用し病変を悪化させるので禁煙することがのぞましい．禁煙がストレスとなる場合は，タバコの量を制限し空腹時の喫煙は避けるよう指導する．

[3] 心理社会的支援

特に活動期は日常生活上の制限が強いられるうえに，苦痛をともなう処置・検査を実施しなければならない．潰瘍の病期・治療に応じて言動を観察し，支援していくことが大切である．

[4] 教育的支援

急性胃潰瘍・十二指腸潰瘍は，自己判断による治療薬の中止や精神的・身体的ストレス下における生活などによって再発しやすい．自覚症状消失後も薬物療法を継続すること，内視鏡検査などによる定期的な経過観察が必要であること，並びに，日常生活上の誘因を自己管理することが再発防止上必要であることを指導する．

参考文献
1．菅家一成ほか（2004）特集　胃・十二指腸潰瘍，Vol.62，No.3，日本臨牀
2．平石秀幸ほか（2004）消化性潰瘍UPDATE，Vol.210，No.5，2004.7.31，医学のあゆみ

④ 急性肝炎患者の看護

1 基礎知識

肝臓全体に炎症が起こった状態を肝炎という．肝臓に炎症が生じると，肝内の血管から血液がもれて浮腫や出血が起こり，好中球・リンパ球・形質細胞・マクロファージなどの血液中の細胞が肝組織に湿潤する．肝炎はその経過から急性肝炎，劇症肝炎，亜急性肝炎，慢性肝炎と分類される．

急性肝炎は，通常ウイルス性肝炎を指す．肝炎ウイルスに感染すると，肝内でウイルスが増殖し，急激な肝細胞の壊死をきたすため食欲不振，嘔気・嘔吐，黄疸，全身倦怠感などの症状を呈する．肝炎ウイルスが排除されれば肝障害はおさまり，発症後4〜6週間で，トランスアミナーゼ値などの肝機能検査成績が正常化し，完治する．しかし，中には劇症肝炎を起こし死亡する場合がある．また肝炎ウイルスの増殖が持続化すると，いったん正常化した肝機能が再び異常となり，慢性化することがあるので注意を要する．

病因：肝炎ウイルスが原因であるが，その種類にはA型・B型・C型・D型・E型があるが，急性

肝炎のみを発症するのはA型・E型で，C型ウイルス肝炎は慢性化する危険性が高い．
症状：どのウイルスによる肝炎でも大きな差異はない．初発症状は感冒症状・全身倦怠感・食欲不振・食後の吐き気などが多く，発熱・上腹部の不快感・黄疸・全身瘙痒感・右季肋部痛で始まることもある．黄疸をともなわない場合も多く，血液検査でトランスアミナーゼ値を測定しないと急性肝炎とわからないこともある．

　血清トランスアミナーゼ値は初期から高値となり，AST（GOT）値の下降に引き続いてALT（GPT）値の下降が見られ，多くの場合2ヶ月ほどでまったく正常化する．AST値およびALT値は黄疸に先行して上昇する．早期診断に役だつばかりでなく，黄疸をともなわない肝炎では欠くことのできない検査である．

　急性肝炎ではAST，ALT値は500〜1,500IU/ℓに上昇するが，2,000 IU/ℓ以上の場合は劇症化に注意すべきである．このような場合は，プロトロンビン時間などの検査値や脳症などの症状にも注意が必要である．通常の急性肝炎では，アルカリホスファターゼ（ALP）値などの胆道系酵素はあまり上昇しないことが多い．

　発病後6ヶ月以上たっても肝機能検査値が改善しない，あるいは増悪をくり返す場合は，慢性化したと考えた方がよい．慢性肝炎と急性肝炎は肝生検によって組織学的に区別され，慢性肝炎の場合は組織に繊維が沈着してくる．

〔1〕A型肝炎

　A型肝炎はHA抗体をもたない若年者や子どもに多く発症し，学校などで集団発生することもある．成人では，すでに抗体を獲得している人が多いため罹患しにくいが，最近のわが国は衛生状態がよく，長い間流行もなかったので，高齢者でないと抗体獲得者は少なくなってきている．季節的には冬から春にかけて見られることが多い．

　わが国ではA型肝炎ウイルスに汚染されたシジミや生ガキなど生の魚介類が感染源となることが多い．汚染地域では生水の摂取も厳禁であるが，氷を生水からつくっている場合も多いので，飲料物に氷を入れて飲むことにも注意が必要である．

　A型肝炎は急性肝炎を引き起こし，劇症化することはあるが，慢性化はない．ウイルス感染後2〜6週で発症し，発熱や咽頭痛などの感冒症状や胃腸症状が出現する．ついで黄疸が出現する．およそ1ヶ月から1ヶ月半で治癒する．

　IgM-HA抗体が感染初期（1ヶ月くらい）に出現するので，診断を確定することができる．

　安静の保持と肝庇護薬の投与で，治癒する例が大部分である．劇症化する例もまれにはあるがB型肝炎に比べるとごくわずかである．

　蔓延地への旅行の前にはワクチンの接種が推奨されている．

〔2〕B型肝炎

　B型肝炎はHBVのキャリアから非経口的に感染することが多い．乳幼児期に母親から感染した場合（母子感染）は，ウイルスを持続的に保有してキャリアとなる．血液または血液製剤の注射時や，汚染した針などによる刺傷時などに，血液を介して感染する．性交渉によっても感染が成立するため，HIV感染と同様に性感染症の1つに数えられている．

　成人になってからの感染では，通常は急性肝炎の経過で治癒するが，化学療法などで免疫能が低下していると，持続感染したり劇症化することもある．

黄疸が出現した患者の数％は劇症化するので，経過を十分に観察する．発症の1週間前に，消化器症状を主とした感冒様症状が出現することが多い．

潜伏期は40〜150日であり，症状が出現する前に血中にHBs抗原が検出される．HBs抗原は発症2〜3ヶ月後に減少し消失する．HBe抗原は発症前後に血中にあらわれるが，血中に検出されない．HBc抗体のうち，IgM抗体は発症前後から血中にあらわれ約2ヶ月で消失するが，IgG抗体は発症後1ヶ月からあらわれ長い期間持続する．HBs抗体は発症後6ヶ月ごろから出現し，この抗体があらわれると，原則として終生免疫が得られたと考えられていた．しかし近年，HBs抗体陽性のドナーから肝移植を行った場合，強力な免疫抑制のため，再びHBウイルスが出現することがわかり，HBs抗体が陽性になっても体内にはウイルスが残っていると考えられている．

安静を保持し，肝庇護薬を投与することにより，およそ3ヶ月後には治癒する．

予防にはHBワクチンや高力価HBγグロブリンが有効である．高力価HBγグロブリンは即効性があるが，短期間で効果は終わる．ワクチンの場合はすぐには効果があらわれないが，抗体を一度獲得すれば，ほぼ終生免疫が成立すると考えてよい．強力な免疫抑制下ではこのかぎりでないことは，すでに記したとおりである．

[3] C型肝炎

C型肝炎ウイルスはわが国では肝障害の原因として頻度が高く，血液を介して感染する．輸血後に発症していた非A非B型肝炎といわれた肝炎のほとんどが，C型ウイルスの感染によるものであることがわかっている．献血された血液のスクリーニング検査により，汚染した血液の輸血による感染は減少したが，近年では，汚染した注射針での覚醒剤の回し打ちによる感染や，人の血液の成分を原料とした医薬品の一種のフィブリノゲン製剤による感染が問題となっている．

特に特徴的な症状はなく劇症化はまれである．黄疸が出現せず，知らないうちに感染している不顕性感染もある．また，多くの場合は慢性化し，肝硬変や肝がんに至ることが多いため，十分な経過観察が必要である．

感染初期にはHCV抗体は陽性ではないので，遺伝子診断として，HCV-RNAのRT-PCR（逆転写ポリメラーゼ連鎖反応）法による検出が必要である．HCV抗体はAST（GOT），ALT（GPT）値が上昇して，1〜2週後には陽性となる．

安静を保持し，肝庇護薬を投与するが，多くの場合は慢性化する．急性肝炎の時期のインターフェロン（interferon）治療は効果がある．

2 看護アセスメント

[1] 重症度・緊急度の査定

肝炎ウイルスに感染すると，肝内でウイルスが増殖し，急激な肝細胞の壊死をきたすため食欲不振，嘔気・嘔吐，黄疸，全身倦怠感などの症状を呈する．それらの症状と全身状態を観察し，それらが患者の栄養状態，睡眠，活動，清潔の保持などにどのような影響を及ぼしているかアセスメントすることが重要である．また急性肝炎の一部は劇症化し死亡に至るため，肝機能検査などの血液データをもとに，劇症化の予兆をすみやかに発見し対処することが必要となる．トランスアミナーゼ，プロトロンビン時間，ビリルビン値，尿素窒素などの血液データのチェックとともに，浮腫，腹水，出血傾向，消化管出血，肝性口臭などの観察，肝性脳症の初期症状としての，

態が続くと，行き場所を失った胆汁中のビリルビンは肝臓に逆流し，血液中に移行して，黄疸を生じる．

〔2〕胆道炎

　胆道炎は，胆管内に逆流した細菌（大腸菌・クラブシエラなど）が，胆汁の流れが悪くなったときに増殖し炎症を起こしたものである．胆嚢内で炎症を起こした場合を胆嚢炎，胆管内で起こした場合を胆管炎というが，両者は併発していることが多く，総称して胆道炎または胆道感染とよばれる．

2 看護アセスメント

〔1〕重症度・緊急度の査定

　疝痛発作は，突然の激しい疼痛であり，心身の過労，高脂肪食の摂取，過食によって誘発されることが多く，夕方から夜間にかけての発症が多い．胆石症と胆道炎は，病歴，臨床症状，腹部症状に加え，血液生化学検査，腹部超音波検査により診断される．特に，腹部超音波検査は非侵襲的で，胆石の存在及び胆嚢炎の診断と進行度の判定に有効である．

　急性胆嚢炎は，胆石の嵌頓による急性閉塞性胆嚢炎であることが多い．胆石の嵌頓により胆嚢管が閉塞すると胆嚢壁の循環障害によりうっ血，浮腫が起こり，2～3日後に浮腫性胆嚢炎，3～4日後に壊死性胆嚢炎へと進行し穿孔しやすくなる．もし穿孔すれば胆嚢周囲膿瘍や胆汁性腹膜炎を生じる．発作時は，疼痛の程度と全身状態の把握が重要だが，特に高齢者では，胆道系組織が加齢のために変化していたり胆汁中に細菌が存在することが多いため，上記のプロセスが急速に進行し病態が悪化しやすい．また，高齢者はたとえ，胆嚢が穿孔しても疼痛が軽い場合があるため，血圧・脈拍などバイタルサインにも注意を要する．

3 看護活動

〔1〕主たる症状とそのコントロール

　胆石症の治療では，費用・QOLを考えた多くの治療法がある．胆嚢内結石の治療には，胆石溶解療法，体外衝撃波胆石破砕療法（ESWL：extracorporeal shock wave lithotripsy），腹腔鏡下胆嚢摘出術，開腹下胆嚢摘出術などがある．総胆管結石の治療は，経口的に内視鏡を挿入して行う方法が主流である．急性胆嚢炎における胆嚢ドレナージは症状改善に有効であり，全身状態の不良な高齢者に対しては経皮的胆嚢ドレナージ（percutaneous transhepatic gallbladder drainage；PTGBD）が推奨されている．

〔2〕日常生活への影響とその援助

　入院中に再発作が起きると，以後に予定している検査・治療計画に支障をきたすため，食事指導・生活指導が重要である．食事はコレステロール・脂肪を制限し，胆汁のうっ滞を防ぐため1日3回規則正しく摂取する．食事間隔が長くなると，胆汁が胆嚢内にとどまり，胆石が形成されやすい．また，食事間隔が空くことで空腹感が強くなり，過食傾向となる．香辛料，アルコール，カフェイン飲料は，胃液分泌を促進し，胆嚢収縮を促すため控える．肥満者には，減量指導を行う．

〔3〕心理社会的支援

 疝痛発作や発熱など，患者の苦痛は大きく，死の恐怖にとらわれたり，果たして完治するのかといった強い不安を抱く．不安の軽減にはまず苦痛を緩和し，その上で不安を傾聴する．

〔4〕教育的支援

 胆石症は，食事・生活習慣によって再発することがあるため，それらを改める必要がある．胆石溶解療法は長期間の内服を必要とするため，服薬指導とともに，飲み忘れをしない工夫を患者とともに考える．

参考文献

1．小林正彦（2004）胆石・胆嚢炎，エキスパートナースVol.20，No.10，p.76-81

⑦ 急性腸炎患者の看護

1 基礎知識

 急性腸炎は，種々の原因と生体側の条件によって小腸および大腸粘膜の炎症が起きたものである．臨床症状としては，炎症と消化・吸収機能障害による下痢，内臓痛覚刺激による腹痛，迷走神経刺激による求心性の嘔吐，さらに脱水が見られる．

〔1〕感染性腸炎

 細菌，ウイルス，原虫，寄生虫などが，主に経口的に体内に入り，胃，小腸，大腸を侵す．近年多く見られる感染性腸炎は，腸炎ビブリオ（Vibrio parahaemolytics）やサルモネラ（Salmonella）菌によるものである．一方，新たに発見されたカンピロバクター（Campylobacter）菌，腸管出血性大腸菌（EHEC：enterohemorrhagic Escherichia coli）なども増加している．

〔2〕非感染性腸炎

 薬物性腸炎の原因となる薬物には，非ステロイド系消炎鎮痛薬（NSAIDs），抗悪性腫瘍薬などがあるが，臨床上，最も頻繁に問題となるのは，抗生物質投与による腸内細菌叢の菌交代により生じる急性出血性腸炎や偽膜性腸炎である．発生機序には菌交代現象や薬剤の作用機序，患者側の免疫能，腸管の末梢循環など，多くの因子が関与しているといわれている．骨盤腔内の悪性腫瘍（子宮がん，卵巣がん，前立腺がんなど）に対して行われた放射線治療によって放射線腸炎が生じることもある．

2 看護アセスメント

〔1〕重症度・緊急度の査定

　原因の検索には病歴・便の観察と便検査（便培養など）が必要となる．水分・電解質/酸・塩基平衡の異常は，失われた消化管液の種類・量により異なることから，①下痢・嘔吐の量・性状，②体重の減少量，③ヘマトクリット値（Ht），④血清Na・K・Cl値，⑤血液ガスpH・B.E.，⑥尿比重を調べ，評価の指標とする．また，腹痛の程度は，主観的で患者それぞれ異なることから，バイタルサイン，白血球数（WBC），C反応性たんぱく（CRP）なども判断指標とする．高齢者は腸内細菌叢の変化として，善玉菌：ビフィドバクテリウムが減少し，悪玉菌：クロストリジウムの増加がみられることから，特にセフェム系やペンシリン系抗生物質投与により偽膜性腸炎を生じやすい．糖尿病，心臓病などの基礎疾患を有する場合には，脱水により病状が悪化しやすいため重症化を念頭に置く必要がある．

〔2〕日常生活への影響

　下痢・嘔吐が持続することにより栄養素が吸収されず，体力の消耗，疲労感の増強を生じる．

3 看護活動

〔1〕主たる症状とそのコントロール

　自然治癒傾向の強い疾患であるため，治療は一般的に対症療法を優先するが，症状に合わせて原因を除去する治療を行う．脱水がある場合は，早急に輸液療法を行う必要がある．嘔吐が激しい場合，制吐剤を使用する．嘔気・嘔吐がなく経口摂取が可能な場合は，できるだけ水分摂取を促す．感染性腸炎の場合，伝播を防ぐための感染防止措置の実施が重要である．

〔2〕日常生活への影響とその援助

　小腸粘膜の消化・吸収機能が障害されるため，初期は絶食とし，症状の改善とともに消化のよい，やわらかい食事から開始する．ウイルス性腸炎では，二次性乳糖不耐性による浸透圧上昇性の下痢を起こすため乳製品は禁忌である．

学習課題

1. 栄養摂取・消化機能を支える消化器の形態について説明してみよう．
2. 栄養摂取・消化機能を支える消化器の機能について説明してみよう．
3. 栄養摂取・消化機能障害が患者の身体状況や日常生活へ及ぼす影響について説明してみよう．
4. 栄養摂取・消化機能障害からの回復に向けた看護援助について説明してみよう．

VIII

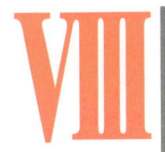

急性の内部環境調節機能障害のある患者の看護

---- 学習目標 ----
1. 内部環境調節に影響を与える腎機能と体液バランスについて理解する．
2. 急性腎障害の病態を理解し，対象に必要な看護援助について理解する．
3. 体液・電解質異常の症状を理解し，対象に必要な看護援助を理解する．

1 基礎知識

　ヒトの体は，環境の変化や，体に加えられる種々の刺激に対応して，体内の諸臓器組織が互いに連絡し，調整し合い，つねに体全体としての機能を最良の状態に保つような機構を備えている．この調節機構は，自律神経系による神経性の調節と，体液を介して主としてホルモンによって行われる調節の2つに分けることができる．内部環境とは，ヒトのこのような機構による生体内（体液）の環境をいう．ヒトの体は，このような内部環境を外部環境の変動から守り，また，もし内部環境に変化を生じた場合でも，直ちにこれを正常な状態に引きもどそうとする作用を備えている（生体内の恒常性の維持：ホメオスタシス）[1]．

　しかし，何らかの障害によって生体内の恒常性がバランスを崩すと，生命にも危険が及ぶ．急性の内部環境調節障害に対しては，異常の早期発見や早期対処が重要であり，綿密な観察やアセスメントおよび適切な看護ケアを行うことが重要である．第Ⅷ章では，急性の内部環境調節障害のある患者，特に，急性腎障害と体液調節機能障害患者への看護について学ぶ．

① 腎機能の解剖生理

（1） 腎の主要な働き

　腎は，尿を生成し，内部環境の恒常性の維持を行っており，排泄機能と排泄以外の機能（内分泌機能）に大別できる．

　①**排泄機能**：排泄機能には，3つの作用がある．糸球体濾過，尿細管再吸収，尿細管分泌（尿素，ナトリウム，水，カリウム，酸・塩基平衡，カルシウム）である．

　②**排泄以外の機能（内分泌機能）**：ホルモンを産生し，血圧調節，エリスロポエチンの産生，ビタミンD活性化などを行う（レニン・アンジオテンシン系，プロスタグランジン，造血因子，活性型ビタミンD）．

　腎臓は，血液を1日約150ℓ濾過し，その99％を再吸収することにより，血液の老廃物を除去し，浄化すると同時に体液調節を行っている．

（2） 構造

　腎臓は，脊柱の両側に左右1対あり，第12胸椎から第3腰椎までの後腹膜腔内に位置している．そら豆のような形状をしており，重量は成人で120g〜130g，長さは10〜12cm，幅5〜7cm，厚さ3〜4cmである．腎臓の内側には腎門とよばれるくぼみがあり，ここに，腹部大動脈から左右に分岐した腎動脈が入り，左右の腎臓からは下大静脈に連なっている腎静脈や尿管が出ており，その他神経，リンパ管などが出入りしている（図Ⅷ-1）．

　腎臓の割面を見ると，腎実質は表面に近い皮質と中心部に近い髄質の2層に分かれている．その髄質の先端は腎盂に向かっており，産生された尿は腎盂から尿管へと流出する（図Ⅷ-2）．

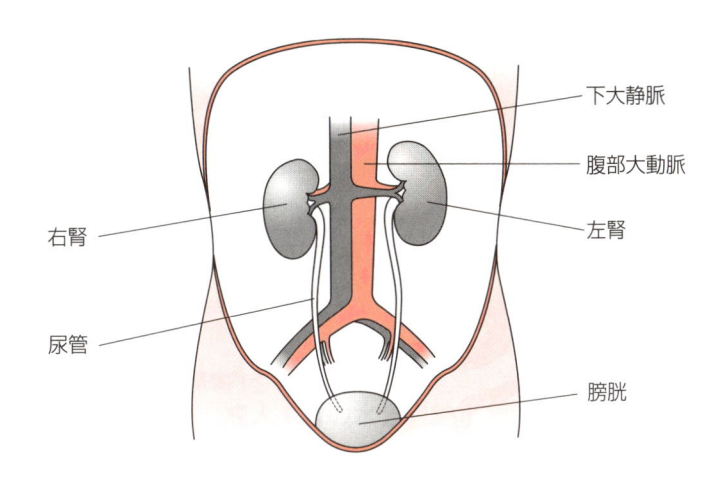

図Ⅷ-1 腎臓の位置

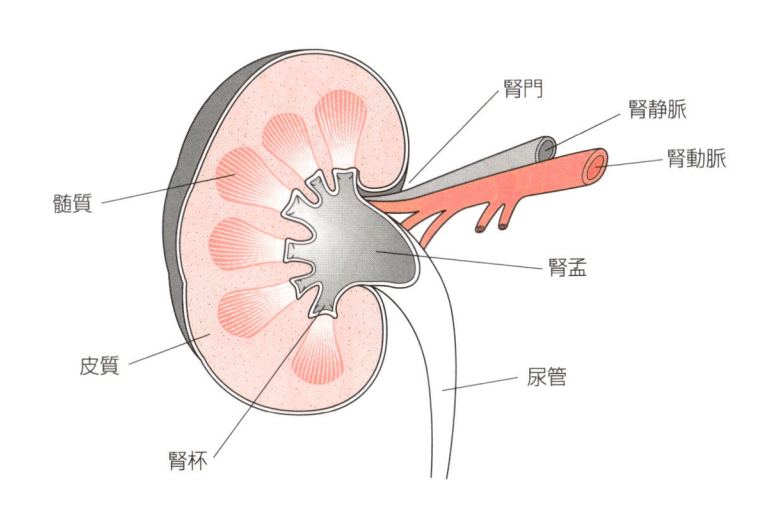

図Ⅷ-2 腎臓の断面

(3) ネフロン

腎臓の機能的単位をネフロンといい，腎皮質内にある腎小体と，腎皮質および腎髄質の両方に存在する尿細管からなる．一側の腎臓に約100万個のネフロンが存在する．

(4) 糸球体

腎小体は，糸球体とそれを包むボウマン囊から構成されている．糸球体は輸入細動脈が細く分枝して毛細血管となり，毛玉のような毛細管網を形成したものである．その毛細管はその後再び合流して1本の輸出細動脈となり，ボウマン囊をでる．ボウマン囊を出た輸出細動脈は再び分枝して毛細血管となり尿細管周囲で毛細管網をつくったあと，また合流して腎静脈へと至る．糸球体では輸出細動脈と輸入細動脈の圧差によって，血球およびたんぱく成分以外がボウマン囊内へと濾過される．この糸球体濾過液（原尿）は，ボウマン囊から尿細管へと流れ込む．（図Ⅷ-3）．

ドレーンからの排液，嘔吐や下痢，胃管からの消化液喪失，瘻孔などからの体液喪失などがある．ここでは細胞外液量の異常である脱水と浮腫について述べる．

(1) 脱水

脱水とは，水分や塩分の収支のバランスがくずれ体液が不足した状態をいう．脱水はナトリウム濃度により高張性脱水（水欠乏型），低張性脱水（ナトリウム欠乏型），等張性型脱水（混合型）の3つに大別される．

①高張性脱水（水欠乏型）：水分喪失がナトリウムの喪失を上回ると，高ナトリウム血症を呈する．口渇，乏尿，口唇・粘膜・皮膚の乾燥，眼のくぼみ，皮膚の弾力低下をきたす．全身的には発熱，疲労感，脱力感があらわれる．乳幼児や高齢者では衰弱が見られる．進行すると集中力に欠け，錯乱，せん妄などの中枢神経症状を呈する．

②低張性脱水（ナトリウム欠乏型）：ナトリウム喪失が水の喪失を上回り，低ナトリウム血症を呈する．利尿薬の過剰投与や，脱水に対して適正な水分・電解質の補正がなされなかったときに起こるのがほとんどである．水分が細胞内へ移動し，細胞外液量が減少するため，循環不全症状が出現する．めまい，立ちくらみ，頭痛，倦怠感などである．そのほか，食欲不振，嘔気・嘔吐などの消化器症状が見られる．口渇を訴えることは少ない．

③等張性脱水（混合型）：水分喪失とナトリウム喪失が同じ割合の場合をいうが，実際臨床では，高張性か低張性に偏っていることが多い．等張性型脱水は，主として下痢，熱傷などにより細胞外液が急速に失われる場合に見られる．

治療は，原因疾患の治療と水・ナトリウムの補給を行う輸液療法である．輸液製剤や輸液量を十分確認し，時間あたりの輸液量など指示どおり正確に安全に投与する．

(2) 浮腫

浮腫とは，さまざまな原因からナトリウム・水分の排泄量が減少し，体液量の均衡がくずれ，細胞外液の組織間液が異常にたまった状態をいう．組織間液が2〜3ℓ以上増加すると，臨床的に浮腫が出現するが，通常は5〜6ℓの増加で異常所見として認められる．初期は眼瞼や下腿に浮腫を認めるが高度になると胸水や腹水が貯留する．浮腫が全身に及ぶにしたがって，全身脱力感，倦怠感，呼吸困難が出現する．全身性浮腫を原因別に分類すると，心性浮腫，腎性浮腫，肝性浮腫，栄養性浮腫，内分泌性浮腫がある．

治療は，原因疾患の治療，利尿薬や血漿製剤等の薬物療法，食事療法，安静療法があるが，場合によっては透析療法あるいは体外限外濾過（透析をせず濾過のみで過剰水分を除去する方法：ECUM（extracorporeal ultrafiltration method））が行われる．利尿薬の確実な投与，毎日の体重測定，水分出納の時間ごとの観察および評価が必要である．

④ 腎機能と水・電解質のアセスメント

腎臓は，尿の生成と排泄を調節することによって体液の恒常性を維持している．この体液量の調節には，糸球体の濾過機能と尿細管での再吸収機能が重要で，水分およびナトリウムの出納をコントロールしている．急激な腎機能低下は，重症化すると尿毒症となり死亡率も高くなる．尿毒症の症状は，血中尿素窒素や血清クレアチニンの急激な上昇にともない，食欲不振，嘔吐，頭痛を訴え，尿量減少が見られる．また，うっ血性心不全，肺水腫，出血傾向などが見られ，末期症状としては意識混濁や痙攣が起こる．

ここでは，腎機能と水・電解質異常の早期発見の観点から腎臓の機能検査およびフィジカルアセスメントのポイントを述べる．

〔1〕腎臓の機能検査
(1) 糸球体の濾過機能を診る検査
糸球体で濾過される原尿の量は150ℓ/日で，このうち99%が尿細管で再吸収される．

急激な何らかの誘因や原因疾患および病態によって十分な腎血流量が供給されず，腎灌流が低下することにより糸球体濾過量は減少する．

①クレアチニン・クリアランス（CCr）試験
クレアチニンは，大部分が糸球体のみから排泄され，尿細管で再吸収されることはないため，糸球体の濾過値を尿中の排泄量から測定する方法として用いられている．クレアチニン・クリアランス試験の基準値は，100〜120mℓ/分である．血清クレアチニンと尿クレアチニンに基づいて計算されるため，採血と採尿の両方が必要である．24時間蓄尿して行うことが多い．

②血清クレアチニン（Cr）
クレアチニンは，大部分が糸球体のみから排泄されるために，糸球体濾過機能を反映する．血清クレアチニンの基準値は0.8〜1.5mg/dℓである．

③血中尿素窒素（BUN）測定
BUNは食事内容やたんぱく異化作用の影響を受けることを考慮する必要がある．血中尿素窒素の基準値は10〜20mg/dℓである．

(2) 腎臓の尿細管機能を診る検査
尿細管には，身体に不要な物質を分泌し，必要な物質を再吸収する機能がある．

①フィッシュバーグ濃縮試験
腎髄質の機能（尿濃縮力）をみることで，遠位尿細管機能を調べる．フィッシュバーグ濃縮試験は飲水を禁止して行うため，腎不全が進行している場合は脱水による腎機能悪化を招く危険性がありこの検査は行われない．フィッシュバーグ濃縮試験の正常は，3回の尿比重のうち少なくとも1回以上が1.025以上．

②PSP試験
腎臓の尿細管機能を調べる．PSP（フェノールスルホンフタレイン）液を静脈内注射後，15分，30分，60分，120分後に採尿し，尿中排泄量を調べ，近位尿細管機能を知る．PSP試験の正常は，15分で25%，2時間で60〜80%が排泄される．

(3) 腎機能測定や尿路の形態を診る検査
検査法としての画像診断には，レノグラム，腎シンチグラム，静脈性腎盂造影がある．レノグラム，腎シンチグラムは，放射性同位元素（ラジオアイソトープ：RI）を利用した検査法である．RIを静脈内注射し，RIの取り込み曲線や分布状態を記録し腎機能測定を行うものである．静脈性腎盂造影は，ヨード剤である造影剤を静脈内注射し，尿路の形態を知ることができるのに加え，造影剤の排泄状況から腎機能も知ることができる．また，腎後性腎不全を引き起こす尿路の狭窄・閉塞の確認には，CTや腹部超音波検査が有用である．腎性腎不全が疑われる場合には，原因疾患の確定と治療方針の決定のために腎生検が必要となることもある．

〔2〕腎機能と水・電解質に関するフィジカルアセスメント

いずれも薬物の服用，既往歴，食事内容，体重の増減，既往症などの病歴を慎重に聴取し，自覚症状の訴えに耳を傾け，身体病状の変化を見逃さないように観察する．また，検査データ，他の徴候との関連をも合わせて注意深く観察する必要がある．

情報収集の項目およびアセスメントは表Ⅷ-2に示した．

⑤ 腎機能障害と水・電解質異常の治療とそれにともなう看護

急性期における腎機能障害と水・電解質異常の治療としては，薬物療法，食事療法，安静療法，血液浄化療法（血液透析，腹膜透析，血液濾過法，持続血液濾過法）がある．腎機能障害および水・電解質異常は，生体内の恒常性のバランスを崩し致命的になることもあるため，その危険性を予測し，24時間体制で監視するとともに急変時すぐ対処できるようにしておく必要がある．

〔1〕薬物療法（輸液，利尿薬）

腎機能障害をきたしている場合，腎排泄性の薬剤投与については使用量の減量あるいは使用間隔の延長をし，体内の蓄積を防止する．また，薬物中毒や副作用の出現には細心の注意をし，異常の早期発見につとめる．

脱水など，循環血液量の減少が著明な場合は輸液を行う．反対に体液過剰時には，利尿薬を投与（経口あるいは経静脈注射）する．輸液剤の種類には，5％ブドウ糖液，生理食塩液，乳酸／酢酸リンゲル液，1号〜4号低張電解質輸液，血漿増量剤のアルブミン液などがある．輸液量は，水分出納を基本に考えられる．それぞれの輸液薬の特徴を知り，適応となる病態や，投与により起こりうる変化についての知識に基づいて，輸液管理および看護を行う．例えば，5％ブドウ糖液は血中に入るとすぐにブドウ糖が分解され低張となり血管外へ漏れていくので，緊急の循環血液量増加には役立たない．一方，乳酸／酢酸リンゲル液のような等張電解質液は血管内にとどまって循環血液量を増やすことができるが急な増加のために心負荷となり，肺うっ血／肺水腫を起こす危険性がある．また，高カリウム血症あるいは血清カリウム値が不明の脱水患者に対しては，カリウムの含まれた3号低張電解質輸液は使わず，1号低張電解質輸液から開始する

利尿薬の種類には，ループ利尿薬やサイアザイド利尿薬，浸透圧利尿薬（グリセオール）などがある．ループ利尿薬の代表はフロセミド（ラシックス®）で，副作用としては利尿効果のための脱水や低K血症，低Na血症，高尿酸血症などがある．浸透圧利尿薬は高浸透圧によって血管外の水分を血管内へ引きつけるため，一時的に循環血液量が増えるので，心不全に注意が必要である．利尿薬の投与は，夜間の頻回な排尿を防止するために朝に服用するようにする．また，頻回な排尿を考慮してポータブルトイレなどを準備する必要がある．利尿薬投与や輸液管理などで大切なことは，確実に投与すること以外に，水分出納，血圧，体重などの測定である．

電解質・酸塩基平衡異常に対しては，厳重かつ慎重な輸液管理あるいは内服薬による体液量，電解質の補正が行われる．体液量，電解質の補正では，病状の経過や検査データにしたがい刻々と輸液製剤や量，注入の速度などが変更される．電解質補正のための輸液管理，特にカリウム製剤は生命に直結するため，細心の注意をはらい医師の指示を正確・確実に行う．

表Ⅷ-2　腎機能と水・電解質に関する情報収集の項目およびアセスメント

項目	症状（何をどう見て判断・査定するか）	どういう場合に緊急度が高いと判断するか
全身症状	体液異常の全身症状としては，自覚症状（口渇，悪心・嘔吐，脱力感，全身倦怠感，易疲労感，皮膚の掻痒感，頭痛，動悸，呼吸困難）や水分出納のバランス異常，体重の急激な増減，バイタルサインの変化などがある．溢水・体液過剰時は中心静脈圧の上昇をきたす．また，脱水や大量出血の場合は，血圧低下が見られる．	バイタルサインの異常，肺水腫・心不全の出現，意識レベルの低下が見られた場合は緊急度が高い．
検査データ	**尿**：脱水や浮腫，急性腎不全，電解質異常の指標． 尿量，比重，pH，浸透圧，尿クレアチニン，尿電解質（Na, K, Ca, Mg, P, Cl） **血液一般**：出血や貧血および脱水の指標（低下は出血／貧血，上昇は脱水）． 赤血球（RBC），ヘモグロビン（Hb），ヘマトクリット（Ht）． **血液生化学**：急性腎不全，尿毒症症状，電解質異常の指標． 血中尿素窒素（BUN），血清クレアチニン（Cr），血漿電解質（Na, K, Ca, Mg, P, Cl），浸透圧，血漿たんぱく． **血液ガス**：腎機能障害にともなうアシドーシス（酸性）の指標． pH，重炭酸イオン（HCO_3），動脈血二酸化炭素分圧（$PaCO_2$），動脈血酸素分圧（PaO_2） **胸部X線**：肺うっ血，肺水腫，胸水貯留の有無． **中心静脈圧**：心不全・溢水（上昇），脱水（低下）． **心電図**：K代謝異常やCa代謝異常などの指標．	意識混濁や痙攣の出現，高カリウム血症による不整脈や代謝性アシドーシスの増強が見られた場合は緊急性が高い．
尿毒症症状	血中尿素窒素や血清クレアチニンの急激な上昇にともに，食欲不振，嘔吐，頭痛を訴え，尿量減少が見られる．また，体液の貯留によるうっ血性心不全／肺水腫および凝固能低下による出血傾向などが見られる．体液が酸性に傾き代謝性アシドーシスとなる．レニン・アンジオテンシン・アルドステロン系の働きで血圧が上昇する． 尿量減少とアシドーシスの増強から高カリウム血症きたす． 末期には，羽ばたき振戦や昏睡などの精神神経症状が出現する．	末期症状としては，中枢神経症状，消化器症状，浮腫，肺水腫，呼吸困難，右心不全，高カリウム血症などが起こる．
尿量の異常	乏尿（1日尿量400mℓ以下），無尿（1日尿量100mℓ以下）となった場合は，脱水または浮腫の程度，電解質バランスをみるとともに急性腎不全症状を早期発見する． 無尿には，尿閉（腎盂以下の尿路の狭窄や閉塞による尿量低下）の場合もあるので他の症状や検査所見などと関連してアセスメントする． 高カルシウム血症では，多尿（1日尿量2000mℓ以上）・多飲などをきたす．	乏尿，無尿とともに高窒素血症がある場合は，急性尿毒症状の出現が考えられ緊急性が高い．
浮腫の程度	初期は眼瞼や下腿に浮腫を認めるが高度になると胸水や腹水貯留をきたす．浮腫が全身におよぶにしたがって，全身脱力感，倦怠感，呼吸困難が出現する． 急激な体重増加にともなう全身性浮腫の出現は，肺水腫，胸水の併発も考えられ夜間や明け方の息苦しさに注意する． 腹腔内に体液が1ℓ以上貯留した場合，腹側部の膨隆，腹側部の濁音，波動などで確認できる．	肺水腫になると呼吸困難の出現とともに，泡沫状の血性痰を喀出する．

このような場合，患者・家族にとっては，緊急に開始される血液浄化療法に対する準備はまったくできておらず，患者・家族ともに不安は高まる一方である．病態を患者および家族に十分説明し，血液浄化療法の必要性が理解できるように援助する．また，患者および家族が抱いている不安や恐怖に対しても十分に受け止めるようにかかわる．

しかし，急性尿毒症症状の出現は，集中力の低下，見当識障害，不穏などの精神・神経症状をともなっており，十分理解できない状況の中で緊急透析が導入される可能性も高い．透析中はベッドサイドを離れず安全かつ安楽に透析治療が行われるよう綿密な観察とケアを行う．尿毒症状が改善してきたところで，病状や治療の必要性については再度説明する必要がある．

⑥ 腎機能障害と水・電解質異常における日常生活援助

ここでは，脱水における日常生活援助について述べる．浮腫については，「急性腎障害患者の看護―看護活動―」参照．

[1] 脱水
脱水の病態生理は「腎機能障害と水・電解質異常の種類，機序，病態生理」を参照．

(1) 食事
脱水の原因となる状況を把握し脱水の型に応じて，塩分や水分の補給を行う．1日の必要摂取量を示し，いつでも摂取できるように床頭台などに水を準備しておく．摂取した量が一目でわかるようにペットボトルを利用してもよい．また，氷片やお茶，ジュース，スポーツドリンクなども飲みやすい．ただし飲み物によってはカリウムを多く含むので確認する必要がある．安眠を促すために，夜間は昼間よりは時間を空けて水分摂取する．ナトリウムの補正のためには，塩，梅干，醤油などを活用する．

(2) 安静・安楽
粘膜や皮膚の乾燥，弾力性の低下のために，褥瘡が発生しやすい状況にある．皮膚がシーツや寝衣のしわで損傷することがないように安楽枕を用い時間ごとの体位変換を行う．また，臥床したままでも床頭台に手が届くようにベッド周辺の環境整備も行う．寝衣は肌にやさしい素材（綿やガーゼ生地）を選ぶ．

(3) 清潔・排泄
乾燥した皮膚に対する清拭は，油性成分を含んだ浴剤を使用する．全身の観察も兼ねて1日1回は清拭を行う必要がある．陰部は排泄ごとに清拭を行う．陰部洗浄は尿路感染防止にとっても重要なケアであり毎日行う．体位変換時には皮膚のマッサージを行う．また，手浴，足浴も部分浴として適宜効果的に行う．排泄はベッド上での介助またはベッドサイドにポータブルトイレを設置し介助する．

(4) リスク管理
高度の脱水症状では，錯乱，せん妄などの中枢神経症状が出現する．24時間体制で監視するとともに，ベッド周囲の機械器具の整頓や不要な物品の片付けなど環境を整え転倒・転落を防止する．

2 代表的な内部環境調節機能障害のある患者の看護

① 急性腎障害患者の看護

1 基礎知識

　急性腎障害は，腎前性・腎性・腎後性の種々の成因によって腎機能が急激に低下し，体液の恒常性が維持できなくなった状態である．急性腎不全は，急速な尿毒症状を招き死に至る危険性もあるが，可逆的な要素を持っていることから，すみやかな対処および適切な観察やケアがなされればその危険は防ぐことができる．

　急性腎不全とは，数時間から数週間で急激に腎の排泄機能が低下することによって高窒素血症をきたす症候群をいう．多くの場合に無尿（1日尿量100mℓ以下），あるいは乏尿（1日400mℓ以下）で発症する．ナトリウム排泄障害による細胞外液増大により，肺水腫をともなううっ血性心不全をきたす．起座呼吸や泡沫状の血性痰を喀出するのが特徴である．浮腫は特に眼瞼や下腿に認めるが，急激な体重増加にともなう全身性浮腫の出現は，肺水腫，胸水の併発も考えられ，夜間や明け方に息苦しさがあらわれることが多い．

　中枢症状，消化器症状，浮腫，肺水腫，呼吸困難，右心不全，高カリウム血症などの急性尿毒症状出現時は，死に至る危険性が大である．また，腎機能低下により免疫力低下をきたしているため，感染を合併する可能性はかなり高い．

　しかし，急性腎障害は可逆性で，いずれも早期診断・治療により回復が期待できる．

〔1〕急性腎障害の分類

　急性腎障害はその成因により腎前性・腎性（腎実質性）・腎後性に分類される（表Ⅷ-4）．
　①腎前性：脱水，ショック，出血，火傷，外傷など
　②腎　性：糸球体腎炎，腎毒性物質など
　③腎後性：急性尿路閉塞など

〔2〕急性腎障害の機序と病態生理
（1）機序

　原因疾患や病態によって発生機序が異なり，機能面から見た場合には大きくは糸球体濾過機能障害と尿細管機能障害に分けられ，障害部位別に分けたときには腎前性・腎性・腎後性に分けられる．

糸球体濾過機能障害

　何らかの誘因や原因疾患および病態によって十分な腎血流量が供給されず，腎灌流が急激に低

表Ⅷ-4　急性腎障害の原因

腎前性急性腎障害	腎性腎障害	腎後性腎障害
心拍出量の減少 　心筋梗塞，心不全 　心原性ショック 循環血液量の低下 　大出血，脱水（嘔吐，下痢） 　消化管液の喪失（胃液の吸引など） 　熱傷，利尿薬の過剰投与 　外傷性ショック，膵炎，イレウス 血液分布異常性ショック 　感染性ショック 　（敗血症，エンドトキシンショック） 　アナフィラキシーショック	急性尿細管壊死 　虚血性 　　ショック 　　敗血症 　腎毒性物質 　　化学物質 　　除草剤 　　抗生物質 　　造影剤 糸球体病変 　急性糸球体腎炎 血管病変 　動脈塞栓	腎盂尿管閉塞 　結石 　腫瘍 膀胱・尿道閉塞 　結石 　神経因性膀胱 　腫瘍 　前立腺肥大 　尿道狭窄

下することで糸球体濾過量が減少し，糸球体濾過機能障害が起き乏尿および血中尿素窒素（BUN）などの上昇が見られる．

尿細管機能障害

　化学物質や抗生物質，除草剤などの腎毒性物質により，また外傷や熱傷によるショックのために高度の腎虚血が起きることにより急性尿細管壊死が発生する．

(2) 病態生理

　①**腎前性の急性腎障害**：腎臓に十分な腎血流量が供給されないことが原因で腎不全に至る．すなわち，腎自体は組織学的，機能的にも正常であるが，脱水，ショックなどで心拍出量が減少し，循環血漿量が低下するためにネフロン当たりのGFR（糸球体濾過値）が減少し（収縮期血圧が40〜50mmHg以下に低下すると，糸球体濾過量はほとんど0になる[3]）腎不全状態となる．適切な輸液（細胞外液量の補正）や早期に原因疾患の治療がなされれば，腎機能は回復し予後は良好である．しかし，治療の遅延などがあれば，腎灌流低下から急性尿細管壊死をきたし，腎性の急性腎不全へと移行する可能性がある．

　②**腎性の急性腎障害**：腎実質性急性腎不全ともいう．種々の原因により腎実質そのものに急性の器質的障害がもたらされたもので，腎前性や腎後性の腎不全とは発生機序がまったく異なる．腎性の急性腎不全は可逆性であるが，腎機能回復には時間を要する．急性尿細管壊死が大半を占め，急性尿細管壊死と腎実質性急性腎不全はほぼ同意語として用いられている．急性尿細管壊死の病因としては，腎毒性物質によるものと，高度の腎虚血後に発症するものに大別される．

　③**腎後性の急性腎障害**：腎前性の急性腎不全同様，腎自体は組織学的・機能的にも正常であるが，腎盂以下の尿路の狭窄や閉塞によってもたらされる病態である．尿路の狭窄や閉塞の程度によって尿量が異なる．多くは無尿を呈する．前立腺疾患や結石，腹部臓器腫瘍による両側尿管の圧迫，浸潤，神経因性膀胱などのために起こる．

〔3〕急性腎障害の症状と検査所見および経過

　急性腎障害の経過は，発症期・乏尿期・利尿期・回復期の4病期に分けられる．

(1) 発症期

　高窒素血症を認め，原因疾患による症状（例えばショック状態，意識障害）が見られるが，乏

尿（1日400mℓ以下）ではじめて異常に気づくことが多い．原因発生から乏尿が始まるまでの期間は，1〜3日間で原因によって長短がある．早期診断がその後の予後に影響する．

(2) 乏尿期

糸球体濾過値の低下から乏尿または無尿（1日尿量100mℓ以下）による高窒素血症，水・電解質の異常（高カリウム血症，低ナトリウム血症，低カルシウム血症，高リン血症）があらわれる．ナトリウムと水分貯留による浮腫・肺水腫・うっ血性心不全・高血圧の出現や，これらにともなう低酸素血症および代謝性アシドーシスが著明となる．また，数日で食欲不振，嘔気・嘔吐，消化管出血などの消化器症状や貧血・出血傾向，傾眠，せん妄，意識障害などの精神神経症状があらわれ尿毒症症状をきたす．高カリウム血症によって心停止をきたす場合もある（乏尿期には1日でカリウム1mEq/ℓ程度の上昇がよく見られる）．乏尿期は，このような尿毒症状があらわれ生命の危険のある時期である．

乏尿または無尿を認める時期は，数日から2週間，平均して10〜14日であるが，ときには数ヶ月も続くことがある．この時期，血中尿素窒素，血清カリウム値の上昇が高度であれば血液浄化療法が開始される．血液浄化療法を行わない場合は，たんぱく質，塩分などの食事制限，水分制限および高カリウム血症への対処が行われる．高カリウム血症に対しては，カリウム交換樹脂の内服や注腸，ブドウ糖インスリン療法が行われる．また，カリウム制限の食事療法を行う．

(3) 利尿期

乏尿期を過ぎ腎機能が回復しはじめると，まず，糸球体の機能が回復し，その後尿細管が回復するため，尿細管機能が十分回復していないこの時期は，1日2000〜3000mℓ以上の多尿になり，水・電解質が失われる．適切な補正が行われない場合には，脱水や電解質異常に陥る危険性がある．利尿期にはいると腎機能は回復してくるが，高窒素血症は利尿期にはいってもすぐには改善しない．利尿期は数日続く．

(4) 回復期

1ヶ月から数ヶ月かかって徐々に腎機能は回復するが，必ずしも正常の腎機能まで回復するとはかぎらない．

急性腎障害の病期と糸球体濾過値（GFR），尿量，血中尿素窒素の変化を図Ⅷ-5に示す．

[4] 急性腎障害の治療

急性腎障害は，腎前性，腎性，腎後性によって対処方法が異なるが，共通なこととしては水分バランスの調整，電解質異常の是正（特に高カリウム血症），栄養管理および感染など合併症対策が行われる．乏尿期には，透析療法が必要になる場合がある．基本的には，基礎疾患に対する治療と対症療法（食事療法，薬物療法，安静療法，透析療法）が行われる．

(1) 基礎疾患に対する治療

①腎前性急性腎障害の治療：直ちに原因となっている病態の是正を行う．循環血漿量減少に対し適切な輸液療法を行うとともに，原因にともなって起こる重篤な症状（ショック状態，意識混濁など）に対する治療を行う．

②腎性急性腎障害の治療：原因疾患などの治療を行う．

③腎後性急性腎障害の治療：直ちに下部尿路の閉塞部の手術的除去や腎瘻造設を行い尿路の確保をする．

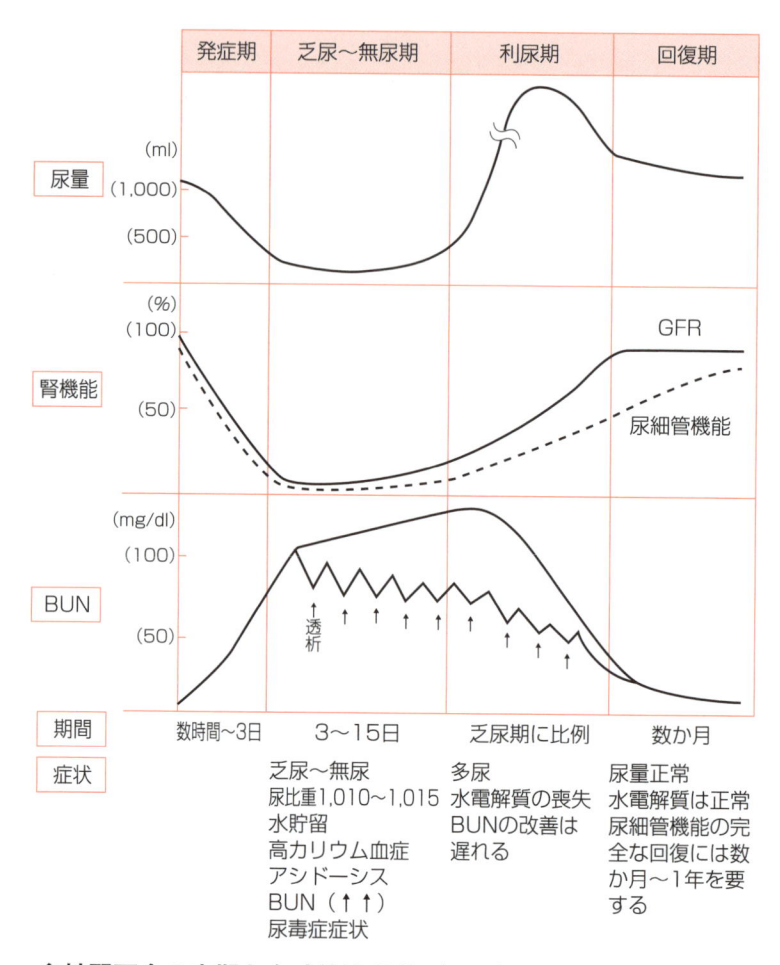

図Ⅷ-5 急性腎不全の病期と糸球体濾過値（GFR），尿量，血中尿素窒素の変化

（日野原重明総監修，出浦照國ほか編，衣笠えり子，吉村吾志夫（1987）腎疾患患者の看護に必要な基礎的知識，ナーシング・マニュアル第8巻 腎・泌尿器疾患看護マニュアル，P.29，学習研究社より転載）

(2) 保存的療法（対症療法）

①**食事療法**：急性腎不全では，体内に窒素代謝産物（たんぱく質），水分，ナトリウム，カリウム，リンなどが蓄積するためこれらを含む食品を制限する．しかし，1日の摂取エネルギーは少なくとも35kcal/kg前後とする．これは，外科手術やショック等が原因となる急性腎不全では，著明な異化亢進をきたしているからである．異化がエネルギー摂取を上まわるとたんぱくが異化され，窒素代謝産物がさらに増加することになる．したがって糖質によるエネルギー補給を行いたんぱく異化を最小限に抑える必要がある．

血液浄化療法を行わない場合は，厳重な食事療法を行う．たんぱく質は状況によるが0.5〜0.8g/kg，食塩は1日3〜5g以下としてカリウムもできる限り厳重に制限する．水分は前日の尿量に不感蒸泄を加えた範囲とする．

②**薬物療法**：多尿期には尿量が1日10ℓに及ぶこともあるため，脱水や電解質異常が起こりやすい．尿量に応じて適切な輸液・電解質管理が必要である．また，肺水腫やうっ血性心不全をきたしている場合は，利尿薬を使用する．高カリウム血症に対しては，カリウムイオン交換樹脂

(ケイキサレート®，カリメート®）の経口または注腸投与をする．高度の高カリウム血症の場合は，カルシウム剤の静脈内注射，ブドウ糖＋インスリン療法などを行う．代謝性アシドーシス是正には，重炭酸ナトリウムの投与を行う．

　③**安静療法**：安静臥床でいることで，有効腎血漿流量を増加することができる．特に乏尿期は安静が必要である．

(3) 透析療法

　食事療法，薬物療法などで腎機能の改善が認められないときに血液浄化療法が行われる．著しい代謝性アシドーシス，高カリウム血症，乏尿があるときには，生命の危険があり緊急透析を開始する．急性腎不全治療には，血液透析が一般的である．血液データの改善を見ながら治療の方針や透析スケジュールを決定する．

2 看護アセスメント

［1］重症度・緊急度の査定

　急性腎障害はショックや外傷，手術，重症感染，異型輸血，急性の尿路閉塞，DIC（disseminated intravascular coagulopathy；播種性血管内凝固異常）[*1]，消化管出血，薬物中毒等が原因で起こり，乏尿無尿で発症する場合が多い．中枢症状，消化器症状，浮腫，肺水腫，呼吸困難，右心不全，高カリウム血症などの急性尿毒症状出現時は，死に至る危険性が大である．また，腎機能低下により免疫力低下をきたしているため，感染を合併する可能性はかなり高い．

［2］日常生活への影響

　急性腎障害をきたすと，血液中の尿素窒素（BUN），血清クレアチニン，血清カリウム値などの上昇，代謝性アシドーシスの進展により，食欲不振，嘔気・嘔吐などの消化器症状，体液貯留，浮腫，胸部不快感が出現する．また，全身倦怠感や脱力感で身の置き場がないような不快感や，エリスロポエチンの産生機能の低下による貧血症状などが出現し，労作時息切れや動悸を訴える．これらの身体症状は，食事，安静，排泄，睡眠，活動，清潔面などすべての日常生活へ大きな影響を及ぼす．

　食事については，食欲不振などの消化器症状が出現するうえに，たんぱく質，水分，ナトリウム，カリウム，リンなどの制限（制限の程度は腎機能障害の程度によって異なる）が加わり，食事摂取量が低下する．また，有効腎血漿流量を増加するために，安静療法が必要となり，移動や排泄，清潔面での制限が加わる．体液貯留や浮腫による脱力感や倦怠感は，活動不耐とともに睡眠障害もきたす．

［3］病状に対する認識，心理状態

　急性腎障害は，原因はさまざまでしかも突然に短期間の間に発症するため，病態の認識についてはほとんど知識がないと考えてよい．特に，初期の発症期においては，ほとんど自覚症状がなく病状に対する認識を持つことができない．次々に行われる処置や検査に対する理解も十分でき

[*1]　何らかの病的状態に続発して，全身の血管内に血栓が多発し，その血栓に，血小板，フィブリノーゲンなどが消費され，また活性化された凝固因子が失活することによって消費性凝固障害をきたした状態をいう．DICを起こす代表的疾患は，転移性悪性腫瘍，急性白血病，重症感染症ならびに持続性ショックである[4]．

ていないまま治療が行われると，パニックに陥る危険性もある．

また，病態が進行するに従って尿毒症症状の出現や生命の危機に陥ることもあり，病状に対する認識を持てないまま経過する可能性もある．このことは，患者や家族の心理状態に大きな影響を与える．病気の受容は，病態の変化に後追いするかたちで徐々に心理的変化があらわれてくるため，病態の急性の変化が見られる場合は，不安感が募り精神的葛藤が生じやすい．患者や家族の不安感を十分に受け止めることが大切である．また，状況が理解できないまま不安感だけを増大させることのないように，治療の方針や治療の経過，回復の見通しなど状況に応じてわかりやすい説明を頻回に行う．

3 看護活動

〔1〕主たる症状とそのコントロール

(1) 心・血管系

肺水腫にともなう呼吸困難や胸部圧迫感については，上半身挙上し安楽な半座位をとり，寝衣なども動きやすく締め付けないものを選ぶ．水分・塩分を制限するとともに利尿薬を確実に投与する．

利尿薬は，持続時間を考慮し，睡眠を妨げないように通常は朝に投与する．水分の出納バランスを評価するために，毎朝，尿量や水分摂取量など水分の出納や体重を測定する．急激な体重減少がないように体重の変化に注意するとともに，ループ利尿薬の副作用である血清カリウム値の低下，また，サイアザイド系利尿薬の副作用である起立性低血圧にも注意する必要がある．利尿薬の効果がなければ透析療法を行う．

また，腎臓における血圧調節を行う内分泌（レニン・アンジオテンシン・アルドステロン系）機能低下により血圧が上昇する．溢水・体液過剰も血圧上昇をきたす．高血圧に対しては利尿薬，降圧剤の投与を行う．

(2) 高カリウム血症

尿量減少とアシドーシスの増強から高カリウム血症をきたす．高カリウム血症の症候は，心臓，神経，筋にあらわれる．急速にカリウム値が上昇し血清K値が $7 \sim 8 \, mEq/\ell$ を超えると，心電図所見はテント状T波を示し，致死的な不整脈の出現とともに心筋の収縮力が低下し，心停止を招く危険性がある．その他，筋力低下や四肢の知覚障害なども生じる．

対処療法としては，透析療法あるいはカリウム交換樹脂の内服や注腸，ブドウ糖インスリン療法が行われる．また，カリウム制限の食事療法を行う．

(3) 消化器症状

初期症状は食欲不振と味覚異常を訴える．進行すると嘔気・嘔吐，下痢，下血，吐血をきたす．消化管粘膜にも浮腫を生じ多数のびらんが形成される．出血傾向もありストレスから消化管出血を起こしやすく，内視鏡的に止血を行う．異常の早期発見につとめるとともに，食事への援助やストレスの軽減をはかることが必要である．少しでも食事が摂取できるように，栄養士や家族とも連携してやわらかい消化のよいものや許可範囲内で嗜好品を取り入れ食事回数を数回に分けるなど工夫する．経口摂取ができない場合は，高カロリー輸液などによって栄養を補給する．

味覚異常やこれらの消化器症状は，食に対するストレス源にもなるため，食事摂取を無理強いしないようにし，苦痛を受け止め，患者や家族と相談しながら進めることが大切である．

(4) 尿毒症性神経，精神症状

易疲労感，傾眠傾向，無気力，記銘力低下，不眠などが見られる．また，見当識異常，幻覚，錯乱などの精神障害を合併し，さらに進行すれば昏睡，全身痙攣へと移行する．乏尿期における尿毒症症状出現時は，夜間徘徊など不穏な行動が出現する場合がある．また，尿毒症による見当識障害，不穏などの中枢神経症状は身体損傷や転倒・転落の危険性もある．そのため，患者の安全を守り異常を早期発見しすみやかに対応できるように，意識や精神状態などの観察や状態把握を密に行うとともに，転倒・転落などの危険を防止するための24時間監視体制を敷く．

[2] 日常生活への影響とその援助

急性腎障害の乏尿期，利尿期，回復期に応じて，食事療法や安静療法が行われる．

(1) 食事

特に乏尿期においては，たんぱく質，水分，ナトリウム，カリウム，リンなどの摂取が制限される．食事制限については，家族だけでなく面会人や同室者にも説明し間食などしないよう協力を求める．

①**カロリー**：摂取カロリーが不足すると異化作用の亢進が進み，老廃物の産生を増加することになる．十分なカロリー（1200～2000kcal/日）と制限内での良質なたんぱく質（たんぱく価の高い魚，肉，卵，牛乳など）を摂取する．カロリー不足による異化作用の亢進を防ぐために中心静脈栄養を行うこともある．カロリー補給として甘味類を用いる場合は，栄養士と連携して菓子類を間食に用いるなど工夫する．

②**カリウム**：カリウムを多く含む食品（果物，野菜，豆類やジュース，イオン飲料類）を示し間食などで摂取することのないように，家族へも協力を求める．

③**塩分**：塩分制限については，薄味でも食がすすむように少量のわさびやからしなどの香辛料や減塩醤油やレモン，酢などを上手に取り入れる．暖かいものや冷たいものなど食材に応じて少しでも美味しく摂取できるように配慮することで，食欲もわいてくる．また，朝，昼，夕の3食とも薄味で食事するのではなく，1食あるいは1品だけに味を集中させて楽しむこともできる．特殊食品も種々あるため栄養士と相談し医師の許可の範囲で工夫をする．

④**水分**：水分制限に対しては，少ない摂取量で満足感を得るためにお茶を熱くして飲む，氷を摂取する，水を飲まずうがいを頻回に行う，などの工夫がある．1日の水分摂取量をボトルに入れて目盛りをつけセルフコントロールすることもできる．利尿期には，水分電解質のバランスを見ながら水分摂取量の変更があるため，脱水傾向に導くことがないように綿密な水分管理と毎日の評価が重要となる．

(2) 安静・安楽

安静療法も老廃物の産生を抑えるために重要なケアであり，腎機能回復を促すためにできるだけ安静臥床でいることがのぞましい．急性腎不全の発症期，乏尿期，利尿期では全身倦怠感や脱力感などによる活動不耐が著明であり，安楽，安全に過ごせるようにベッド周囲の環境を整える．

また特に高齢者の場合，安静によって筋力低下や関節の拘縮をきたしやすい．ベッド上でできる自動・他動運動を行う．

安静臥床は，有効腎血漿流量を増加させ利尿を促すことができ浮腫の改善に役立つ．急激な体重増加にともなう全身性の浮腫では，自分自身で体位変換をすることも困難な状況にある．時間ごとの体位変換を行い褥瘡の発生を予防する．下肢の浮腫が著明な場合は，小枕などの上に足を

のせるなど安楽な体位を工夫する．ただし，心臓より上にはあげないようにする．また，臥床したままでも床頭台に手が届くようにベッド周辺の環境整備も行う．寝衣は身体を締め付けないもので肌にやさしい素材を選ぶ．

(3) 排泄，清潔

　排泄や清潔などの日常生活面においては全面的な援助を必要とする．利尿薬を投与している場合や利尿期に入った場合は，夜間も頻繁に排尿するため，ベッドサイドにポータブルトイレを設置する．膀胱留置カテーテル挿入中は，感染予防のために陰部の清潔ケアを毎日行う．

　浮腫が全身に及んでいる場合は，全身の観察も兼ねて頻回に清拭を行う必要がある．強くこすらないようにして温布清拭などを行う．特に2面の接した部分はていねいに清拭し陰部は排泄ごとに清拭を行う．陰部洗浄は尿路感染防止にとっても重要なケアであり毎日行う．歯磨きは軟らかい歯ブラシを使用し，毎食後行う．体位変換時には，そのつど皮膚のマッサージを行い，褥瘡の予防につとめる．排泄はベッド上での介助またはベッドサイドにポータブルトイレを設置し介助する．

(4) 感染防止

　主に，肺炎および尿路感染症の防止をはかる．肺炎防止については，体位変換や口腔の清潔，痰喀出の援助を行う．尿路感染については，陰部の清潔の保持とカテーテル管理である．全身性に浮腫がある場合，わずかな傷からでも組織間液が漏出し，そこからの感染が起こり得る．そのため注射等の針刺し後の止血は十分時間を取ること，テープをはがすときにも細心の注意を払うことなどが必要である．爪も短く切っておく必要がある．皮膚損傷は感染の危険性が高く小さな傷に対しても十分な手当てが必要である．浮腫のために靴がきつくなり皮膚を損傷することもあるため，適切なサイズの靴を選ぶよう勧める．

(5) リスク管理

　履物やベッド周囲の機材などには十分気を配り転倒などの予防につとめる．また，浮腫は末梢循環を悪くし冷感やチアノーゼをともなう．保温のために用いる湯たんぽ，温枕，ホットパックなど（温罨法）は，熱傷をしないよう温度には十分注意をし，直接肌に触れないように設置するなど十分に配慮されなければならない．

〔3〕心理社会的支援

　急性腎障害のさまざまな症状，処置，治療や急性腎不全をきたした原因および予後について，本人だけでなく家族が十分理解できるように説明する必要がある．予後に対する不安については回復の希望を持つようにかかわることが大切である．厳守しなければならない日常生活の制限，特に水分制限や食事制限については，かなり精神的にストレス状態になる．病状の変化に応じて患者と家族にわかりやすい説明を行い不安が増大しないようにかかわる必要がある．さらに，急性腎不全の進行により出現する尿毒症状は，見当識障害や不穏などをきたすため精神的にも十分な支援を患者および家族に行う必要がある．

　入院にともなう職場等の対応や調整を行い，安心して療養生活を過ごすことができるように面会等の配慮や環境調整をする．また，必要時，職場等の理解を得るための介入をする．

〔4〕教育的支援

　急性腎障害をきたした原因および治療内容を理解することで，患者は，食事療法や薬物療法等

を受け入れることができる．患者が治療に積極的に参加できるように病気や症状，日常生活について正しい知識を得ることができるように教育的支援を行う．特に，厳しい食事制限については患者や家族に理解が得られるように教育的支援が必要となる．しかし，腎機能低下とともにさまざまな症状が出現している状況では，病状や予後に対する不安も高まり，集中力も散漫となり，心身ともに学習の準備状況にはないこともあわせて考えておく必要がある．まずは不安な感情を十分に受けとめることが大切である．病状の改善を見ながら患者の学習準備状況が整うのを待たなければならない．

腎機能低下の原因が退院後の生活を改善しなければならないような場合は，腎不全の回復を待って学習できるように支援し，セルフマネジメントできるようにする．

[5] 家族への援助

急激な症状の出現や病態の変化は，患者のみでなく家族の動揺や不安を増大させている．病気に対する家族の認識不足や家族の動揺，不安感は患者自身にも大きく影響する．家族関係を理解して家族に対しても病気の理解ができるように十分な説明をするとともに，精神的にも支援も行う．

② 電解質・酸塩基平衡異常患者の看護

A ナトリウム代謝異常患者の看護

ナトリウム代謝異常は，脱水が主な原因となる高ナトリウム血症と，下痢・嘔吐や利尿剤の投与などによる低ナトリウム血症がある．いずれも細胞外液量，浸透圧，血清ナトリウム濃度異常の状態である．重篤な場合は，意識障害・痙攣などの症状をきたすため，早期に原因を除去しすみやかな対処および適切な観察やケアが大切である．

1 基礎知識

ナトリウムは主に細胞外液（総ナトリウム量の約90％）に分布し，生体の浸透圧維持および細胞外液量の調節に大きな役割を果たしている電解質である．血清ナトリウム濃度は，136〜145mEq/ℓの狭い範囲で維持されている．ナトリウムは腎糸球体で100％濾過されるが，その後その99.5％が尿細管で再吸収されるため，尿に排泄されるナトリウムは濾過量の1％以下となる．体内水分量（主として細胞外液量）の状態によって，体液量の減少した高・低ナトリウム血症，体液量がほぼ正常の高・低ナトリウム血症，体液量過剰の高・低ナトリウム血症がある．

体内ナトリウム量に比較して体内水分量が欠乏した状態を高ナトリウム血症といい，体内ナトリウム量に比較して体内水分量が過剰になった状態を低ナトリウム血症という．単にナトリウム量が過剰あるいは不足の状態と考えてはいけない．

高ナトリウム血症と低ナトリウム血症との比較は表Ⅷ-5に示す．

[1] 高ナトリウム血症

血清ナトリウム濃度が150mEq/ℓ以上になったものをいう．高ナトリウム血症の成因は水分欠

表Ⅷ-5 高ナトリウム血症と低ナトリウム血症の比較

	高ナトリウム血症	低ナトリウム血症
血清ナトリウム濃度	150mEq/ℓ以上	130〜135mEq/ℓ以下
症状	高ナトリウム血症そのものによる中枢神経症候，意識障害，筋痙攣，腱反射 体液量増加にともなうもの 　むくみ（溢水） 体液量減少にともなうもの 　脱水	低ナトリウム血症にともなう低浸透圧により生じる細胞浮腫（脳圧亢進につながる） 　食欲不振，嘔吐，全身倦怠感 　易刺激性，錯乱，嗜眠，昏睡 体液量増加にともなうもの 　腎不全，うっ血性心不全，肝硬変，ネフローゼなどの浮腫 体液量減少にともなうもの 　全身倦怠，めまい，立ちくらみ 　起立性低血圧
検査・治療	血液検査，尿浸透圧測定 　循環不全があればまず生理食塩水の投与 　急激な是正は，脳浮腫を助長する可能性があるため禁忌である	血液検査，尿浸透圧 尿中ナトリウムの測定 　循環血液量の低下がある場合は，生理食塩水を投与する 　水分制限 　利尿薬の投与 　透析治療

乏の場合とナトリウム過剰の場合に大別できる．高ナトリウム血症の一般的な原因は，体内ナトリウム量に比べ，体内水分量が不足して起こる水分欠乏である．臨床でみる高ナトリウム血症の大部分は，脱水によるものである．特に，意識障害のある老人や口渇を訴えられない幼児などは，高ナトリウム血症になりやすく注意が必要である．そのほか，尿崩症による突然の多尿とそれにともなう口渇・多飲による高ナトリウム血症がある．はじめは口渇が強いほかには特異的な症状はないが，やがて意識障害，痙攣などの重篤な症状が出現する．治療法としては，ナトリウムを含まない輸液や利尿薬の投与が行われる．

高ナトリウム血症が生じる割合は，低ナトリウム血症に比べるとはるかに少ない．

〔2〕低ナトリウム血症

血清ナトリウム濃度が130〜135mEq/ℓ以下になったものをいう．低ナトリウム血症は，臨床で最も高頻度に起こる電解質異常である．特に高齢者に発症しやすい．利尿薬の投与や下痢・嘔吐，うっ血性心不全などによる低ナトリウム血症がある．軽度では，臨床症状は見られない．120mEq/ℓ以下になると，意識障害や痙攣，低血圧，食欲不振，嘔気などが出現する．

❷ 看護アセスメント

〔1〕重症度・緊急度の査定

血清ナトリウム濃度の急激な変化や正常値（136〜145mEq/ℓ）からの逸脱の有無，それらの進行の程度，体液量のバランス，血清ナトリウム濃度異常（150mEq/ℓ以上，130〜135mEq/ℓ以下）により生じる各種症状の出現を見逃さないことが重症度や緊急度の査定に必要である．高ナトリウム血症のときには，意識障害，筋痙攣，腱反射の亢進などが生じる．これらの症状は，特に高齢者や幼児にあらわれやすい．また，低ナトリウム血症のときに生じる，脳圧亢進症状（頭痛，嘔気など），錯乱，嗜眠，昏睡症状に注意する．

病歴や身体症状の観察については,「腎機能と水・電解質のアセスメント」参照.

[2] 日常生活への影響

ナトリウム濃度異常にともなうさまざまな身体的症状の出現とともに,日常生活面で多くの規制が必要となる.厳重かつ慎重な輸液管理による体液量,電解質の補正とともに,食事制限,症状によっては安静の保持など日常生活への影響は大である.食事療法は,水分や塩分制限の厳守が必要である.ナトリウム濃度異常による意識障害や痙攣が出現したときは,患者の安全を守り観察や状態把握を綿密に行うとともに,24時間監視体制を敷く.

[3] 病状に対する認識,心理状態

ナトリウム濃度異常は,患者にとってまったく予期できずに種々の症状を自覚することになる.また,高度のナトリウム濃度異常は,精神・神経症状をきたし,認識や心理状態に大きく影響することになる.電解質補正の対処が直ちに行われるが,特に,高ナトリウム血症になりやすい意識障害のある老人や口渇を訴えられない幼児は,自分の身に何が起こっているのかを理解できない.家族もまた,病態の変化に対する不安感や恐怖感などがあらわれ動揺する.

高ナトリウムの急激な是正は,脳浮腫を助長する可能性があり,微量点滴で長時間かけてゆっくりと是正する.

③ 看護活動

[1] 主たる症状とそのコントロールおよび日常生活への影響とその援助

「腎機能障害と水・電解質異常における日常生活援助」を参照.

[2] 心理社会的支援

ナトリウム代謝異常という病態の変化とともにさまざまな症状があらわれ,患者および家族は動揺し不安が増大する.ナトリウム代謝異常のさまざまな症状,処置,治療および予後について,患者だけでなく家族も十分理解できるように説明する.予後に対する不安については回復の希望を持つようにかかわることが大切である.不穏や痙攣など重篤な症状出現によってはパニックを引き起こす可能性もある.病状の変化に応じて患者と家族にわかりやすい説明を行い不安が増大しないようにかかわる必要がある.

厳守しなければならない日常生活の制限,特に水分や塩分管理については,かなり精神的にストレス状態になる.苦痛や不安感を受け止め,治療に参加できるようにする.

安心して療養生活を過ごすことができるように家族などの面会の配慮や環境調整をする.また,入院にともなう職場等への対応や調整を行う.

[3] 教育的支援

ナトリウム異常をきたした原因および治療内容を理解することで,患者は,水分や塩分などの食事療法や利尿剤の服用や輸液管理を受け入れることができる.患者が治療に積極的に参加し,病気や症状,日常生活について正しい知識を得ることができるように教育的支援を行う.しかし,意識障害のある高齢者や小児の場合,傍にいる家族への指導が必要となる.

B カリウム代謝異常患者の看護

1 基礎知識

　カリウム代謝異常は，腎機能低下にともない乏尿や高度のアシドーシスによる場合や，広範囲の熱傷や筋組織の崩壊をきたした場合の高カリウム血症と下痢・嘔吐などにともなう低カリウム血症がある．カリウム代謝異常は，心筋の収縮力を低下させ死にいたる危険性があるため，すみやかな対処および適切な観察やケアが重要となる．

　カリウムは主に筋肉を中心とする細胞内に98％存在し，細胞外液中には2％（60mEq）しか存在しない．カリウムは，細胞内の酵素活性や神経・筋細胞の興奮／伝達／収縮などに重要な働きをしている．したがってカリウム代謝異常が起こると心臓にも影響をもたらし，心室細動から心停止に至る危険性が大きくなる．特に，高カリウム血症は，致死的な心室性不整脈を起こすことになる．心電図でテント状T波を見つけた場合，直ちに治療の必要がある．
高カリウム血症と低カリウム血症との症候の比較は表Ⅷ-6に示す．

表Ⅷ-6 高カリウム血症と低カリウム血症の比較

	高カリウム血症	低カリウム血症
血清カリウム濃度	5.5mEq/ℓ 以上	3.5mEq/ℓ 以下
症状	主として心臓，神経，筋 　心臓 　　致死的な不整脈 　　通常血清カリウム値が6.5mEq/ℓ 　　以上になると心電図異常 　神経，筋 　　筋力低下，四肢のしびれ 　　弛緩性麻痺，呼吸筋麻痺 　消化器 　　嘔気，下痢	神経，筋，心臓などを中心に全身 　神経，筋 　　四肢麻痺，脱力感，横紋筋融解， 　　知覚障害，痙攣，意識障害 　消化器 　　便秘，麻痺性イレウス 　腎臓 　　尿濃縮の低下のよる多尿，多飲 　心臓 　　心電図上T波の平坦化， 　　U波の出現

[1] 高カリウム血症

　血清カリウム濃度が5.5mEq/ℓ以上になった状態をいう．採血時に生じた溶血によるカリウム高値は，高カリウム血症と区別する（偽性高カリウム血症）．

　治療・検査：血清カリウム6.5mEq/ℓ以上では心電図の連続モニタリングが不可欠である．ただちにカルシウム剤，アルカリ製剤，ブドウ糖＋インスリン投与を行う．根本的な治療としては，体外へのカリウムの除去が最も効果的である．これには，イオン交換樹脂（ケイキサレート®，カリメート®）の経口または注腸投与あるいは血液浄化療法がある．

　高カリウム血症の原因には以下のようなものがある
　①**腎からのカリウム排泄減少**：腎不全（急性，慢性），アジソン病，アルドステロン低下症，薬剤性（ACE阻害薬，非ステロイド性抗炎症薬など）
　②**カリウムの細胞外への移行**：アシドーシス，インスリン欠乏（糖尿病性アシドーシス），薬剤（β－ブロッカーなど）
　③**カリウム摂取過剰**：保存輸血，カリウムを含む輸液

[2] 低カリウム血症

血清カリウム濃度が3.5mEq/ℓ以下に低下したものをいう．血清カリウム2.5mEq/ℓ以下では心電図のモニタリングが不可欠である．不整脈，筋力低下，呼吸速迫があればただちにカリウムを補給する．

低カリウム血症の原因
① **カリウム摂取の減少**：高度の飢餓，神経性食欲不振症（AN）
② **カリウム排泄促進**：腎外のカリウム喪失（嘔吐，下痢など），腎からのカリウム喪失（利尿剤，アルドステロン症，尿細管性アシドーシス，尿細管障害，薬剤，鉱質コルチコイド作用の薬剤），カリウムの細胞外への移行（アルカローシス，周期性四肢麻痺，インスリンとグルカゴンの併用）

② 看護アセスメント

[1] 重症度・緊急度の査定

乏尿や高度のアシドーシスをともなう病態では，致命的な高カリウム血症をきたし，心室性不整脈から心停止に陥る危険がある．

軽度の高カリウム血症では自覚症状はないが，急速にカリウム値が上昇し血清カリウム値が7〜8mEq/ℓを超えると，しびれなどの神経症状や全身脱力感が出現する．さらに上昇するとアシドーシスによるクスマウル呼吸を呈し，心筋の収縮力が低下し，不整脈，テント状T波の出現，P波の消失などにつづいて最終的には心停止を招く．

血清カリウム値6.5mEq/ℓ以上，2.5mEq/ℓ以下では心電図モニタリングを要する．カリウム値異常と心電図を図Ⅷ-6に示す．

病歴や身体症状の観察については，「腎機能と水・電解質のアセスメント」参照．

[2] 日常生活への影響

心電図や血清カリウム値をモニターしながら24時間の監視体制が敷かれる．細かく計算された微量輸液管理や薬物投与が行われるため，食事や安静など日常生活面で多くの規制が必要となる．

高カリウム血症の場合には，カリウムが多く含まれている野菜や果物などの食品を示し，患者および家族にも協力を得る．輸液管理やモニタリングによる体動制限は，清潔，排泄，移動などの日常生活への影響は大きい．

[3] 病状に対する認識，心理状態

カリウム濃度異常は，初期はほとんど自覚症状もなく患者にとってまったく予期できない状況にある．電解質補正の治療が直ちに開始されるが，患者は自分の身に何が起こっているのかすぐには理解できない．そのため，正しい知識を持てないまま不整脈等が出現すると，病態の変化に対する不安や死の恐怖を抱き精神的混乱を招きやすい．また，尿毒症症状による精神・神経症状出現は，さらに患者の意識や心理状態に大きく影響してくる．

2 看護アセスメント

[1] 重症度・緊急度の査定

　酸塩基平衡の異常は，呼吸器症状，循環器症状，中枢神経症状などに特徴的な症状が出現する．腎不全をきたした時に生じる代謝性アシドーシスが進行すると，深く大きなクスマウル呼吸を呈す．循環器症状としては，血圧低下やショックに陥る．また代謝性アシドーシスが著しい場合，昏睡状態に陥る．慢性呼吸不全患者に高濃度の酸素吸入を行うと，急激に酸素分圧が上昇して呼吸が抑制され，呼吸性アシドーシスからCO_2ナルコーシスに陥り意識が低下する．

　病歴や身体症状の観察については，「腎機能と水・電解質のアセスメント」参照．

肺による呼吸性調節　　　　　　　　　①呼吸性アシドーシス
　　　　　　　　　　　　　　　　　②呼吸性アルカローシス

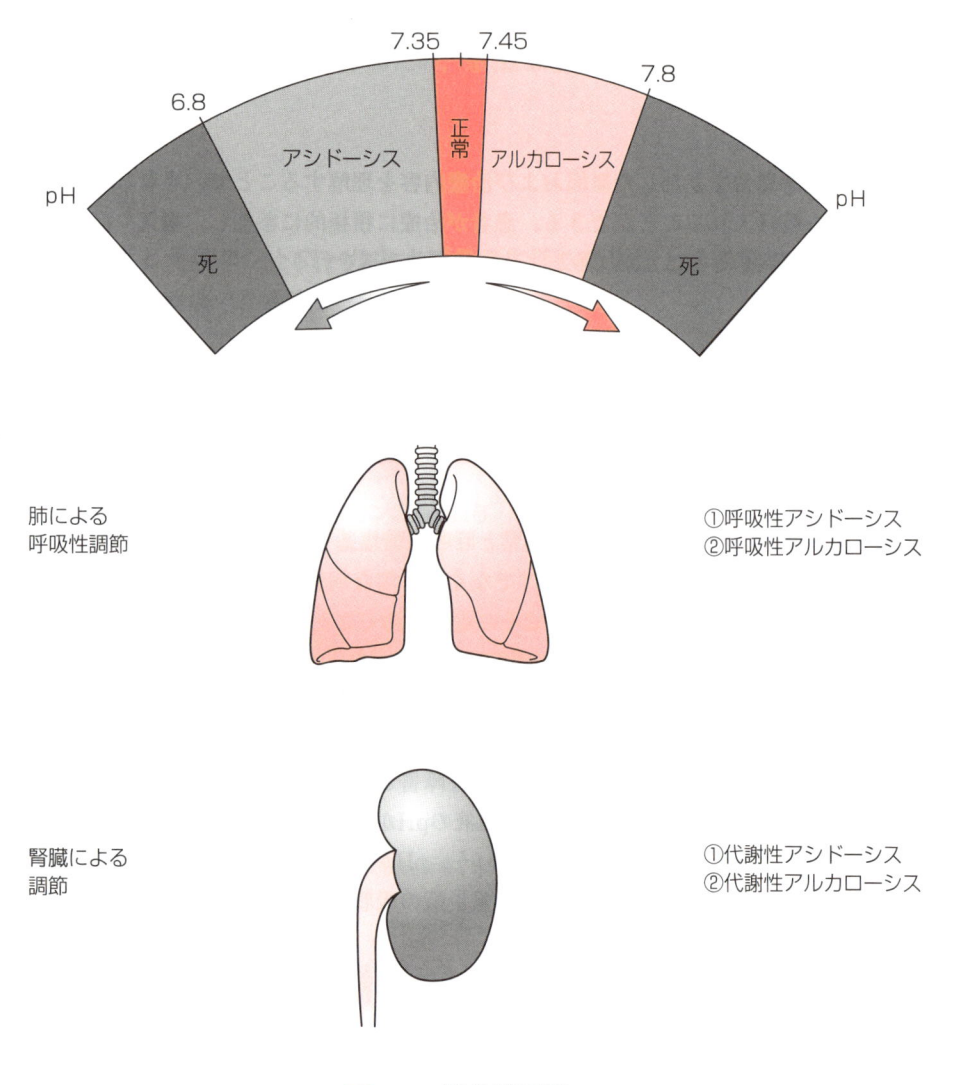

腎臓による調節　　　　　　　　　　①代謝性アシドーシス
　　　　　　　　　　　　　　　　　②代謝性アルカローシス

図Ⅷ-7　酸塩基平衡

表Ⅷ-8 酸塩基平衡の異常をきたす疾患・症状・治療

		疾患，症状	治療
代謝性 HCO_3^- の増減によって起こるpHの異常	アシドーシス	尿毒症（腎不全），昏睡 クスマウル呼吸，ショック 重症下痢，糖尿病 膵液，胆汁流出 糖尿病	重曹，乳酸ナトリウムの投与 透析療法
	アルカローシス	激しい嘔吐 胃液吸引 利尿薬によるK喪失 意識障害，昏睡 痙攣	生理食塩液投与
呼吸性 CO_2 の変動によって起こるpHの異常	アシドーシス	肺疾患 肺気腫 気管支喘息 肺線維症 薬物による影響 麻薬，麻酔などによる呼吸筋麻痺	人工呼吸管理
	アルカローシス	過換気症候群，テタニー 高度の発熱，頻脈 しびれ，痙攣 意識障害	鎮静薬の投与， ペーパーバッグ使用による再呼吸

3 看護活動

〔1〕主たる症状とそのコントロールおよび日常生活への影響とその援助

「急性腎障害患者の看護―看護活動―」参照．

その他の看護活動については，急性腎障害の看護や体液・電解質異常と密接に関連しているため各々の項目を参照．

引用文献

1) 中野昭一編（1985）図解生理学，p.1，医学書院
2) 日本腎臓学会編（2012）CKD診療ガイド2012，日本腎臓学会ホームページ
3) 飯野靖彦（2002）一目でわかる水電解質第2版，p.38，メディカル・サイエンス・インターナショナル
4) 内薗耕二，小坂樹徳監修（2002）看護学大辞典第5版，p.1728，メヂカルフレンド社
5) 山門 實編，高野朋子（1994）電解質の正常と異常カルシウム（Ca），JJNスペシャルNo.42 ナースのための水・電解質・輸液の知識，p.31，医学書院

参考文献

1．黒田裕子監修，山下香枝子編（1997）臨床看護学セミナー6排泄（腎・膀胱）機能障害をもつ人の看護，メヂカルフレンド社

2．有田　眞，山田和廣編（2002）看護テキスト　生理学第2版，ヌーヴェルヒロカワ
3．山門　實編（1994）JJNスペシャルNo.42　ナースのための水・電解質・輸液の知識，医学書院
4．矢野理香（1999）水・電解質・内分泌系の異常と看護，中央法規出版
5．日野原重明総監修，出浦照國ほか編（1987）ナーシング・マニュアル第8巻　腎・泌尿器疾患看護マニュアル，学習研究社
6．飯野靖彦（2002）一目でわかる水電解質第2版，メディカル・サイエンス・インターナショナル
7．尾前照雄，藤見　惺編（1981）腎臓病学，医学書院
8．中野昭一編（1985）図解生理学，医学書院
9．中野昭一編（1981）図説・病気の成り立ちとからだ［Ⅰ］，医歯薬出版
10．中野昭一編（1981）図説・からだの仕組みと働き，医歯薬出版
11．林正健二（1995）JJNスペシャルNo.44　腎泌尿器疾患ナーシング，医学書院
12．遠藤正之（2001）臨床現場における水・電解質異常の考え方，診断と治療Vol.89, No.7
13．今井裕一，小山雄太（2001）ナトリウム濃度異常へのアプローチの仕方，診断と治療Vol.89, No.7
14．北岡建樹（1987）楽しくイラストで学ぶ水・電解質の知識，南山堂
15．松島正浩編（2001）Nursing Mook 3 腎・泌尿器疾患ナーシング，学習研究社

学習課題

1．腎臓の機能について説明してみよう．
2．急性腎障害の原因と成因分類をまとめておこう．
3．急性腎障害における乏尿期，利尿期の看護の要点をあげてみよう．
4．ナトリウム異常の特徴的な症状と看護の要点をあげてみよう．
5．カリウム異常の特徴的な症状と看護の要点をあげてみよう．
6．カルシウム異常の特徴的な症状と看護の要点をあげてみよう．

IX

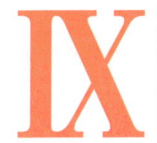

急性の生体防御機能障害・感染のある患者の看護

学習目標
1. 生体防御機能をつかさどる細胞や仕組みについて理解する．
2. アナフィラキシーショックや熱傷の病態生理を理解する．
3. 生体防御機能が障害されている患者の身体状況を理解し，予防や回復に向けての看護援助について理解する．

基礎知識

　人間は，絶えず異種の生物に囲まれて生活している．大気中にも，細菌やウイルスなどの病原体が多数存在しているが，その異物が体内に侵入しないような防御システムを持っているため発病しない．生体は，恒常性を保つために多様な**生体防御機能**を持ち生命を維持している．その生体防御機能とは，病原体を生体に侵入させないバリア（barrier）の仕組みと，自己以外の異物と認識し排除する仕組みの免疫（immunity）がある．

　急性期の患者は，ショック状態や多臓器不全，熱傷によって生体防御機能が衰え，重篤な感染症を合併する場合がしばしばある．生体防御機能の状態をアセスメントし，低下している生体防御機能を補い，重篤な合併症を予防する看護援助が必要である．

① 生体防御機能（免疫，皮膚／粘膜）の解剖生理

1 生体防御機能に携わる組織と細胞

　生体防御機能に携わる組織と細胞には，免疫を担当するリンパ組織（リンパ節，胸腺，パイエル板などのリンパ組織）と免疫担当細胞がある．免疫担当細胞は，主に白血球で，血中に5000〜8000個／$\mu\ell$あり，好中球，好酸球，好塩基球，単球（マクロファージ），リンパ球（T細胞，NK細胞，B細胞）[*1]からなる（表Ⅸ-1）．これらの細胞は，骨髄にある多能性幹細胞から分化して，個々の機能を持つ細胞になる（図Ⅸ-1）．

　特異的生体防御とは，攻撃する相手，つまり抗原に対する受容体を識別して，非自己と判断して破壊する生体防御の仕組みをいい，T細胞，B細胞の働きをさす．それに対して，好中球など抗原に対する特異性が低い反応をするものを非特異的生体防御という．

表Ⅸ-1　白血球の組成と正常値

白血球数	5,000〜8,000個／$\mu\ell$
好中球	40〜60%
好酸球	0〜10%
好塩基球	0〜2%
単球	0〜10%
リンパ球	17〜57%

（神田清子，新井治子編（2002）看護データブック第2版，p.124，医学書院より転載，一部改変）

[*1]　リンパ球とは，白血球の一種で，「NK細胞」「T細胞」「B細胞」に分けられ，そのうちT細胞は，「ヘルパーT細胞」「キラーT細胞」「サプレッサーT細胞」に分けられる．

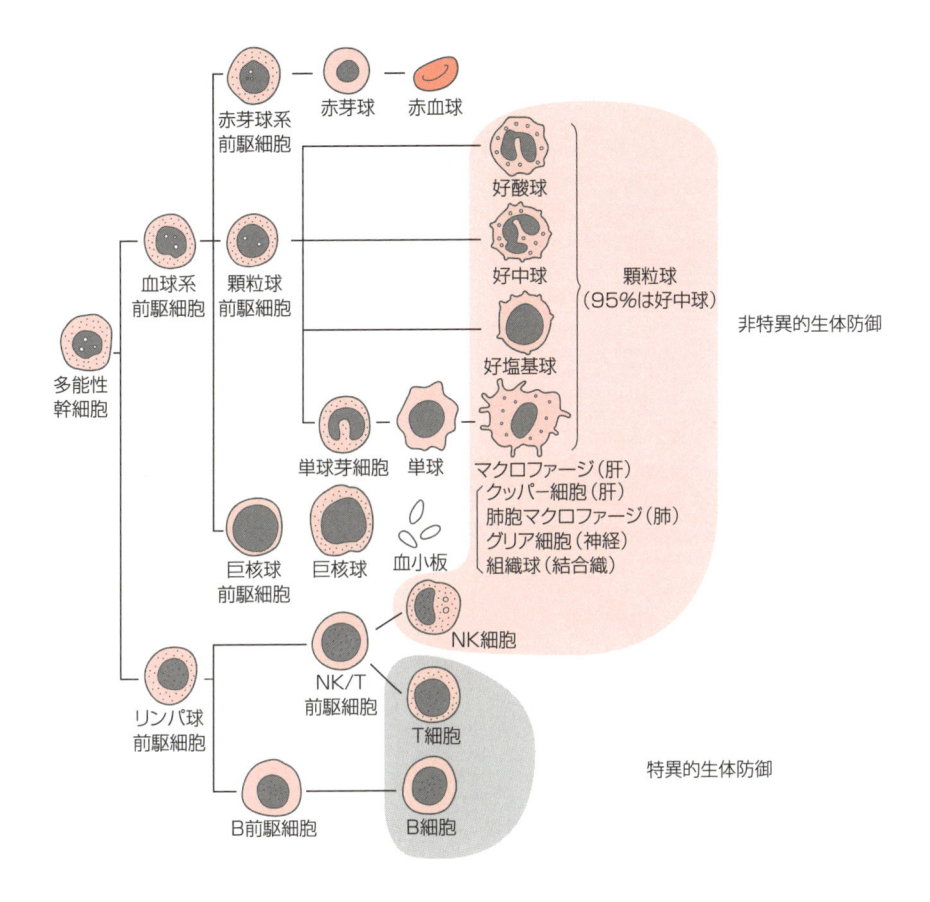

図Ⅸ-1 骨髄で多能性幹細胞から分化する免疫細胞
(安保 徹(2001)絵でわかる免疫, p.12, 講談社より転載, 一部改変)

2 生体防御の生理的機能

[1] 物理的バリア (図Ⅸ-2)

(1) 表皮

異物が体内に侵入しないようにする働きである．外界と接触する皮膚（表皮）は角化し，表面は角層とよばれる．角質の厚さは1／50mmと薄いが，細菌や異物が物理的に侵入しにくい構造である．

(2) 眼の開閉や睫毛反射

異物の侵入や汚染を防止する．

(3) 涙

微生物を洗い流す．

(4) 鼻腔・気道粘液

肺，気管支などの気管表面にある杯細胞から粘液を分泌し，微生物を付着させ，絨毛の働きで体外に押しだす．

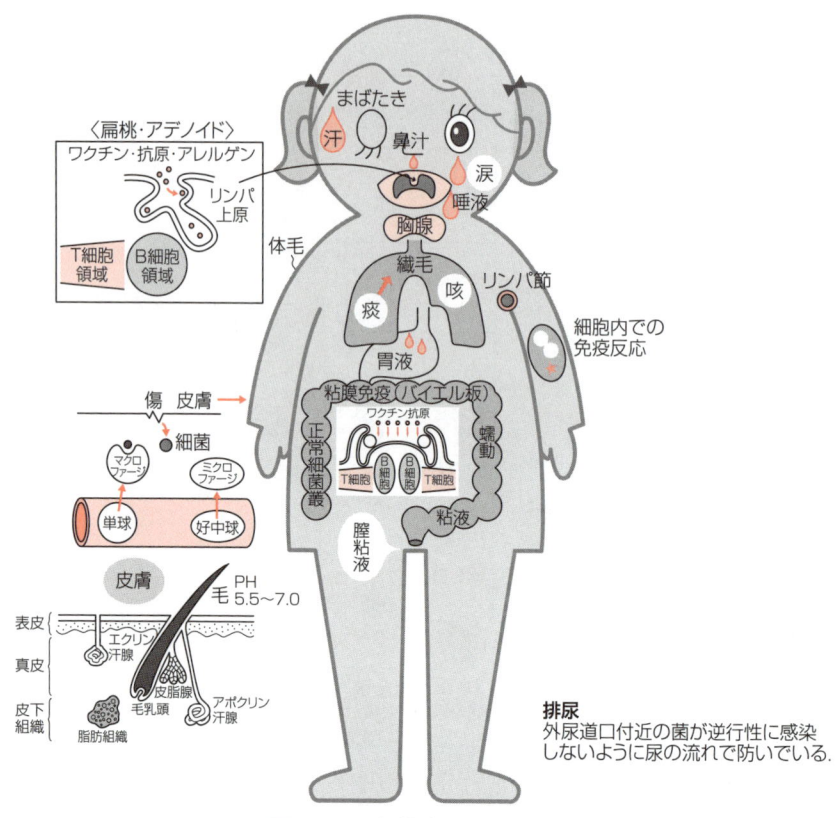

図Ⅸ-2 生体表面のバリア

(5) 鼻毛
微生物や塵の侵入を防ぐ.

(6) くしゃみ反射・咳嗽反射
気道粘膜表面に付着した異物を反射的に体外に排出する.

[2] 正常細菌叢

出生以後,外界のさまざまな微生物が身体に付着し,定着している.通常は,病気を起こさず,ビフィズス菌のように食物代謝などで宿主の役に立ち,また,病原微生物の防御機能として働く.

[3] 抗原抗体反応

抗原抗体反応は,異物である抗原が体内に侵入するとそれを認識し,免疫反応を生じることをいう.免疫反応を起こすには抗体という免疫グロブリン[*2]が必要である.免疫グロブリンはB細胞によって産生されるたんぱく質で,血液中に存在する.大きく5つに分類され,IgM,IgG,IgA,IgD,IgEとよばれる(表Ⅸ-2).

毒素やウィルス,老化した細胞などの異物,すなわち抗原があると生体に侵入しないように,

[*2] B細胞から分化した形質細胞が産生,放出するたんぱく質で1つの抗原に反応する特異的抗体である.これは,イムノ・グロブリン(immuno-globulin)の略で「Ig」と表記され,IgA・IgG・IgM・IgD・IgEの5種類がある.
　IgE(免疫グロブリンE)は即時型アレルギー反応に関与する.IgA・IgG・IgMにはいろいろな病原体の抗体が含まれていて,感染に対する防御機構の1つとして重要である.IgDはその機能があまりよくわかっていない.

表Ⅸ-2　免疫グロブリンの種類と性質の違い

	血液濃度 (mg/mℓ)	胎盤透過性	補体結合性	性質
IgM (immunoglobulin M)	1.0	−	+	自然免疫で見られる 食作用増進、補体反応に関与 抗原につく力は一番強い
IgG (immunoglobulin G)	12.5	+	++	獲得免疫で多く見られる 食作用増進、補体反応に関与 胎盤透過性があり胎児の免疫にかかわる
IgA (immunoglobulin A)	2.0	−	−	体液、粘液、母乳の免疫に関与 粘膜免疫にかかわる
IgD (immunoglobulin D)	0.03	−	−	免疫能への関与は解明されていない
IgE (immunoglobulin E)	0.0003	−	−	Ⅰ型アレルギーに関与

（片桐達雄，船戸丈夫（1999）絵でみる免疫，JJNスペシャルNo.61，p.30，医学書院より転載，一部改変）

まばたきなど機械的排除が行われる．それと同時に自然免疫である貪食細胞の好中球やマクロファージが異物を貪食する．マクロファージは，自ら近づき貪食すると同時にモノカイン（monokine）[*3]を分泌する．マクロファージから分泌されたモノカインによってT細胞が活性化される．異物が自己であると判断するとT細胞（T cell）のうちのサプレッサーT細胞へ連絡する．サプレッサーT細胞（CD8陽性細胞：suppresser T cell）がヘルパーT細胞（CD4陽性細胞：helper T cell）やB細胞の産生を抑制する．しかし，異物が非自己であると認識した場合は，ヘルパーT細胞がB細胞を活性化するとともにキラーT細胞（CD8陽性細胞：細胞障害性T細胞：cytotoxic T cell）に連絡する．キラーT細胞の産生するたんぱく質のパーフォリンで抗原細胞に穴を開け，グランザイムというたんぱく分解酵素で抗原のDNAを破壊する．活性化されたB細胞（形質細胞：antibody forming cell）は，抗原のみを狙って攻撃するミサイルのような特異抗体（免疫グロブリン）を産生・分泌する．免疫グロブリンは，次回に同種の抗原が生体内に侵入した場合には，すみやかに異物を破壊する．このように，異物である抗原に対して産生された抗体が反応して抗原を除去する仕組みを**抗原抗体反応**という．

抗原抗体反応には，特定の病原体に感染した既往がなくても免疫反応で病原体を排除する**自然免疫**と最初に病原体に遭遇したときに獲得した抗体が反応する**獲得免疫**がある．

［4］生化学的バリア

各種の外分泌体液が異物を体外へ排泄する働きをしている．眼から涙，鼻から鼻汁，口から唾液，気管では痰，消化管では消化酵素で異物を分解することで生体防御を行っている．「内なる外」といわれる消化管，呼吸器，泌尿生殖器はつねに異物にさらされている．そのため，表面は粘膜に覆われ病原微生物の侵入を粘膜免疫システムで防御している．飲食で体内に取り込まれた抗原に対しては，腸管関連リンパ組織がバリアとなる．これの代表的なものは回腸にあるパイエル板（Peyers patch）である．粘膜免疫システムでは，マクロファージ，T細胞，B細胞がかかわ

[*3] 単球やマクロファージが分泌するたんぱく質．単球やマクロファージを活性化T細胞や抗原抗体複産物で刺激すると分泌される．インターロイキン（IL−1）腫瘍壊死因子（TNF）胸腺分化因子（TDF）コロニー刺激因子（CSF）などが含まれる．

わっている．また，皮膚表面は酸性を保ち，細菌が繁殖しにくい．

3 免疫機能と成長発達

　免疫機能は，成長発達の影響を受ける．すなわち外界からの異物による反応によって新たな免疫を獲得していく．無菌的環境の胎生期では，免疫機能が未成熟であり，胎盤を通して得たIgG（免疫グロブリンG）抗体と初乳で得た分泌型IgA（免疫グロブリンA）抗体によって守られている（表IX-2参照）．

　ただし免疫系のB細胞，マクロファージは生涯を通して骨髄から末梢に供給され，加齢による大きな影響は受けないが，T細胞は生後の短い間に供給されたもので賄われているため加齢による影響を受ける．老化が始まると外界に対する免疫反応は低下するが，生体内における抗原に対する免疫反応は亢進し，さまざまな自己抗体[*4]が増加する．SLE（全身性エリテマトーデス）[*5]，関節リウマチ[*6]，甲状腺炎[*7]，がんも加齢による免疫反応の調節異常が含まれている．

4 免疫の生理的リズム

　免疫機能は，自律神経の影響も受けている（図IX-3）．顆粒球は細菌感染に対する免疫である．顆粒球は，アドレナリンレセプターを持ち交感神経の影響を受ける．ウイルスに対する免疫であるリンパ球は，アセチルコリンレセプターを持ち副交感神経の影響を受ける．

　例えば，体を活発に動かしているときには，創（体組織の損傷）や外界からの細菌に対する防御機構が働くよう，交感神経の刺激を受け顆粒球が活発になる．一方，睡眠中は，消化管から吸収される異種たんぱくに対する免疫反応としてリンパ球が副交感神経の刺激を受けて活発となり生体防御を行う．冬は交感神経優位，夏は副交感神経優位であり，春は，交感神経から副交感神経への移行するので，顆粒球からリンパ球優位に変化し，リンパ球の過剰反応としてのアレルギー疾患が増加する．秋は，副交感神経から交感神経への移行のためリンパ球から顆粒球側へシフトするため，顆粒球過剰反応として粘膜や組織障害の病気が増加する．

　ＮＫ細胞はパーフォリン（細胞殺傷たんぱく質：perforin）分泌が必要なのでリラックスした副交感神経優位の状態が必要である．そのため，笑いがＮＫ細胞の産生を活発にしてがんの予防に役立つといわれている．

② 生体防御機能障害の種類

　生体防御機能障害をきたす疾患は，一般的に免疫不全症候群，自己免疫疾患，アレルギー，免

[*4] 自分の中にあるもの（自己抗原）に反応し，それを攻撃しようとする力が働いてしまうこと．本来なら認識しないはずの自己を認識し攻撃するため，身体の機能が不調になり，さまざまな症状を引き起こす．

[*5] 多臓器障害性の全身性炎症性疾患で慢性に経過する．思春期，青年期の女性に多く，男性の10倍である．抗核抗体の上昇が著明に見られる．主症状は，関節炎，漿膜炎，レイノー現象である．腎臓，中枢性神経が障害されると生命予後は不良である．

[*6] 炎症性結合組織疾患で慢性に経過する．30～50歳に好発し，男女比1：4である．リウマチ因子の上昇が患者の70～80％に認められる．滑膜の炎症が多発性に対称性に見られ，進行すると軟骨，骨破壊が起こり，変形，脱臼，強直による関節可動の低下が見られる．

[*7] 抗甲状腺抗体を有する慢性疾患．成人女性の10～20％に見られ，男女比は1：10と女性に多い．甲状腺腫脹が主症状である．甲状腺ホルモンの低下がある場合には，ホルモン補充療法を行うがほとんどは無治療で経過をみる．

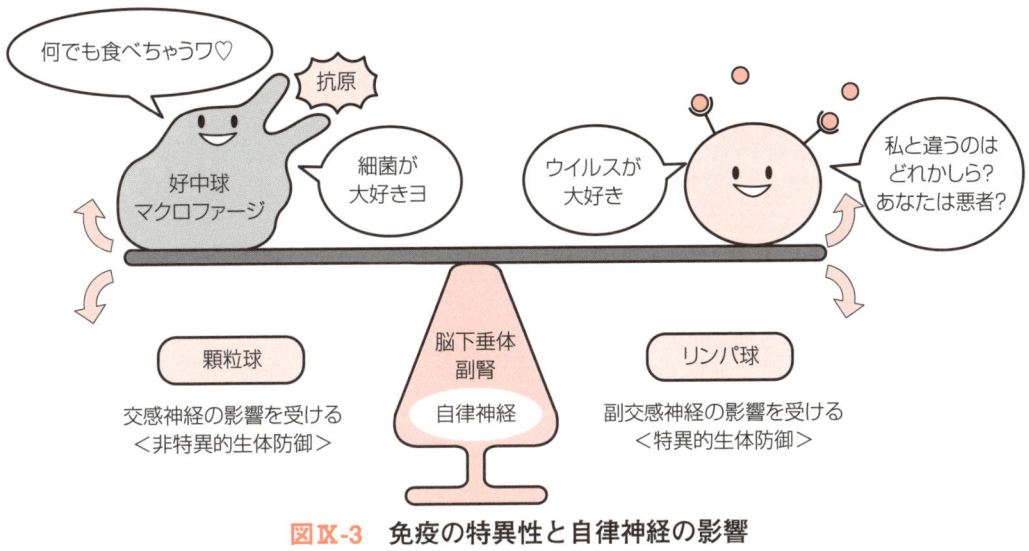

図Ⅸ-3 免疫の特異性と自律神経の影響
(安保 徹（2001）絵でわかる免疫, p.2, 講談社より転載, 一部改変)

疫増殖疾患に分類される．免疫不全の患者は，通常であれば病原性を示さない因子によっても生体防御機構に障害がもたらされ，ついに感染症，自己免疫疾患，悪性腫瘍といった病態を発生させる．

3 生体防御機能障害の病態生理

1 感染

感染（infection）とは，病原微生物が何らかのルートで生体の体表面や組織内に定着し，増殖を続けることをいう．感染を受けた生体を宿主（host）という．侵されやすい臓器は皮膚，肺である．生体防御は体内のほとんどの細胞にある機能であるため，すべての臓器に障害が起こる可能性があり，つねに全身の観察が必要である．

[1] 分類

感染により宿主の持つ正常な組織形態や生理機能に異常をきたし，その異常が臨床症状としてとらえられる場合を（顕在）感染症という．感染は，自己の持つ病原微生物からもたらされた内因性のものか，外界からもたらされた外因性のものかで分けられる（表Ⅸ-3）．生体防御障害のある患者の場合は，内因性の感染症が問題となる．感染経路による感染症の起こり方や状態によりさまざまな種類に分けて考えることができる（表Ⅸ-4）．

病原微生物が上皮のバリアを乗り越えて体内に侵入すると非特異的な免疫反応が生じる．バリアの殺菌作用の主体は好中球（neutrophil）やマクロファージなどの食細胞である．好中球の減少した患者に感染症が生じやすいのはこの機構が障害されているためである．

病原微生物が，宿主に入ると定着因子，侵入因子，毒素という3つの病原因子によって宿主に病原体によって侵される病気が生じる（表Ⅸ-5）．

表Ⅸ-3 感染症の種類

伝染病，流行	患者から別の人に伝染するものを伝染病という ある伝染病が同一地域で発症することを流行という
一次感染 二次感染	ある病原体に感染したあとに別の感染症に罹患したとき最初の感染を一次感染，続発した感染症を二次感染という
混合感染	二種以上の病原体が同時に感染すること
菌交代症	感染症の治療に用いた抗生物質に抵抗性のある菌が増殖した場合を菌交代症という
日和見感染	生体防御機能が低下した患者が通常は病原体とならない微生物で感染することをいう
院内感染	入院後48時間以降起こった感染をいう
市中感染	通常の社会生活環境で生じる感染をいい，風疹，麻疹，インフルエンザなどである
内因性感染	宿主の持つ常在細菌叢の微生物で感染を起こすことをいう
飛沫感染	感染者の咳などで飛沫された病原菌が，吸気によって吸入され気道を経由して感染すること
輸入感染症	日本国内に常在しないか極めてまれな病原体が海外旅行者や輸入食品で侵入し感染した場合をいう

表Ⅸ-4 主な感染源と感染経路

感染経路		感染源
内因性	自己免疫	皮膚、鼻腔（黄色ブドウ球菌） 咽頭、口腔（化膿性連鎖球菌） 腸管（グラム陰性桿菌） 細胞内（ヘルペスウイルス） 感染巣（黄色ブドウ球菌）
外因性	空気感染	感染患者、保菌者 　皮膚落屑、寝具（黄色ブドウ球菌） 　飛沫（呼吸器ウイルス） ネブライザー、加湿器（グラム陰性桿菌） 塵垢（真菌など）
	接触感染	医療従事者の手指、衣服（黄色ブドウ球菌、グラム陰性桿菌） 医療器具、塵垢、土壌（黄色ブドウ球菌、表皮ブドウ球菌） 食物（大腸菌、緑膿菌） 輸血（肝炎ウイルス、HIV、サイトメガロウイルス）

〔2〕症状

　感染の主症状は，炎症（inflammation）であり，疼痛，発熱，発赤，腫脹を呈する．また，感染やそれにともなう炎症の種類によってショック，皮膚病変（発疹など），炎症反応の亢進，喀痰の増加，気管支喘息，呼吸困難，食欲不振，悪心，嘔吐，下痢，意識障害など全身に多様な症状が出現する．

〔3〕検査と診断

　血液検査で炎症所見の変化や，抗体価の上昇から感染の状態を把握する．感染を起こす原因を明らかにするため，細菌検査，真菌検査，ウイルス検査，尿検査，髄液検査，原虫検査によって病原微生物の確定を行う．
　X線検査，RI，CTなどで感染巣の確定や重症度，治療効果を診断する．

〔4〕治療

　細菌感染に対しては抗生物質の投与．真菌感染には，抗真菌剤を投与する．ウイルス感染には，

表IX-5 病原体側の因子

	病原因子	宿主の脅かし方	代表的なもの
定着因子	感染部位に付着して増殖するために微生物が有する物質	消化管、尿路など排除作用のある器官への感染	毒素原性大腸菌の線毛 鞭毛 細胞壁表面のリポタイコ酸
侵入因子	宿主細胞や組織に侵入し障害を与える	好中球やマクロファージの貪食機構から逃れる機能	肺炎球菌の莢膜 サルモネラ
毒素	細菌のそのものがもつ因子	菌体外に分泌される外毒素	ADP-リボシル化活性
		神経毒 腸管毒 細胞毒	コレラ毒素，ボツリヌス毒素 ホスソリリパーゼC活性 ウェルシュ菌α毒素 スフィンゴミエリナーゼ活性 ブドウ球菌β毒素
		細胞膜に存在する内毒素 菌の自己融解、生体内での破壊で細胞外に放出される	エンドトキシン

抗ウイルス薬のあるものは使用するが，抗ウイルス薬は種類が少ないため対症療法となることがある．外科領域では，胆嚢炎など手術適応になるものや，蜂巣織炎や膿瘍など切開排膿を行うもの，術後の腹膜炎に対してドレナージ術などが行われる．

❷ アレルギー

アレルギー（allergy）という言葉は，ギリシャ語のallos「逸脱した」とergon「反応」に由来する．本来，生体を防御するはずの免疫システムが過剰に，あるいは不適当に働くことにより生体にとって有害な反応を引き起こすことをいう．アレルギー反応の強さは抗原の量やそのときの生体の状況で変化し，症状がでない場合から，アナフィラキシーとよばれるような激烈な全身症状に至るものまで多彩である（表IX-6）[*8]．

アレルギーを引き起こす原因物質をアレルゲンといい，ハウスダスト，花粉，動物の毛，食品，

表IX-6 主なアレルギー疾患

気管支喘息
アトピー性皮膚炎
アレルギー性鼻炎
アレルギー性結膜炎
薬剤アレルギー
食物アレルギー
過敏性肺臓炎
アナフィラキシー

(日野原重明，井村裕夫監修，山本一彦編，廣畑俊成(2001)看護のための最新医学講座第11巻，免疫・アレルギー疾患，p.28，中山書店より転載，一部改変)

[*8] アレルギーと同様に日常会話でもよく用いられるアトピーはギリシャ語のatopos「奇妙な」「変わった」が語源である．アトピーとは環境抗原に対して容易にIgE抗体を産生する遺伝的に規定された素因である．アトピー性皮膚炎のほかに，アトピー性気管支炎，アレルギー性鼻炎などがある．

化粧品や薬物など多くのものがある（表Ⅸ-7）．

免疫機構がアレルゲンを認識することを感作（かんさ）という．感作成立後，アレルゲンに接触するとアレルギー性炎症や組織障害が引き起こされる．感作経路は吸入，経皮，経口摂取，注射などがある．

〔1〕分類

アレルギーはゲル（Gell）とクームス（Coombs）の速度と組織障害の機序によりⅠ型からⅣ型までの4つに分類されている（表Ⅸ-8）．Ⅰ～Ⅲ型は抗体の関与によるもので，即時型アレルギー反応とよばれ，感作の成立したアレルゲンに被曝した際，数秒から数分で炎症や組織障害があらわれる．Ⅳ型は遅延型アレルギー反応とよばれ，細胞性免疫（T細胞とマクロファージ）が関与するとされている．アレルゲンに再感作した後，24時間から48時間で炎症のピークがあらわれる．

近年，Ⅴ型アレルギーとよばれるパターンも提唱されている．Ⅴ型アレルギーは一部の自己免疫疾患（甲状腺機能亢進症や重症筋無力症）の発症に関与している．

〔2〕症状

切迫感・恐怖・虚脱感・発汗・くしゃみ・鼻粘膜のかゆみ・蕁麻疹である．前駆症状に続き，呼吸・循環・消化器・神経系の症状があらわれる（表Ⅸ-9）．

表Ⅸ-7 アナフィラキシーの原因になりうる物質

薬剤		外来蛋白	ラテックス（手袋など）
抗生物質	ペニシリン		各種ワクチン
	セファロスポリン		抗血清
	テトラサイクリン		花粉
	ストレプトマイシン		ハチ・ヘビの毒
	カナマイシン		ハウスダスト
	サルファ剤		ゼラチン
	ニトロフラントイン	食物	そば
	ポリミキシンB		かに・えび
麻酔薬	リドカイン		卵
	プロカイン		青魚
消炎鎮痛薬	アスピリン		牛乳
	アミノフィリン		ナッツ
	インドメタシン	その他	寒冷刺激
診断薬	造影剤		日光曝露
ホルモン	インスリン		運動
	副腎皮質刺激ホルモン		
	甲状腺ホルモン		
	バソプレッシン		
	ステロイド剤		
血液成分	全血		
	血漿製剤		
	γグロブリン製剤		
その他の薬剤	鉄剤		
	フェニトイン		
	プロタミン		
	バルビツール		

（日野原重明，井村裕夫監修，山本一彦編，土肥 眞（2001）看護のための最新医学講座第11巻，免疫・アレルギー疾患，p.311, 中山書店より転載，一部改変）

[3] 検査・診断

皮膚反応や誘発検査（表Ⅸ-10）の他に血液検査で抗体検査，C反応性たんぱく試験やリンパ球刺激試験が行われる．

[4] 治療

アレルゲンから遠ざかることが最良の方法である．アレルギーを抑える薬は大きく分けて2種類ある．T細胞を抑制するアザチオプリン，サイクロスポリン，副腎皮質ホルモン剤と炎症物質に直接働く抗ヒスタミン剤を使用する．アナフィラキシーショックをきたした場合は，ショックに対する治療をすぐに開始する（図Ⅸ-4）．

表Ⅸ-8 アレルギー反応の分類（Gell & Coombs）

	型	抗原	抗体または担当細胞	皮膚反応	代表疾患	備考
即時型	Ⅰ型	外来性抗原	IgE	15分から20分で最大の発赤と膨隆	アナフィラキシーショック アレルギー性鼻炎・結膜炎 気管支喘息 アトピー性皮膚炎	アナフィラキシー型ともいわれる
	Ⅱ型	外来性抗原 自己抗原	IgM IgG	—	輸血不適合による溶血性貧血 ラテックスアレルギー	細胞障害型アレルギーともいわれる
	Ⅲ型	外来性抗原 自己抗原 外来性抗原	IgM IgG	3〜8時間で最大の紅斑と浮腫	過敏性肺炎 急性糸球体腎炎 全身性エリテマトーデス	遅延型過敏症
遅延型	Ⅳ型	自己抗原	T細胞	24〜72時間で最大の紅斑と硬結	アレルギー性接触皮膚炎 移植拒絶反応	ツベルクリン型
刺激型	(Ⅴ型)	細胞表面	IgG IgM	—	バセドウ病	刺激性

（西條長宏監修，山本 昇（1998）がん化学療法の副作用と対策，p.161，中外医学社より転載，一部改変）

表Ⅸ-9 アナフィラキシーの症状

①	呼吸不全の初期症状	喉頭部閉塞感・喘鳴・呼吸困難・胸部圧迫感
②	消化管と泌尿器への影響	腹痛・嘔気・嘔吐・尿意切迫・尿失禁
③	神経系への影響	めまい・傾眠・不穏・痙攣
④	血管虚脱・ショック	血圧低下・頻脈・不整脈・意識レベル低下

表Ⅸ-10 アレルギーの検査

プリック法	アレルゲンを滴下し，針を刺す	15〜20分後に判定	陽性 15mm以上の紅斑
スクラッチ法	アレルゲンを滴下し，針でひっかく 薬液を皮下に0.1mℓ注入	15〜20分後に判定	陽性 5mm以上の膨疹 20mm以上の紅斑 9mm以上の膨疹
吸入誘発試験	アレルゲンの吸入により試験する	毎時間の最大の1秒肺活量をみる	陽性 1秒肺活量が低下方向 最低下度15％以上
鼻誘発試験	アレルゲンを染み込ませた濾紙を鼻粘膜に当てる		陽性 鼻汁の流出（+）
眼誘発試験	アレルゲンを下眼瞼にたらす	5分後に判定	陽性 結膜の充血

（神田清子，新井治子編（2002）看護データブック第2版，p.249-250，医学書院より転載，一部改変）

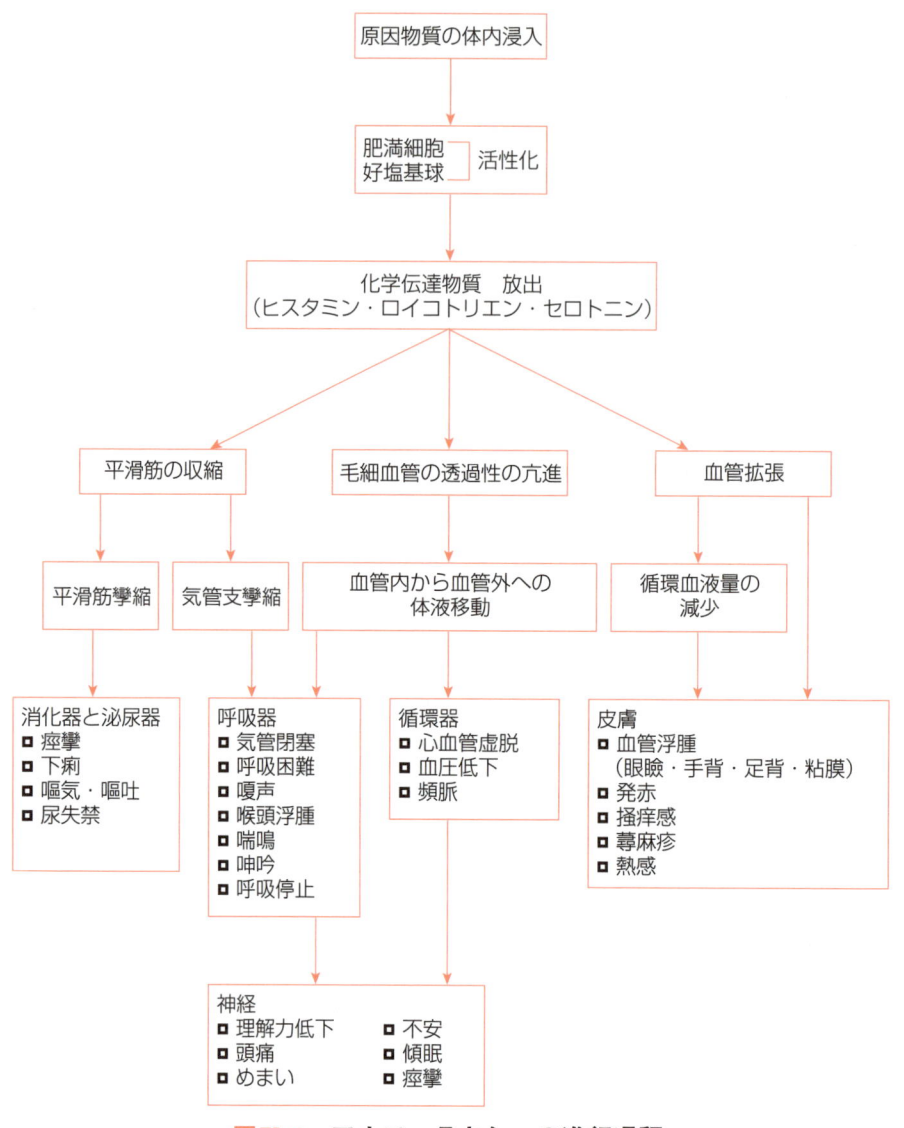

図Ⅸ-4　アナフィラキシーの進行過程

3 骨髄抑制

　好中球減少症は，末梢血中に成熟好中球の絶対数が減少した状態で，一般的に1500個/μℓ以下の場合をいい，感染症をきたしやすい．好中球減少症の主な原因として，先天性のものには，Kostmann症候群や膵機能不全をともなう好中球減少症のShwachman症候群，代謝性異常をともなう糖尿病Ⅰb型などがある．続発性のものでは，ウイルス感染，敗血症などの感染にともなうもの，白血病などの骨髄の病気にともなうもの，放射線治療，抗がん剤，抗生物質，抗痙攣剤などの治療にともなうものなどがある．抗がん剤や放射線にともなうものを骨髄抑制という．骨髄抑制は好中球減少，血小板減少をともない感染や出血をきたしやすい．

④ 生体防御機能障害のアセスメント

生体防御機能障害のアセスメントは，生体防御の3つの機構を評価することから始める．

第一次防御ラインである皮膚，粘膜が破綻あるいは損傷を受けている場合や汚染されている場合は病原菌の侵入経路となるため，汚染時はすみやかに清拭するなど病原菌との接触を避け，適宜，消毒を行い病原菌の活性化を予防する．また唾液，消化液などの分泌が正常であるか，抗生物質や抗がん剤，絶食，高カロリー輸液など粘液の分泌に影響する治療が行われていないか，痰や粘液の性状から感染を示唆するものがないか，術後の創に感染兆候がないか，情報を収集する．

次に生体内で病原微生物に対して有効に免疫が作用するかどうかをアセスメントする．白血球の数や割合が正常か，免疫グロブリンの減少がないか，熱傷による皮膚の破綻や絶食による粘膜の脆弱など免疫機能を低下させる病態がないか，抗がん剤の投与，放射線療法，その他の薬剤による影響の有無をアセスメントする．また，免疫機能が過剰に働く病態がないか，血液中の免疫グロブリンの値（IgE値）の上昇に注意する．生活歴から食品や薬品，接触などでアレルギー症状を呈したことがないか情報収集し，アレルゲンを特定することも重要である．

免疫機能が不十分で病原体の勢力が上回ると感染を発症する．感染による炎症の程度は血液中の白血球値，CRP（C反応性たんぱく質：C-reactive protein）値[*9]の上昇が指標となる．値が高いほど重症であり，抗生物質などの効果の判定にも活用できる．

感染症を発症している場合にはどの部位で起こっている感染であるのか，視診，触診，レントゲン所見，CT，MRI，髄液検査で部位の確認を行う．また細菌，真菌検査，ウィルス抗体検査で起因菌やウイルスを検索し，治療効果のある抗生物質の培養結果とあわせて治療方針が決定される．

⑤ 生体防御機能障害・感染の治療とそれにともなう看護

1 感染症に対する化学療法

感染症の原因である宿主の体内で増殖している病原体を化学物質の効果で殺菌したり，発育を阻害する治療を化学療法（chemotherapy）という．この化学物質が生産物である場合を抗生物質という．抗菌剤の使用量，使用方法は，使用する薬剤の抗菌力，消化管での吸収性，体内での移行性，感染症の部位，種類，病態，病巣内での移行性を考慮して決められる．軽症では，経口剤が選択されるが，中等症以上や抗菌剤が移行しにくい臓器では，必要血中濃度を維持するため点滴注射が選択される．生体防御機能が低下している患者には抗菌スペクトル[*10]の広い抗生物質が使用される．

抗生物質，抗ウイルス剤は，有効な血中濃度が保たれるように定期的な時間ごとに一定時間をかけて投与する．抗生物質（アミノ糖系製剤を除く）の初回投与前は，アレルギー症状が起こらないか，点滴時には十分に注意して投与する．治療中は，炎症所見の観察を行い，薬剤の有効性を判断する．

[*9] 炎症，感染症の際に肝臓でつくられる急性期たんぱく質．細菌細胞壁のフォスファチルジルコリンに結合し細胞のオプソニン化，補体の活性化を生じる．

[*10] ある抗生物質がどれだけの種類の細菌に抗菌効力を持つかをあらわしたもの．グラム陽性，陰性菌，マイコプラズマ，結核菌，リケッチア，クラミジア，スピロヘータなどの属する各菌種に対する抗菌力の有無を検討して決定する．抗菌スペクトルが広いということは，広い範囲の病原細菌に効力があるということである．このような抗生物質を広域抗生物質という．

❷ 顆粒球コロニー刺激因子（G-CSF）の投与

　細菌感染や炎症所見があると単球，マクロファージ，血管内皮細胞，線維芽細胞からG-CSFが産生され，骨髄を刺激して，末梢血に好中球が増加し，また，好中球系前駆細胞の増加，分化を促進して好中球が増加する．この仕組みを利用して，好中球減少症による感染のリスクを回避する．G-CSFは，皮下注射や点滴で投与される．皮下注射を行う場合は，注射による痛みが強いため皮膚をしっかり保持し，注射後にはマッサージを行い，疼痛緩和につとめる．白血球の増加にともない関節痛をともなうことがあるため，痛みの強いときには，鎮痛薬を使用する．投与開始後は，血液中の白血球の値に注目する．

⑥ 日常生活援助

❶ 清潔

　発熱時は発汗しやすく，皮膚が汚染し，また，皮膚の不快感を生じるため適宜清拭する．体力の消耗の激しいときには，入浴よりも体力の消耗が少なくてすむ足浴，手浴を取り入れ爽快感が得られるようにする．陰部は汚染しやすいうえ，粘膜に覆われ損傷を受けやすいため入浴できないときには，トイレで洗浄便座を使用したり，床上で陰部洗浄を行う．

　口腔内は食物残渣によって汚染しやすいことに加え，抗生物質投与，絶食，発熱などで唾液の分泌が低下するため，自浄作用が減退して菌交代現象[*11]による真菌感染症（舌苔）を生じやすい．口腔粘膜の損傷を生じないように軟らかい素材の歯ブラシや歯肉を傷つけないように注意し口腔ケアを行う．また，う歯の治療やプラークコントロールを歯科医師や歯科衛生士と行い口内炎や上気道感染症の発症を予防する．

　清潔行動を自分で行うことができない患者には，患者のセルフケアの状態をアセスメントし必要なケアを提供する．

　清拭は，皮膚の血流を促進させ，感染防御機能を高める効果もある．

❷ 安静と活動

　急性期では，余分なエネルギーの消耗を抑え，体力の保持につとめる．移動は車椅子を使用するかストレッチャーを使用するか，患者の体力の消耗状態や倦怠感を考慮して選択する．ほとんどの場合は，感染や症状が改善すれば活動が再開できるため，その際，筋力を温存できるベッド上でのストレッチを取り入れる．発熱などの症状の日内変動や患者の自覚症状にあわせて計画的に行う．また，倦怠感が強く体位変換が困難な場合は看護師が介助し，その際患者の関節を自動・他動運動で動かすと拘縮予防にもなる．褥瘡のリスクをアセスメントし，必要時褥瘡予防マットなどを使用して褥瘡を予防する．

　睡眠は，副交感神経が優位となりT細胞の働きが活発となり細菌への免疫力が活発になる．ま

---

*11　ある感染症があって，広域スペクトルの抗生物質を連用すると目的とする菌は減少，消失するが，もとの感染病巣や他の部位で抗生物質の効きにくい薬剤耐性菌が異常に繁殖することをいう．

た，ストレスの蓄積が緩和され顆粒球の過剰な反応も軽減される．睡眠が妨げられている場合は，原因をアセスメントし，環境やイブニングケアを計画し熟睡感が得られるようにする．

3 栄養と食事

急性期では，発熱などにともなう体力の消耗や炎症による消費カロリーの増加がある．栄養状態の低下は，骨髄における免疫細胞の活性化や抗体産生を低下させ免疫機能を減退させる．

また，鉄，銅，亜鉛，アルギニンなどのミネラルは，免疫系に影響を与え，特に亜鉛が欠乏すると胸腺が萎縮しTリンパ球が減少したり，T細胞に対する反応性が低下するといわれている．

絶食は腸管粘膜を萎縮させパイエル板の機能低下をきたしたり，消化液の分泌不足によって液体免疫の低下も起こすため，病原微生物が腸管粘膜から体内に侵入しやすくなり，敗血症などの重症感染を起こすことになる．そのため，最近では，急性期でも早期から経腸栄養を行い，腸管粘膜を正常に保つことが推奨されている．免疫機能を賦活化する成分[*12]を意図的に配合している経腸栄養剤も開発されている．

患者に必要なカロリーや栄養素を医師，栄養士と協議し，経口で行うのか，経静脈的に行うのか，経腸的に行うのかを決定し計画する．

発熱や抗生物質の投与，倦怠感，消化器症状，口内炎による痛みや口腔内の汚染による不快感，普段と違う環境によって食欲が低下している場合もあるため，口腔内の清潔をはかり，患者の好む食品を選択するなど，少量で栄養価の高い食品を勧めるなどの看護介入が必要である．

免疫機能の低下している患者や免疫抑制剤を使用している患者は，消化管の感染を起こしやすいため魚介類の生ものや皮の薄い果物，発酵させている食品を避けるよう指導する．製造過程で除菌されているレトルト食品は，免疫機能が低下しているときでも安全に摂取できる．

食品アレルギーのある患者の場合は，アレルゲンとなる食品を避ける．

4 排泄

食物とともに体内に取り込まれた有害な微生物は，消化酵素の働きにより不活性化され，消化管の蠕動運動によって排泄される．病原微生物が体内にとどまることがないよう排便をコントロールする必要がある．また，硬便の場合，粘膜損傷をきたし，感染することも考えられるため便の性状にも注意し，必要時緩下剤を使用する．

細菌やウイルス感染による下痢の際は，病原微生物や毒素がとどまらないように止痢剤の使用を避け，下痢による脱水の予防と肛門周囲の皮膚の汚染やびらんを予防する．

尿路感染の予防のためには，最低1日1000mℓ以上の尿量が保てるように水分摂取を促す．

5 環境

生体防御機能の低下した患者の場合は，感染を起こすリスクが高い．特に好中球が500個/μℓ以

[*12] 免疫能を亢進し，生体反応を修飾するなど生体防御を増強することを目的に栄養管理することをImmnonutritionという．経腸栄養を行うこと，グルタミン，アルギニン，ω-3脂肪酸，短鎖脂肪酸，核酸，ビタミンE/C，たんぱく同化ホルモンの補充が効果的である．

下の場合は逆隔離を行うことがのぞましい．米国疫病管理センター（Centers for Disease Control and Prevention；CDC）のガイドラインに従って環境を整える．医療者も患者にとっては環境の一部であるため，感染の媒体にならないようスタンダードプリコーション（標準感染対策）を徹底する．

2 代表的な生体防御機能障害・感染のある患者の看護

① 白血球減少患者の看護

1 基礎知識

　白血球は血中に4000〜9000個/μlあり，好中球はその40〜60％を占め2000〜7500個/μlある．白血球2000個/μl以下，好中球1000個/μl以下になると感染が起こりやすくなり，好中球数が500個/μl以下になると重篤な感染症をきたし，好中球100個/μl以下では致死的な感染症を起こす危険性が高い．リンパ球，単球，好酸球あるいは，好塩基球の数の減少も総白血球数の減少を引き起こす原因となる．通常，白血球減少症（leukopenia）は血中の好中球数の減少をいう．好中球減少症は，白血病による正常な好中球の産生能の低下や，がん化学療法剤によって細胞周期の早い骨髄細胞が障害をされることで引き起こされるものが多い．がん化学療法剤の投与後の好中球の減少は，7〜14日ごろにピークを迎え，骨髄での新しい白血球の産生に従って徐々に増加する．がん化学療法は治療をくり返すごとに骨髄機能が低下し，好中球が減少し始める時期は早くなり，最低値は低く，増加までの期間が長くなり感染の危険は高くなる．好中球減少症による感染のリスクを回避するため顆粒球コロニー刺激因子（G-CSF）や顆粒球マクロファージコロニー刺激因子（GM-CSF）を好中球500個/μl以上を指標に投与することもある．また，まれに抗生物質や抗けいれん剤，クロラムフェニコールなど薬剤性に好中球の減少をきたすことがある．

　放射線治療による白血球の減少は，骨髄での造血能の抑制作用だけでなく，生体防御に欠かせないリンパ球の分化・成熟に対する抑制作用も関与している．感染防御の視点から見ると骨髄抑制以外に皮膚の上皮細胞の再生や，腸管上皮細胞の産生を阻害することで免疫力を低下させる．

2 看護アセスメント

　白血球数や白血球中の好中球の割合から免疫低下の程度をアセスメントする．がん化学療法中であれば使用される薬剤が好中球減少をきたしやすいものかを判断し，投与後好中球減少をきたす時期を予測し，治療の頻度や患者の骨髄回復機能から感染のリスクの程度をアセスメントする．放射線治療の場合は線量，部位，皮膚の状態，口腔内，消化器症状，下痢などの粘膜障害の状態から放射線治療による生体防御機能の破綻状態をアセスメントする．また，感染の徴候がないか，発熱，炎症所見（CRPの上昇，血沈の亢進），レントゲン写真，皮膚の状態，カテーテルの刺入部，感染を起こしやすい部位（図Ⅸ-5）の観察を行う．好中球が減少している場合には，通常と違い，細菌感染による好中球の増加で生じる膿を形成しないため一見感染創とわからないこともある．小さな創や痛みや違和感などの自覚症状にも重点を置く．感染を起こすと重篤化しやすい

ため予防と早期の対処が重要である．

3 看護活動

[1] 主たる症状とそのコントロール

好中球減少症時は，感染による症状が主となる．疼痛，発熱に対する対症療法を行う．

[2] 日常生活への影響とその援助

好中球減少時の感染は，外的なものよりも個人の持つ常在菌やウイルスによる感染を起こすことが多いため，感染予防が重要である．そして，倦怠感で日常生活のセルフケアが行いにくくなる．また，体力の消耗を最低限にするためにも必要時，介助を行う．

(1) 感染予防

手洗いは，できるだけポンプ式の石鹸を使用し正確な手洗いができるように指導する．食事前後，排泄後，外出後，掃除後，手の汚染時などと具体的に説明する．

うがい，歯磨きは，口内炎の予防，上気道感染予防には重要である．食事後，起床時，就寝前には，歯磨きを行う．うがいに使用するイソジン含嗽液®（ポピドンヨード）は作用持続時間が2時間であるため2時間ごとに行うことがのぞましい．口内炎がありイソジン含嗽液®内のアルコールがしみる場合は，アズレンを使用したり，また，キシロカインビスカス®（リドカイン）

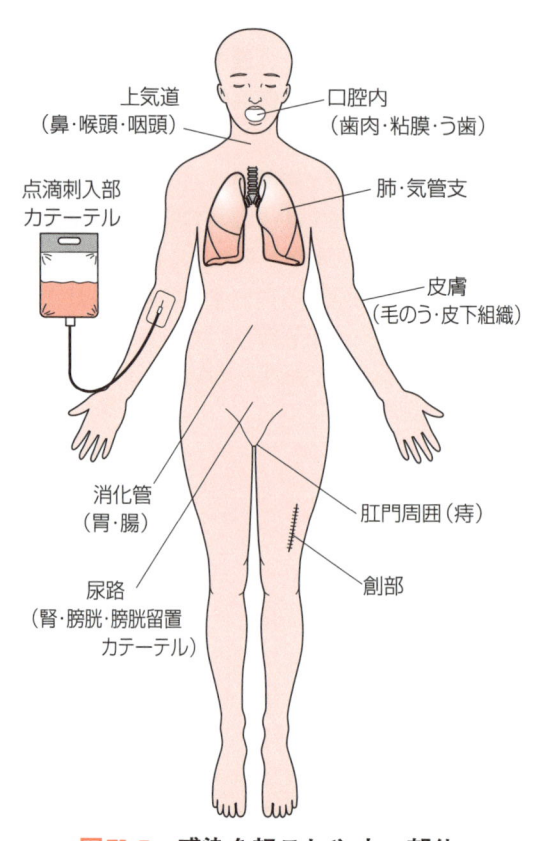

図Ⅸ-5 感染を起こしやすい部位

を混ぜるなどうがいが継続できる方法を考慮する．う歯や歯石がある場合は歯科医師や歯科衛生士に依頼し，化学療法の時期を見ながら治療を行う．口内炎を予防するためには，がん化学療法剤投与時の嘔気症状を緩和し，うがいが継続できるようにすることや，プラークコントロールを行うことが効果的である．

皮膚の清潔のために入浴，シャワー浴，清拭を行う．浴室は，真菌が多いため十分な換気やエタノール噴霧で環境の清浄化が保てない場合は，入浴を控えることもある．

肛門周囲の清潔のため洗浄便座を使用したり，痔のある患者には排便ごとに清浄綿での清拭を行ってもらう．衣服も毎日清潔なものに交換する．

(2) 食事

好中球減少時は，加熱した食事をとる．刺身や卵などたんぱく質の生もの，皮の薄い果実や丸ごと食べる果実は避ける．

(3) 環境

好中球減少時には，無菌病室での治療を行うこともある．ただし，最近のCDCのガイドラインでは，厳重な無菌状態は不要であるとされている．

好中球が0の場合は，感染を起こすと重篤であるためフィルター（High Efficiency Particulate Air Filter）を使用した清浄な環境がのぞましい．

生花は，花瓶などの水中に雑菌が繁殖しやすいため避け，埃がないように定期的に清掃する．人ごみを避け，外出時にはマスクの着用を促す．

[3] 心理社会的支援

易感染状態にあることで，菌に対する恐怖感や発熱などの身体症状が持続することにより，予後に対する不安が生じやすい．ストレスが蓄積しないように，気分転換を行ったり，患者の気持ちを傾聴する．

[4] 教育的支援

感染予防行動を患者自身が行えるように支援することが重要である．

白血病での初回入院時，がん化学療法・放射線療法の開始前に，日々の患者の感染予防行動をアセスメントし，感染予防の必要性や感染予防の方法を説明し，清潔行動が習得できるようにする．感染予防行動が十分でない場合，患者の行動は，知識不足によるものか，判断に問題があるのか，行動レベルの問題であるのかを見極め，そのつど声かけを行うのか，一緒に行うのか，介助が必要なのかというように患者の状況に合わせて計画を修正する．

感染の早期発見が重要なため些細な変化も報告するように説明する．

[5] 家族への援助

患者にとっては，人的な環境も感染のリスクとなる．家族を含めた面会者にも感染予防を説明し，面会前後のうがい，手洗いを励行する．また，かぜをひいたり，感染症の人と接したときには面会を控えるなどの配慮をするよう協力を求める．差し入れの食事も生ものを避け，火の通ったものやレトルト食品などの安全なものを推奨する．

場合によっては，無菌病室に入室する際の面会方法の説明や患者が環境によるストレスを感じていれば精神的なサポートが必要であることを説明する．

② アレルギー患者の看護

1 基礎知識

　アレルギー反応は軽微なものから，死に至るほど重篤なものまで，多様である．アレルギー患者の看護には重症度・緊急度の見極めが要求される．ここでは，アレルギー反応の中でも特に重症度・緊急度の高いアナフィラキシーショック患者の看護について述べる．

　アナフィラキシーは発症後まもなく呼吸困難・循環不全などのショック状態（アナフィラキシーショック）へと進行し得る危険な反応である．対応が遅れると容易に心肺停止に陥るため，前駆症状を見逃さず，適切な判断と迅速な対応が必要である．

2 看護アセスメント

　原因物質曝露から症状発現時間が短いもの，気道狭窄症状ショックが認められている場合は緊急度・重症度が高い．

　薬剤性の場合，症状は薬剤投与開始から通常15分以内，遅くとも30分以内に出現する．アナフィラキシーを起こした後は，ショック症状の改善・消失があっても6〜12時間後に再び症状が発現することがあるため24時間は継続的観察が必要である．

　薬剤や食物などに対する過敏症（アレルギー）の既往ある場合，カルテに明記する．アレルギーによる症状を起こさないためにはアレルギーの原因物質の摂取や投与はしないことが最も重要である．日常生活の中でアレルゲンに曝露する機会があるか，アレルゲンを避けることができるかを情報収集し生活指導に役立てる．

　患者，家族がアレルギーについてどのように認識しているかを知り，アレルギー症状，治療に関する不安・心理状態を把握する．

3 看護活動

[1] 主たる症状とそのコントロール
(1) アナフィラキシーの前駆症状とショック症状の観察

　前駆症状は切迫感・恐怖・虚脱感・発汗・くしゃみ・鼻粘膜のかゆみ・蕁麻疹である．これらの前駆症状に続き，呼吸・循環・消化器・神経系の症状があらわれる（表Ⅸ-9）．

　アナフィラキシーの前駆症状・ショック症状を発見したら，すぐに原因物質がそれ以上体内に入らないように努力する．経口摂取中のものなら，口腔内から取り出す．静脈注射中なら直ちに投与を中止する．

　アレルゲンになりやすい物質，特に抗生物質は従来投与前に即時型アレルギーの皮内テスト[13]を行っていたが，皮内反応ではアナフィラキシーを正確に予測できないことや，皮内反応そのものの危険性があることから，2004年10月に皮内反応は行わない旨の通達が厚生労働省から出され

---

[13] 従来行われてきた抗生物質の皮内反応は，アナフィラキシー発現の予知としての有用性に乏しいとの提言が，社団法人日本化学療法臨床試験委員会皮内反応検討特別会から2004年厚生労働省にされた．その後画一的な皮内反応の実施を廃止し，初回投与時にアナフィラキシー様症状に対する準備をする施設が増えている．

た．結果が陽性であればその薬剤は投与しない．しかし，結果が陰性でも投与してみるとアナフィラキシーを起こす場合がある．さらには，皮内テストのみでアナフィラキシーを起こす場合もあるので薬剤投与時はゆっくり開始し，アナフィラキシーの症状に注意しながら20～30分は特に注意して観察し注入速度を調節する．

(2) 気道確保と呼吸管理

アナフィラキシーで致死的になるのは，声門や喉頭の浮腫による窒息であるため，重症アナフィラキシーの治療で最も重要なのは気道確保である．自発呼吸がしっかりある場合は酸素投与を行う．気管狭窄がありオトガイ挙上やエアウェイ挿入などで対応できないときは気管挿管が第一選択となる．しかし気管狭窄が高度であるために，気管挿管ですら困難な場合もある．そのような場合は輪状甲状靱帯を穿刺，切開して気道を確保する．気道を確保した後，酸素投与，人工呼吸器装着などの呼吸管理を行う．

(3) 血管確保，輸液，循環管理

静脈ラインから薬剤投与中に，アナフィラキシーが起こった場合は輸液ライン内の薬物（原因物質）が体内に入らないように，原因物質の投与中止と同時に新たな輸液ラインに切り替え乳酸リンゲル20mℓ/kg/時間で急速投与する．腎不全，心不全のある場所には適宜速度を加減する．その後は尿量や血圧を参考にしながら輸液量を調節する．昇圧と気管支拡張作用の強いエピネフリンはアナフィラキシー治療の第一選択薬である．成人では0.2～1.0mgを皮下注射または，筋肉注射をする．血圧低下などがあれば，0.25mgの10倍希釈液をゆっくり静脈注射し，効果が不十分な場合は，10分から15分ごとに静脈注射をくり返す．症状改善がない場合は0.05μg/kg/分を持続静注する．

これらの治療にても血圧が安定しない，アナフィラキシーの症状が続くなどの場合は，ドーパミンやステロイドを用いる．ステロイドはエピネフリンに比べて即効性はなく，症状の再燃を抑制する目的で用いられる．気管支拡張剤や止痢剤などを対症療法として用いることもあるが，それらの薬剤によってさらにアナフィラキシーが起こる可能性も否定できない．このため使用する薬剤の種類は，なるべく最小限にとどめる．

[2] 日常生活への影響とその援助

食物や薬剤アレルギーの既往，アレルギー疾患の有無について詳しく聞き，アナフィラキシーの原因物質，あるいは原因と疑われる物質を避ける．食物が原因の場合は食べないようにする，ハウスダストであれば掃除をまめにすることなどを指導する．

アナフィラキシーを起こしたあとは，症状が再燃することがあるので，24時間は症状に注意して観察する．

[3] 心理的支援

アナフィラキシーを起こした患者は呼吸困難感などにより不安が大きい．不安は血管虚脱を早めるので，患者のそばを離れず，緊張や不安を緩和するような声かけをし，応援を呼ぶ．治療・処置は内容を説明しながら行う．プライバシーの保護・周りの患者への配慮を行う．

食物，日光曝露，運動などがアレルゲンとなる場合，アレルゲンを避けて生活することがストレスになることがある．アレルギー疾患が患者の日常生活に与える影響について情報収集し不必要な日常生活の制限をしないようにすることで，ストレスの緩和をはかる．

[4] 教育的支援

アナフィラキシーの予防のためアレルゲンに接触しないようにすること，食物や薬剤アレルギーは医療機関を受診時には必ず申し出ること，アレルゲンに接触した場合は，ただちに受診することを患者・家族に教育する．

[5] 家族への援助

症状が激烈で急速な場合は，迅速な対応が必要で患者の救命が第一となるため家族への説明はおろそかになることがある．患者の症状に動揺し不安を抱えた家族に配慮した声かけが必要である．

患者が日常生活に介助を要する小児や老人の場合は，疾患の理解とアレルゲンを避ける生活について家族も含めた教育的支援が必要である．

3 熱傷患者の看護

1 基礎知識

熱傷（burn）は，熱エネルギーによる皮膚の損傷である．その重症度は，主に熱傷の深度と範囲によって決まるが，熱源，年齢，部位も考慮に入れる必要がある．熱傷の深度は，Ⅰ度，Ⅱ度浅達性，Ⅱ度深達性，Ⅲ度で示され，熱傷の深度によって治療や経過が異なる．（表Ⅸ-11）熱傷の一般的な経過は，ショック期，ショック離脱期，感染期，回復期に分けられる（表Ⅸ-12）．Ⅰ度熱傷では，皮膚の炎症症状のみで表皮は生存し，Ⅱ度熱傷では，残存した表皮のマルピギー層の細胞あるいは外毛根鞘など皮膚付属器の細胞から表皮細胞が再生して創が閉鎖する．Ⅲ度熱傷は，皮膚や付属器が完全に破壊され，厚い焼痂を形成して表皮再生能がまったく失われるので表皮化が行われないため植皮を行う．

熱傷初期は，障害を受けた組織からヒスタミン，セロトニン，プロスタグランジンなどが遊離

表Ⅸ-11 熱傷深度分類

	熱傷深度	臨床所見	経過
Ⅰ型	浅達性熱傷 — 表皮熱傷 epidermal burn (EB)	紅斑・浮腫 知覚過敏・有痛症	3～4日で治癒 瘢痕形成（−）
Ⅱ型	浅達性熱傷 — 浅達性Ⅱ度熱傷 superficial dermal burn (SDB)	湿潤・水疱形成 水疱底面赤色 有痛性、pin prick test（＋）	1～2週間で治癒 色素沈着（±）
	深達性熱傷 — 深達性Ⅱ度熱傷 deep dermal burn (DDB)	湿潤・水疱形成 水疱底面白色 知覚鈍麻、pin prick test（−）	3週間前後で治癒 瘢痕形成（＋） 感染によりⅢ度に移行しやすい
Ⅲ型	深達性熱傷 — 皮膚全層熱傷 deep burn (DB)	乾燥・灰白色羊皮紙様 水疱形成なし 無痛性、pin prick test（−）	1ヶ月以上要する 瘢痕形成（＋） 多くは植皮を必要とする

表Ⅸ-12 熱傷の一般的な経過

受傷～48時間	48時間～7日		21日以降	退院
ショック期	ショック期離脱	感染期	回復期	リハビリテーション期

され，血管透過性が著しく亢進する．熱傷面積が15〜20%以上になると，熱傷を受けていない部分でも血管透過性亢進が起こる．血管透過性が亢進すると分子の大きなアルブミン，グロブリンが血管外へ漏出し，さらに浮腫を助長する．そして，浸出液の増加も加わり，循環血液量が減少し，適切な輸液管理が行われないと体液減少性ショックに陥る．さらに，血管透過性亢進は，γ—グロブリンをも漏出するため免疫力低下をきたす．この血管透過性亢進は，6〜12時間まで顕著で多くは18時間以降しだいに減退していく．

受傷後48〜72時間後には，血漿成分の血管外漏出が減少し，逆に，血管外に漏出していた間質性浮腫液が血管内にもどり，循環血液量が回復し，利尿期となる．心臓，肺の負担が増大することで，心不全，肺水腫を起こす危険がある．

水分調節のみでなく，体温調節機能も障害されており，不感蒸泄の増加，輻射熱として失われる熱量が増加し，体温を正常に保つために多量のエネルギーが消費される．

熱傷によるストレスは，受傷早期にカテコールアミンの分泌亢進をきたす．また，創面からの多量の体液蒸泄に対する体温維持や創治癒にともなう酸素消費量の増加などにより代謝が亢進し，消費エネルギーが増える．

熱傷後は，免疫力の低下が見られるばかりでなく，皮膚の生理的バリアも破綻し，熱傷創は容易に感染する．皮膚だけでなく気道熱傷もある場合は，気管の粘膜や絨毛の損傷を起こし，異物除去がはかりにくいうえに気道分泌物の増加によって上気道感染症，肺炎を合併しやすい．また，宿主の免疫力の低下や予防的に使用する抗生物質による日和見感染や各種カテーテル感染などから敗血症に移行し，多臓器不全に陥り，死に至るなど感染は重篤な状況になる．

局所の治療は，熱傷の深度，汚染状況，起炎菌の種類，壊死組織の有無，上皮化の状態，全身状態によって使用する軟膏を使い分ける（表IX-13）．最近では，創傷治癒，上皮化促進のため湿潤環境を保つ目的で，創傷被覆剤（表IX-14）を使用することもある．創傷被覆剤は，疼痛の軽減，感染予防，水分やたんぱくの漏出予防にも効果的である．閉鎖包帯法は，創の保護と安静，浮腫の予防に役立つ．

表IX-13 熱傷治療に用いられる主な外用薬

効能	含有薬剤	主な商品名
抗炎症作用	抗炎症剤（アズレン） 　　　　　（ブフェキサマク） 副腎皮質ホルモン	アズノール軟膏® アンダーム軟膏® グリメサゾン軟膏®，ケナコルト軟膏®
抗菌作用	抗生物質 抗菌剤（スルファジン） 　　　（スファジン銀） 　　　（ポピドンヨード）	ゲンタシン軟膏®，バラマイシン軟膏® テラジアパスタ® ゲーベンクリーム® イソジンゲル®
壊死組織融解剤	たんぱく分解酵素（ブロメライン） 線維素分解酵素（ストレプトキナーゼ） トレチノイントコフェリル 塩化リゾチーム	ブロメライン軟膏® バリターゼ® オルセノン軟膏® リフラップ軟膏®
肉芽形成・ 表皮形成促進	ジブチイリルサイクリックAMP プロスタグランジンE1 線維芽細胞増殖因子（bFGF）	アクトシン軟膏® プロスタンディン軟膏® フィブラストスプレー®
複合作用	抗生物質・副腎皮質ホルモン 抗菌剤（ポピドンヨード）・白糖 抗菌剤（ヨウ素・カデキソマー）	リンデロンＶＧ軟膏®・テラコートリル軟膏® ユーパスタコーワ® カデックス®，デグラート®

（川添　剛，鈴木茂彦（2004）熱傷創に対する創傷被覆剤の適応とその使用法，小児看護VoL27，No.1，p.45，へるす出版より転載）

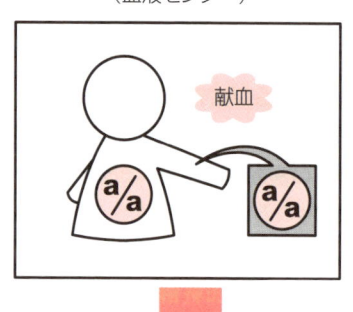

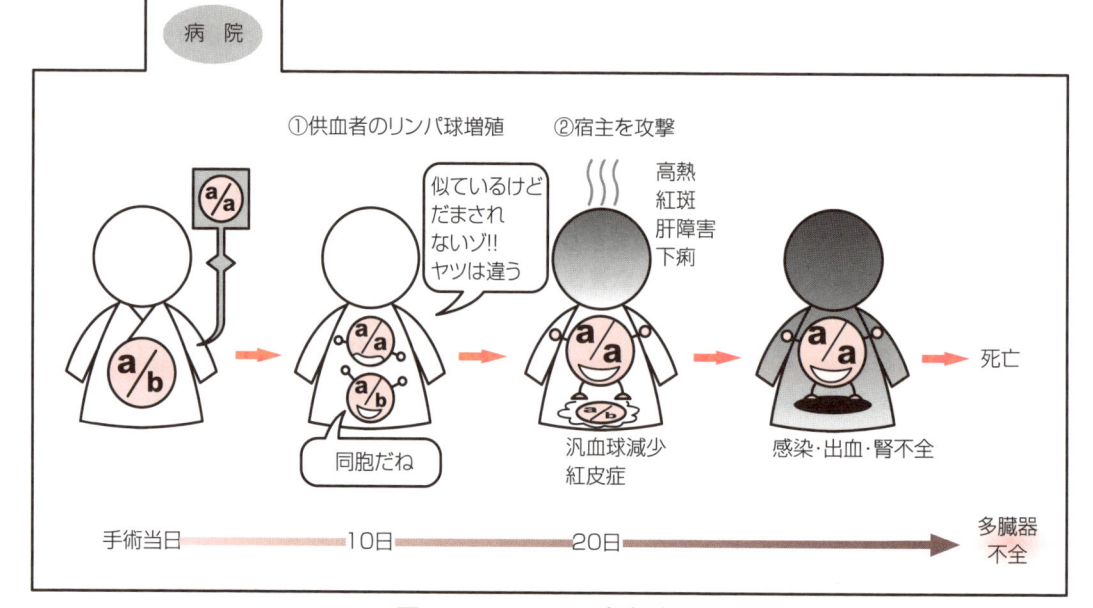

図Ⅸ-8　HLAの一方向適合
（廣瀬政雄：輸血後GVHDの経過図，日本輸血学会ホームページより転載，一部改変）

2 看護アセスメント

　発症初期には，薬剤アレルギー等と鑑別できない例もある．患者の末梢血中や皮膚などに患者以外のリンパ球が増えていることを確認することで鑑別できる．日本赤十字血液センターではマイクロサテライトDNA多型を指標とした鑑別診断を行っている．

3 看護活動

[1] 症状のコントロール

　症状は，輸血の1〜2週間後に発熱，紅斑が出現し，肝障害，下痢，下血などが続く．紅斑は，通常播種状紅斑が前胸部から出現し，その後融合傾向を示しながら全身に広がり，紅皮症となる．

骨髄は，単核球の浸潤を受け無形成状態になる．発症患者の末梢血のリンパ球は細胞傷害性のT細胞である．ほとんどの患者は，1ヶ月余りの経過で感染（敗血症），出血（DIC），多臓器不全を起こし，死に至る．

確実な治療方法がないため予防が重要である．①不必要な輸血を行わない②近親者の輸血は避ける③予定された手術では自己血輸血を行う④放射線照射によるリンパ球の不活性化（15〜50Gyの範囲内で照射するなどの予防策をとる（表Ⅸ-15）．

白血球除去フィルターは，血液製剤中の白血球を1／100に減少できるが，輸血後GVHDの完全な予防効果は，証明されていない．

発症後の治療は，大量の免疫抑制剤やステロイドホルモン，ことにメチルプレドニゾロンのパルス療法の他，抗リンパ球グロブリン，抗胸腺細胞グロブリンが投与される．汎血球減少症に対してγ―CSFの投与，経静脈的高カロリー輸液，電解質平衡調整を目的とした輸液が必要である．また，併発した感染症に対しては抗生物質を投与する．

輸血後GVHDの危険因子のある患者への輸血や，照射の必要な血液を輸血する際には，輸血前の照射が行われているかどうか確認して使用する．

照射後の血液を輸血する際には，時間が経つにつれて，輸血中の血清カリウム値が上昇するため，新生児，未熟児，腎不全患者に行う場合や，急速大量輸血を行う場合には照射後すみやかに使用する．

表Ⅸ-15　輸血後のGVHDの予防策

1．輸血後GVHD予防の基本方針
1）適正輸血
2）自己血輸血
3）血縁者からの輸血回避
4）新鮮血輸血の回避
5）輸血用血液の放射線照射

2．輸血用血液の放射線照射の適応となる患者
1）心臓血管外科手術
2）がんの外科手術
3）先天性免疫不全症
4）造血幹細胞移植
5）胎児，未熟児
6）新生児交換輸血
7）臓器移植を受け免疫抑制状態にある患者
8）高齢者
9）大量出血，重篤な外傷

3．輸血用血液の放射線照射を考慮するべき患者
1）悪性リンパ腫
2）白血病およびその他の造血器腫瘍
3）強力な化学療法，放射線療法を受けている固形腫瘍

4．放射線照射の対象となる輸血用血液
1）血縁者（親子，兄弟）からの輸血用血液
2）新鮮な血液ほど危険である
・採血後3日目までの血液は適応疾患に限らず極力照射する
・適応となる外科手術患者では採血後2週間以内の血液に照射を考慮する
・免疫不全のある患者では採血後2週間以上の輸血血液でも保存期間に限らず照射する
・新鮮凍結血漿を除くすべての輸血用血液が照射の対象となる

輸血照射ガイドラインⅢ（日本輸血学会　1999）

〔2〕日常生活への影響とその援助

　輸血の1～2週間後に皮膚紅斑が出現した場合は，輸血後GVHDを疑い，感染予防を行い敗血症などの重篤な状態を引き起こさないようにきめ細やかな看護が必要である．

　日常生活には，制限はないが，発熱や倦怠感がある場合には，セルフケアの状況をアセスメントして，必要時介助を行う．

　皮膚は，水疱をともなう紅斑を呈した場合には，水疱を破らないようにガーゼ保護を行う．

　下痢，下血が持続する場合には，陰部洗浄を行い，粘膜のただれを予防する．

〔3〕心理的支援

　輸血後GVHDを併発した場合には，病状が悪化していくため，患者の不安に対する精神的な支援を行う．

〔4〕教育的支援

　輸血前には，患者，家族に輸血による合併症として説明し同意を得る．

〔5〕家族への援助

　輸血後GVHDを合併した場合，生命の危険性を含めて医師から説明を行い，家族の精神的動揺に対し精神的なサポートを行う．

引用文献

1) 黒田裕子監修，大西和子編（1998）生体防御機能障害をもつ人の看護，p.61，メヂカルフレンド社

参考文献

1. 片桐達雄ほか（1999）絵でみる免疫　JJNスペシャル，No.61
2. 日野原重明，井村裕夫監修，山本一彦編（2001）看護のための最新医学講座　第11巻免疫・アレルギー疾患，中山書店
3. 安保　徹（2001）絵でわかる免疫，講談社
4. 石岡明子（2003）看護学雑誌，67巻11号
5. 清水美津江，岡崎志保（2000）がん看護，5巻6号
6. 浅井隆善（1997）「輸血後GVHD予防の新ガイドライン」の設定とその意義，日本臨床　55巻9号
7. 大島弓子編（2000）シリーズ　看護の基礎科学　第2巻　からだのしくみ：生理学，分子学，日本看護協会出版会
8. 大島弓子編（2000）シリーズ　看護の基礎科学　第6巻　微生物・寄生虫とのかかわり：感染症学，日本看護協会出版会
9. 竹田美史編（2000）岩波講座　現代医学の基礎Ⅱ　感染と生体防御，岩波書店
10. 水谷希美（2003）症状からみた急変への対応　アナフィラキシーショック　看護技術，49巻12号

11. 岩田　力（2004）知っておきたい「アレルギー」の話　アレルギー性疾患，助産雑誌，58巻2号
12. 須山豪通（2003）アナフィラキシーの第一選択薬をステロイドと考えてはいけない！，治療　3月増刊号，8巻5号
13. 大石泰男（1999）アナフィラキシーショック，救急医学，23号
14. 折笠博子（2004）熱傷の最新治療とケアのポイント　アセスメントとケアプラン，小児看護，27巻1号

---- 学習課題 ----

1．生体が細菌やウィルスを防御している仕組みについて説明してみよう．
2．免疫機能が低下している患者の看護活動の特徴を「感染を予防するための援助」の視点から説明してみよう．
3．アレルギーを起こした患者の看護活動を「アナフィラキシー症状の看護」の視点から説明してみよう．
4．熱傷を起こした患者の看護を「感染予防の必要性」の視点から説明してみよう．

X

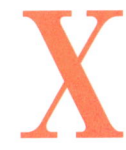

急性の運動機能障害のある患者の看護

―学習目標―
1. 運動機能を支える骨・関節・筋の形態と機能について理解する．
2. 運動機能のアセスメントの意義と方法について理解する．
3. 運動機能障害のある患者の身体状況や日常生活への影響を理解し，回復に向けた看護援助について理解する．

基礎知識

　急性の運動機能障害は，交通事故や労働災害事故，スポーツ外傷などのように突然の受傷による場合が多い．受傷により生体が侵襲を受けて，運動機能のみならず，呼吸，循環など生命維持に不可欠な諸機能が不安定な状態になることもある．骨や関節の損傷では痛みが強いうえ，治療として安静や固定などの制約が加わり精神的な混乱も招きやすい．看護者は急性期にある対象のこれらの特徴を踏まえて，全身管理や日常生活援助を行っていく必要がある．また，機能障害の回復過程において，何らかの後遺症が残る場合もあるため，合併症の予防も念頭に置き，対象の能力を最大限に活かした看護援助を行う．

1 運動機能の解剖生理

1 骨

〔1〕生理的機能

　骨（bone）は骨格を形成して，身体各部の支柱となっている．いくつかの骨は連接して腔所をつくり，脳や心臓，肺などの臓器を保護している．また，骨に付着した筋肉の収縮や弛緩と同調して，身体運動を行う．さらに，血液凝固や骨の発育に必要なカルシウムやリンなどの無機質は骨に沈着して貯蔵され，体液の電解質バランスを維持している．

　胸骨や腸骨の中央部分は空洞になっており，骨髄組織で満たされている．骨髄は造血機能を持ち，ここで赤血球・白血球・血小板・抗体が産生される．このように，骨は生命活動や身体機能の維持に重要な役割を担っている．

〔2〕骨の構成・構造

　骨は，基質と細胞成分（骨芽細胞，骨細胞，破骨細胞の3種類），これらに沈着した無機質からなる結合組織である．

　骨の表面は骨膜で覆われている．骨膜は血管と神経に富み，骨を包んで保護しているほか，骨の成長や再生の役目をはたしている．骨の太さの成長は，骨膜に存在する骨芽細胞が骨の表面に新しい骨質を付け加えることで促進される．骨質は外側の緻密骨（皮質骨）と，内側の海綿骨と呼ばれる組織で構成される．骨の中央部分の髄腔には，造血機能を持つ骨髄が存在する（図X-1）．

〔3〕骨の形状・種類

　骨の形状と種類については，表X-1にまとめた．

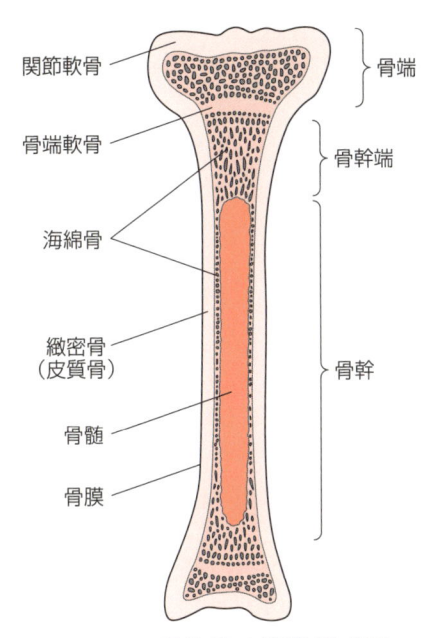

図Ⅹ-1　長管骨の構造模式図

表Ⅹ-1　骨の形状・種類

長管骨（long bone）	上腕骨や大腿骨などの四肢骨で，管状の骨である．骨幹の骨髄には，海綿骨がほとんど含まれていない．骨端と骨幹の境をなす部分を骨幹端という．成長期には，骨端と骨幹端との間にある骨端軟骨の骨化により，長軸方向に成長する
扁平骨（flat bone）	頭蓋骨，肩甲骨，腸骨などの扁平な骨である．外板と内板の間に海綿骨がある
短骨（short bone）	手根骨や足根骨など関節軟骨を含んだ短小な骨で，海綿骨と皮質骨からなる
種子骨（sesamoid bone）	足，手，膝などの近くに見られる球状の小さな骨で，大きな骨に付着する腱の内側にある
小骨（ossicle）	腱の内側になく，特定の骨に軟骨を介して付着している骨をいう

［4］骨の発育と維持

　骨の成長と発育には成長ホルモンや，ビタミンD・カルシウム・リンが不可欠であり，これらが不足すると骨化が障害されて，骨は石灰質の少ない弱いものになり，骨折や骨の変形が起こる．特に高齢者では骨粗鬆症により，わずかな外力でも骨折しやすい状態にある．

　骨と関係するビタミンはA，C，D，Kなどであり，特にビタミンDの活性化はカルシウム，リンなどにより精密に調整されている．

　骨に作用するホルモンは，主に破骨細胞の分化促進や骨芽細胞の機能亢進の作用がある副甲状腺ホルモン，カルシウムを含めた体内の電解質の調整により細胞内の浸透圧を維持する作用があるカルシトニン，軟骨の形成を促進する甲状腺ホルモン，肝細胞と骨芽細胞に対してインスリン様成長因子[*1]の合成を促進する成長ホルモンなどがある．

[*1] 骨に含まれるインスリン様成長因子（IGF）は，骨芽細胞の前駆細胞の増殖や軟骨細胞による軟骨基質の合成の促進に関与しているといわれている[1]．

2 関節

[1] 関節の構造と機能

関節（joint）とは，2つあるいはそれ以上の骨の連結部分をいう．一方の骨の端は凸面で，他方の骨の端は凹面である．関節には，骨格を支える「支持性」と身体を動かす「可動性」の2つの機能がある．

関節は可動性に応じて，可動関節と不動関節に分類される．

(1) 可動関節

四肢の関節の大多数は可動関節に属する．2つの骨端は線維性の関節包で包み込まれており，その内面は滑膜によって覆われている．骨端には厚さ5mm以内で弾力性のある関節軟骨がある．骨端の連結部分には関節腔とよばれる空隙があり，関節腔には2つの関節軟骨の表面が滑らかに動くように作用する滑液が存在する．これらが一般的な関節の構造であり，滑膜関節ともよばれる（図Ⅹ-2）．

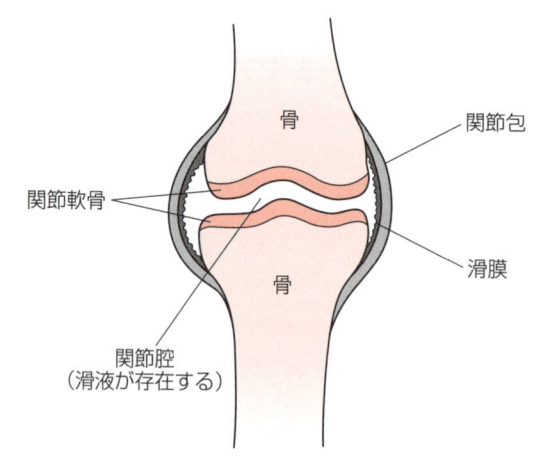

図Ⅹ-2 滑膜関節の構造

関節運動は，屈曲，伸展，内転，外転，内旋，外旋，回内，回外の8種類に分類される．各関節の可動性は，骨の形や周囲の組織によって運動可能な範囲がある．これを関節可動域（range of motion：ROM）という．

(2) 不動関節

不動関節は，可動性がまったくないか，ごくわずかの可動性しか持たない関節をいう．骨を連結する結合組織の種類によって，線維軟骨結合（椎間板，恥骨結合），軟骨結合，骨結合，靱帯結合（頭蓋縫合，遠位脛腓骨関節）に分類される．

[2] 関節の異常

関節周囲の結合組織は，日常的に関節を動かしていないと次第に萎縮を起こす．これにより関節の可動性が縮小し，結果として関節拘縮が生じる．関節拘縮は可動域の関節運動を続けることで次第に改善するが，結合組織が変性してしまうと不可逆的な拘縮を引き起こす場合もある．これは廃用症候群[*2]の典型的な症状である．

その他，関節の異常として，強直，変形，可動域過剰がある．

3 筋

〔1〕筋の種類

筋（muscle）は，骨格筋，心筋，平滑筋の3種類に分類される．そのうち，身体の運動機能に関係している骨格筋は，線維性結合組織である腱を介して骨に付着し，筋線維の収縮により随意運動を行う（表X-2）．

表X-2　筋の種類

骨格筋	体の筋組織の大部分を構成している．骨格筋は筋線維の束で構成されており，腱と腱の間に筋線維が配列され，その収縮力により運動を行う．横紋が発達し，神経からの刺激がなければ収縮しない随意筋である．体重の40％を占めている
心筋	心臓の壁を構成しており，自律神経によって支配される．心筋にも横紋があるが，自発的な収縮運動を行う不随意筋である
平滑筋	多種多様であるが，主に内臓の諸器官を構成し，自律神経によってその機能が支配される

〔2〕筋の肥大と萎縮

筋力増強訓練により筋量は増加（肥）するが，これは筋線維の数が増えるわけではなく，筋線維が太くなるからである．一方，外傷や安静・固定により筋は萎縮する．膝の靱帯損傷や半月板損傷では，大腿四頭筋の廃用性萎縮が生じる．

〔3〕筋の収縮運動

筋の収縮運動について，表X-3にまとめた．

表X-3　筋の収縮運動

等張性収縮	筋が一定の張力を保ちながら，その長さを縮めたり伸ばしたりして関節を動かす運動をいう． （例）重錘を持って肘関節を屈曲させたり，重錘を下げるときの筋の収縮
等尺性収縮	関節の角度を変えずに筋を収縮させる運動をいう．筋の長さは変化しない． （例）膝関節のギプス固定中に，膝関節を下方に伸展させようとしたときの大腿四頭筋収縮運動

[*2] 廃用症候群とは，過度の安静により，単に筋萎縮や骨萎縮をきたすのみならず，皮膚の萎縮や褥瘡，心拍出量の低下や起立性低血圧，沈下性肺炎や肺換気障害，静脈血栓症，食欲不振や便秘，尿路結石や尿路感染症，抑うつや痴呆などの局所症状のほかに全身症状をきたす．廃用症候群の予防が急性期リハビリテーションの目標の1つで，早期離床，早期歩行が推奨される[2]．

表X-4 捻挫の分類

Ⅰ度	・靱帯の一部が瞬間的にのばされたのみで、靱帯の損傷は軽度 ・関節の不安定さはなし
Ⅱ度	・靱帯の部分断裂 ・関節の不安定な感じが軽度あり
Ⅲ度	・靱帯の完全断裂 ・関節の不安定な感じが強い

〔1〕症状

自発痛,関節運動痛,圧痛,腫脹,関節内出血を認める.

〔2〕治療

受傷直後の治療はRICE(安静(rest),冷却(icing),圧迫(compression),挙上(elevation))が原則とされている.安静や固定には,部位や症状に合わせて弾性包帯,絆創膏,副子,ギプスなどを使用する.受傷部の出血や炎症を最小限に止めるために,冷水やアイスパックなどで冷罨法を行う.圧迫には弾性包帯が用いられ,浮腫の軽減や腫脹を抑える作用がある.挙上は循環を改善させ腫脹を防止する.これらは受傷部位の治癒過程を促進するだけでなく,痛みの軽減にもつながる.関節内出血があるときは,関節穿刺を行い血液を排出させる.

3 脱臼

脱臼(dislocation)とは,関節を構成している関節面が,本来の位置関係を失い,相互に不適合になった状態をいう.相互の関節が完全に離れているものを完全脱臼,関節面の一部が重なっているものを不完全脱臼または亜脱臼という.

〔1〕好発部位

肩,肘,肩鎖,指の関節などで生じやすい.肩関節は解剖学的にも上腕骨頭の大きさに比べて臼が小さく,運動範囲も広いことから最も脱臼を起こしやすい.

〔2〕脱臼の種類

先天性,後天性などに分けられる.

〔3〕症状

脱臼の部位により,特有の変形や脱臼肢位を示す.脱臼した関節では自動・他動的に軽度の運動性を示すが,ばねのように元の脱臼肢位にもどる(ばね様固定).そのため,正常の関節運動が障害される.他動運動による疼痛や局所の圧痛,腫脹が見られる.

〔4〕治療

徒手的に整復を行い,正しく整復されたかどうかをX線写真で確認し,固定をする.徒手整復が不可能な場合や,整復後も再脱臼をする場合は観血的整復の適応となる.

④ 運動機能のアセスメント

1 診察・フィジカルアセスメント

　受傷時の身体検査では，可能な限り必要な部位を露出して，骨・関節周囲の発赤，腫脹，熱感などを観察する．開放骨折であれば出血や創の挫滅の程度，皮膚色，循環状態などの観察を行うとともに，創感染や多量出血など二次的障害を予防するための対応も不可欠である．交通事故患者や重症例に対しては，バイタルサインを観察して，緊急性を判断する．意識レベル，呼吸状態，循環動態をアセスメントし，患者の全身状態を把握して，看護問題の優先度を考えて対応する必要がある．

　状態が安定した後も，受傷部位の局所的な症状のみならず，全身状態の観察を行い，それらにともなうADL障害や日常生活への支障がないかを十分にアセスメントして，看護援助に活かしていく．安静臥床やギプス固定，牽引などの治療にともなう合併症についても注意して観察していく．例えば，神経障害があれば，しびれなどの知覚異常，運動麻痺，疼痛などの症状があらわれ，循環障害があれば腫脹，浮腫，冷感，皮膚色の異常，動脈拍動の減弱などの症状があらわれる．

　関節の可動域測定は，ROMテストが一般的である．神経学的な運動機能測定には徒手筋力テスト（MMT）や，器具を用いた知覚・反射機能検査などがある．それらの基礎知識として，脊髄神経の筋支配や皮膚知覚の神経支配について理解しておくことが不可欠である．機能測定の詳しい内容は省略する．

2 検査の種類

　整形外科診療では，運動機能障害の判定にあたり，独自の検査が行われる．しかし，検査は人体に無害ではないため，検査の目的や患者への影響について十分な知識と配慮が必要である（表X-5）．

表X-5　検査の種類

画像検査	X線，CT，磁気共鳴画像（MRI），超音波など
一般検査	血液（白血球，赤血球，血色素，赤沈，CRP，CKなど），尿，関節液，脊髄液など
生体検査	電気生理学的検査（筋電図など），関節鏡検査，病理検査（脊髄・関節・血管造影，骨シンチグラフィー）など

5 運動機能を助ける看護

〔1〕歩行補助具

病棟での補助具の使用については，理学療法士（PT）との連携を密にとりながら患者の治療段階に適した補助具を選定する（表X-6）．

表X-6 歩行補助具の機能と適用

杖（松葉杖以外）	種類	T字杖，四点杖（多点杖），ロフストランド・クラッチなど
	機能	骨折の治療において体重免荷が必要な時期には，2点以上で体重を支持する多点杖が用いられる．1点支持の杖は安定性に劣るため，下肢の支持性や安定性が保たれている場合に用いられる
松葉杖	長所	脇当てと手の握り部の2点で体重を支持するので支持・免荷機能に優れている．免荷が必要な時は2本，必要でない時は1本で使用できる
	短所	上肢の強い筋力と操作のコツを習得する理解力が必要になるため，高齢者や小児では使いこなせない場合もある
	適用	下肢の骨折の治療中に用いられる
歩行器（ウォーカー）	種類	4輪型歩行器，固定型歩行器，交互型歩行器が一般的
	機能	4輪型歩行器は，バランス機能や下肢筋力が低下した患者に適しているが，摩擦の少ない床面では加速して転倒の危険もあるので注意が必要である
	適用	主に施設内での歩行訓練に用いられる

〔2〕車椅子

主に下肢・体幹の機能障害における移動手段として有効である．手動車椅子は訓練により自力操作も可能であるが，上肢の筋力が必要である．手動車椅子の操作ができない重度障害者のためには電動車椅子がある．機能障害の程度や年齢，理解力に合わせて操作方法を説明，指導する．

〔3〕筋力低下，関節拘縮予防の援助

安静・固定・牽引などの治療にともない四肢の筋力低下や関節拘縮が生じると，日常生活への支障が長期化する場合がある．予防のためには，受傷直後から残存機能を最大限に活かした看護援助が有効である．関節拘縮と変形の予防には，良肢位の保持や体位交換を行う．良肢位とは，関節の変形を予測した予防的肢位，あるいは関節が強直した場合に日常生活動作上最も支障のない関節肢位をいう．また関節可動域訓練（ROM訓練）として自動的・他動的運動を実施し，廃用症候群を回避する．

筋力増強訓練として，等尺性と等張性の運動を患者に応じて組み合わせて行う．等尺性の運動では，抵抗を加えて最大筋力の2/3以上の筋収縮を行うことで効果があるといわれる．大腿四頭筋等尺性収縮運動[*3]などは，関節の動きを伴わず臥床状態でも可能である．等張性の運動は四肢に重錘などを付けて曲げ伸ばしをする運動で，健側では早期より積極的に行う．患側では関節運動が許可されてから開始する．

X 急性の運動機能障害のある患者の看護　249

6 運動機能障害の治療とそれにともなう看護

1 ギプス固定

〔1〕ギプス固定の目的と適応
骨折や脱臼の整復後の固定，関節拘縮や変形の矯正，骨や関節の安静・固定，早期離床などの目的で行われる．

〔2〕種類
硫酸カルシウムの粉末を綿包帯に付着させた石膏ギプスと，ガラス繊維包帯にポリウレタン樹脂を塗布したプラスチック系ギプスがある．最近では，強度に優れ，乾きが早く，軽いという利点をもつプラスチック系ギプスが用いられることが多い．

〔3〕形状
固定をする範囲によりギプスの形状はさまざまである．最も一般的なものは四肢ギプスだが，他に体幹部のみを固定するギプスコルセット，体幹の背面を固定するギプスベッドなどがある．

〔4〕ギプス固定にともなう合併症
二次的合併症として，ギプスの圧迫による神経障害・循環障害・褥瘡，関節拘縮，廃用性筋萎縮，痒みや発汗による皮膚トラブルなどがある．

特に神経の圧迫による神経障害は長期の障害が残る場合が多いため，注意深い観察を行い，異常があれば速やかに医師に報告する．上腕から手の先までの長上肢ギプスでは尺骨神経麻痺を生じることが多いので，第4，5指背側の知覚鈍麻と鷲手変形（図X-3）がないか観察する．鷲手変形とは，中手指節関節（MP）が過伸展し，近位指節間関節（PIP）と遠位指節間関節（DIP）が屈曲位を示す鷲の手の形に似た変形をいう．膝関節を含めた長下肢ギプスでは腓骨神経麻痺が起こるため，母趾・足関節の背屈運動障害や，足背の知覚鈍麻がないか観察する（図X-4）．

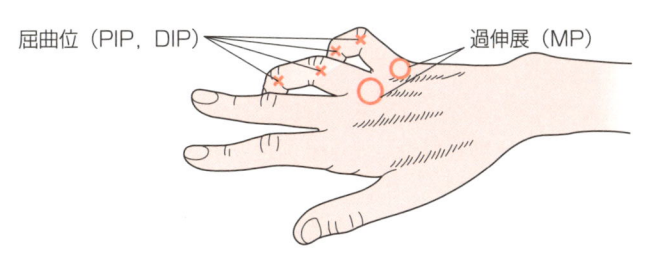

図X-3　尺骨神経麻痺による鷲手変形（鉤爪指変形）

＊3　大腿四頭筋等尺性収縮運動は，長下肢ギプス固定中や膝蓋骨の運動が制限される患者に対して，膝関節伸展位で大腿四頭筋を収縮させる自動運動である．仰臥位で，左右どちらか一方の下肢を挙上させて行う方法と，両側または片側の膝下に丸めたタオルや介助者の手などを置いて，左右交互に膝を下方に押し付けるようにして行う方法がある．

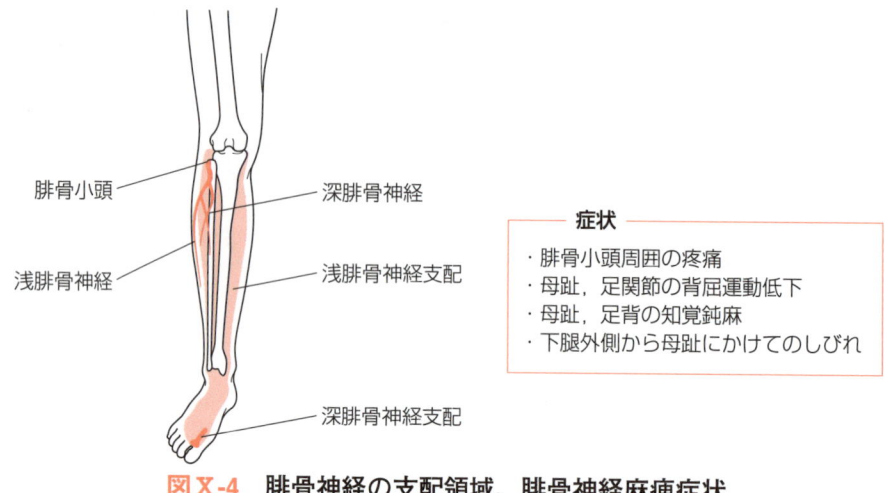

図Ⅹ-4 腓骨神経の支配領域，腓骨神経麻痺症状

症状
・腓骨小頭周囲の疼痛
・母趾，足関節の背屈運動低下
・母趾，足背の知覚鈍麻
・下腿外側から母趾にかけてのしびれ

　循環障害では，適切な処置をしないと不可逆性の変化が起こり，阻血性拘縮をきたす恐れがある．阻血性拘縮の代表的なものは，前腕のフォルクマン拘縮[*4]であり，手指の伸展ができない屈曲位をとり，阻血の5Pとしてpain（疼痛），paresthesia（錯感覚），paralysis（麻痺），pulselessness（脈拍消失），pale（蒼白）の症状があらわれる（図Ⅹ-5）．

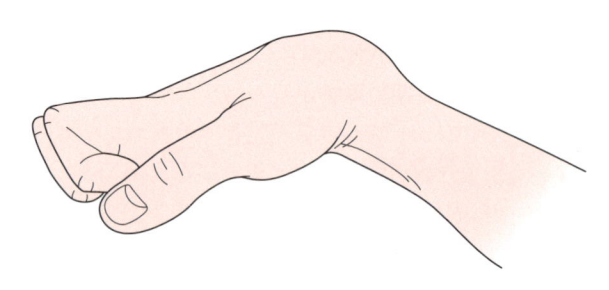

図Ⅹ-5 フォルクマン拘縮の例

2 副子固定

　副子とは簡便な固定具を指し，捻挫や骨折に対する一時的な固定法として主に四肢や手指，足趾に用いられる．ギプスに比べ固定性は劣るので，救急処置用に限られる．一般的に四肢に対しては金剛副子（パッド付き），指に対してはアルミ副子が用いられる．副子を罹患部の形状に合わせて折り曲げて，弾性包帯で固定をする．固定による末梢循環障害の予防と早期発見観察が必要である．

[*4] フォルクマン拘縮は，上腕骨顆上骨折に合併して起こることが知られているが，局所の出血，圧迫包帯・ギプス固定による合併症としても起こる．動脈の不完全な閉塞にともなう神経や筋への血行障害によって生じる．早期に血行の改善をはかることが重要であり，対応が遅れると前腕屈筋群は変性し，正中・尺骨神経麻痺が起こる．

3 牽引療法

[1] 牽引の目的
①骨折や脱臼などの転位を整復し固定する，あるいは整復の準備をする
②頸椎・腰椎椎間板ヘルニア，頸腕症候群の治療
③関節の安静，拘縮による変形防止，術後の安静・固定など

[2] 方法
　骨に直接牽引をかける直達牽引法，皮膚を介して牽引する介達牽引法，機械を用いて牽引する方法などがある．牽引角度，重錘の重さ，滑車の数は牽引部位によって異なる．ここでは直達牽引について述べる．

[3] 直達牽引
　鋼線やピンを直接骨に刺入する方法で，牽引力が強く，頸椎骨折や大腿骨骨折に適応する．鋼線刺入により，刺入部に感染や疼痛が生じやすい．
　大腿骨頸部骨折に対する鋼線牽引では，特に腓骨神経麻痺に注意し，腓骨小頭周囲の疼痛や母趾・足背の知覚鈍麻，母趾・足関節の背屈運動低下を注意深く観察するとともに，同一肢位による踵部や仙骨部の褥瘡に注意する．また長期間の固定により筋力低下や関節拘縮が生じ，その後の機能回復に悪影響を及ぼす場合もある．また高齢患者では，牽引による拘束感や体動制限にともなって，精神活動や意欲の低下，痴呆の発現・進行の恐れもある．これらを予防するために，看護者は心理状態の観察を行い，日常の生活リズムを整えることや，よい刺激を与えるなどして無理のない活動を勧めていく（図X-6）．

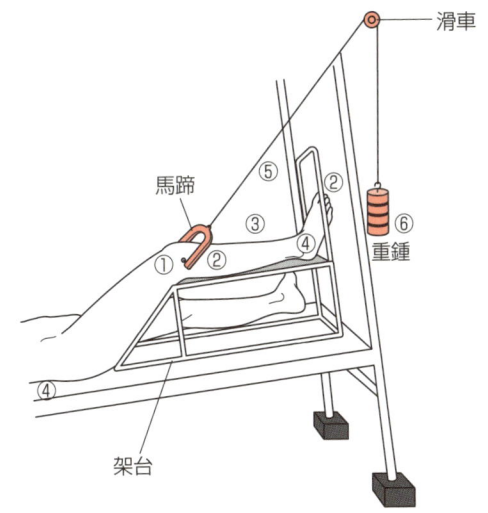

①鋼線刺入部の出血，発赤，腫張，疼痛がないか（感染）
②腓骨頭周囲の圧迫・疼痛，母趾・足関節の背屈運動低下，母趾・足背の知覚鈍麻がないか（腓骨神経麻痺）
③末梢の腫張，冷感，しびれ，チアノーゼ，疼痛はないか（循環障害）
④踵部，仙骨部，殿部の皮膚の発赤，損傷，疼痛がないか（褥瘡）
⑤正しい肢位を保持し（股関節屈曲20度），正しい方向に牽引されているか（適切な牽引）
⑥重錘は指示された重さであるか，床に接触していないか

図X-6　直達牽引の実際（留意点と合併症）

4 薬物療法

　急性期に用いられる治療薬は，主に鎮痛消炎剤，筋弛緩剤，循環改善剤，神経機能改善剤（ビタミンB系薬剤）などである．特定の疾患に対しては，抗生物質，副腎皮質ステロイド剤，抗リウマチ剤，痛風治療薬，抗悪性腫瘍剤などが用いられる．

　鎮痛消炎剤は主に非ステロイド系抗炎症剤（NSAIDs）が使われ，慢性疼痛や外傷・骨折時の疼痛，術後の疼痛コントロールなどに用いられ，経口薬，坐薬，注射薬，外用薬（湿布，軟膏）がある．主な副作用として，プロスタグランジン（PG:炎症反応物質）の抑制による胃粘膜傷害がある．そのため，慎重な投与と胃部症状の観察が必要である．

7 日常生活援助

〔1〕急性期の生活援助

　急性期では，生命の維持や健康の回復を最優先に治療・看護が実施される．骨や関節の機能障害では，全身状態が安定した後も一定期間の安静が必要となることが多いため，全面的な日常生活援助が必要である．

〔2〕自立性の低下，心理面での配慮

　食事，排泄，更衣，整容に関する生活動作は頻度が高く，個人の生活習慣に根ざしたニーズも高い．突然の受傷で精神的にショックを受けて意欲が低下してできなくなってしまう場合や，逆に，自分で行える動作も治療上制限される場合がある．そのため，日常生活動作のどの部分が自分で行えて，どの部分が行えないかを十分にアセスメントし，患者の能力を最大限に活かせるよう看護計画を立案する．療養中の生活空間はベッドに限定され，生活行動のほとんどを他者に依存せざるを得ない．成人では認知機能は正常であり，他者の助けを借りなければならない現実は自己概念を障害しやすい．そのような心理的な葛藤にも配慮し，自尊心を尊重したかかわりが重要である．特に排泄面においては羞恥心に十分配慮して行う．

　また，安静の必要があっても自分で無理をして行おうとする場合もある．安静が保たれないことで機能回復が遅延する恐れがあることを十分に説明して，協力を得るようにする．

〔3〕退院時の生活指導

　初期治療後に退院となる場合は，退院後の生活，家族サポートについて情報収集し，個別性に合わせた生活指導を行う．

2 代表的な運動機能障害のある患者の看護

① 骨折患者の看護

1 基礎知識

〔1〕上腕骨骨幹部骨折

　上腕骨の骨幹部骨折は転落や転倒などの直達外力による受傷の他，投球や腕相撲の際の捻転力でらせん骨折を生じる場合がある．骨折部の自発痛や局所症状，X線写真により診断される．橈骨神経が骨に密接して走行しているので，合併症として橈骨神経麻痺に注意する．

　上腕骨骨幹部は開放骨折が少なく，骨は軟部組織に囲まれ血行が良いため骨癒合が得られやすい．合併症がなければ保存的治療が一般的である．

〔2〕膝蓋骨骨折

　膝蓋骨骨折は直達外力，または急激かつ過度な膝関節運動などによって起こる．バイク事故などの直達外力による受傷では，粉砕骨折になる場合が多い．転位がなければ，大腿部から足関節上部まで膝関節伸展位でギプス固定（シリンダーキャスト）を行い，荷重歩行も可能である．ギプス固定にともなう腓骨神経麻痺に注意する．

〔3〕脊椎圧迫骨折（腰椎）

　高齢者では骨粗鬆症にともなう脊椎椎体の変形により，転倒や弱い外力でも容易に脊椎圧迫骨折を生じる．また，明らかな外傷歴がない脊椎圧迫骨折も多く見られる．腰部の急性痛は数日の安静で改善する場合が多いが，まれに腰背部痛と廃用症候群などにより寝たきりになる場合もある．

　腰椎部の固定や支持には軟性（ダーメン）コルセットが用いられる．胸骨下部より恥骨まで達するものが一般的であり，個人の体型にあったものを作製する．常時，腹部が圧迫されているのでうっ血肝など内臓への悪影響が起こる場合もある．体幹の支持性が良いとされる金属製の枠組みの硬性コルセットもある．

〔4〕肋骨骨折

　肋骨は，交通事故や転落などの鈍的な外力によって損傷される場合が多い．また，ゴルフのスイングや投球動作など長期的な外力が加わるスポーツによる疲労骨折も見られる．胸郭の痛み，呼吸による痛みの変動，X線写真により診断される．第4～8肋骨骨折が多い．胸郭の呼吸性動揺のない，1～数本の骨折では胸郭固定のためのバストバンドや絆創膏固定を行う．高齢者では

痛みのために痰喀出が困難となり，肺炎を併発しやすいので注意する．

〔5〕骨盤骨折

　骨盤骨折は，骨盤の外周（骨盤輪）の連続性が保たれているか否かによって細分類される．最も多いのは恥骨～坐骨骨折である．一般的には交通事故や転落が多く，前方からの圧迫により起こる．転位や合併症がない場合は，1ヶ月程度の安静により治癒することが多い．急性症状の改善を待って，硬性コルセットや骨盤固定装具を使用する場合がある．

　恥骨結合の離開や腸骨垂直骨折などでは，腸骨輪が広がるのを予防するためにキャンバス牽引（腰から殿部を乗せられる幅の牽引バンドの中央に骨折部が位置するように臥床させ，重錘により吊り上げる）を行う．

　また，前方の骨盤輪（恥骨，坐骨）と後方の骨盤輪（腸骨垂直型）の2ヶ所に骨折線が入ることがある（マルゲーニュ骨折）．この場合，骨髄からの出血が多量に見られ，骨盤内臓器（膀胱，尿道など）の損傷も合併しやすいので全身管理が必要である．

② 看護アセスメント

〔1〕重症度・緊急度の査定

　骨折では，まず意識レベルとバイタルサイン（特に呼吸，循環）を観察し，外傷性ショック症状の有無を判断する．次に骨折部の出血，血管・神経損傷，組織の損傷を調べる．意識があれば痛みの部位や程度を質問し，胸・腹腔内臓器の損傷の有無を推測する．

　損傷部以下の麻痺，知覚喪失は脊髄損傷，特に呼吸障害があれば頸髄損傷の可能性が高く，緊急性が高いといえる（脊髄・脊椎損傷に関しては他の専門書を参照）．内臓損傷による出血や開放骨折の場合も，多量出血により循環血液量が減少し血圧が低下するため，緊急性が高い．

　外傷による骨折後には，脂肪塞栓症候群を併発することがある．これは体内の脂質代謝が変化し，肺，脳，腎臓などに脂肪塞栓が生じるものである．受傷後12～48時間の潜伏期を経て発症することが多い．症状として発熱や頻脈，皮膚や眼瞼結膜の点状出血，肺の湿性ラ音や胸部X線写真の吹雪様陰影をともなう呼吸困難などの多彩な症状があらわれる．併発例の死亡率は10～20%とされている．

　外傷部位の出血が持続している場合は，圧迫止血し，身体侵襲を最小限に止める．損傷や出血の程度により緊急性が高い場合は緊急処置が必要になるので，医師にすみやかに状態を報告し，指示を受ける．以上のように，看護者は骨折の部位や種類を把握したうえで，それにともなう出血や炎症症状，神経麻痺などの症状を観察する．また局所的な症状に留まらず，ギプス固定や牽引療法などの治療にともなって起こる合併症についての知識も必要であり，呼吸や循環への影響など全身状態の観察を行う．

〔2〕日常生活への影響

　骨折患者の日常生活への影響として，痛みや運動機能障害による影響と，安静・ギプス固定・牽引などの治療にともなう影響がある．例えば，骨折により関節可動域に制限が生じたり，脊椎疾患の安静固定のためにギプスベッドを強いられる場合がある．利き手の上腕骨骨折では食事，更衣，清潔動作などが広範囲にわたり制限される．保存的治療は長期化する場合が多く，利き手

交換が必要になる場合もある．膝蓋骨骨折では患側は膝伸展位で固定されるため，松葉杖などの歩行補助具が必要になる．階段昇降の際は転倒の危険が高くなるので注意する．

〔3〕疾患に対する認識，心理状態

不慮の事故や転倒などにより受傷する場合が多く，疾患に対する理解は乏しく，不安が大きい．医師の病状説明に対する理解の程度を確認して，補足説明をするなど不安の軽減につとめる．また，治療過程や療養期間に対する将来的な不安も大きいと考えられるため，可能な限り治療の見通しが持てるよう情報提供していく必要がある．治療が長期化する場合も少なくないので，精神的な支援も大切である．

③ 看護活動

〔1〕主たる症状とそのコントロール

痛覚の神経線維の終末は骨膜に多く分布しているため，骨折にともなう痛みは非常に強い．痛みが強いと身体にとってストレスとなり，不安や抑うつなどの情緒的反応を引き起こすといわれている．また，痛みが強く運動が制限されることにより筋力低下や関節拘縮を引き起こす場合もある．このように，痛みによるストレスや行動制限は治癒過程に悪影響を及ぼすことになるため，積極的に疼痛軽減をはかっていく必要がある．受傷直後の急性痛は骨折部の安静と固定が保持されれば，次第に軽減していく．一般的には経口鎮痛薬や点滴，注射，坐薬による鎮痛が有効である．痛みのアセスメントにはVAS（ビジュアル・アナログ・スケール）などの統一したツールを用いて，客観的に痛みの程度を把握し，経時的変化を評価していく．

〔2〕日常生活への影響とその援助

（1）廃用症候群と機能訓練

1週間以上のベッド安静が続くと，全身への悪影響が生じる．骨折後は安静や固定による筋萎縮・関節拘縮などいわゆる廃用症候群が起こりやすい．そのため，局所の炎症所見や骨癒合の状態にあわせて，早期から機能訓練を開始することがのぞましい．例えば，下肢の骨折では牽引が実施されることが多いが，上肢の自動運動，大腿四頭筋の等尺性収縮訓練，足関節の自動運動などは可能であるため積極的に行う．

ギプス固定中でも手指・足趾・その関節の自動運動を行うことは，循環を改善させ，脂肪塞栓や深部静脈血栓予防にもつながる．足浴やマッサージも循環改善に有効である．

（2）ベッド臥床時の生活援助

腰椎圧迫骨折や骨盤骨折でベッド臥床の際は，食事，排泄，清潔，更衣など全面的に援助が必要である．水平位での食事の際は，オーバーベッドテーブルや床頭台の位置を工夫して摂取しやすいように環境を整える．必要に応じて，食事形態をおにぎりやパン，串刺し食などに変更する．清潔面では安静が解除されるまで，ベッド上での清拭介助を行う．排泄面では，膀胱留置カテーテルの安易な挿入は尿路感染につながる恐れがあるのでなるべく避ける．痛みや全身状態に応じて，可能な限り尿器での排泄を促す．プライバシーや羞恥心には十分配慮する．安静度範囲内で，日常生活動作で自分で行えることは可能な限り行ってもらうことが機能訓練にもつながる．急性期を脱し，車椅子や歩行補助具での移動が許可されたら，適宜シャワー介助を行う．

[3] 心理社会的支援

骨折に対する保存的治療は長期化する場合が多いので，学業や職業，家庭内での役割に影響が出ることが多い．社会復帰後の生活について早期より情報収集し，必要であれば社会資源の活用も考慮する．

[4] 教育的支援

骨折治療の主要部分は，整復・固定後の機能回復のためのリハビリテーションにある．

リハビリテーションには患者自身の前向きな姿勢が重要であることは言うまでもない．整復・固定の段階においても，筋力訓練や可動域運動は必要であるため，患者が主体的に治療に取り組めるよう，励ましながら教育的に支援していく．

患者の安全を確保するために，転倒を助長するような障害物を取り除いたり，生活しやすい環境を整えていくことも重要である．入院中から退院後の生活を想定して，具体的な方法について指導する．

[5] 家族への援助

突然の受傷にともない患者の家族の不安も大きい．長期治療や職業上の制限（休職，転職など）により，患者が家族内での役割を十分に担えなくなる場合もある．それにより家族の負担や役割も大きくなる．治療過程に関する情報提供とともに，家族に対する心理社会的支援も必要である．

② 捻挫患者の看護

1 基礎知識

ここでは，足関節捻挫（足関節外側靱帯損傷）について述べる．

足関節捻挫は多くの場合，足関節が内側にねじられること（底屈内反位）で生じる．全体の60％は前距腓靱帯の単独損傷であり，もともと内反不安定性の場合が多い．症状は足関節全体の腫脹と疼痛，靱帯部の圧痛，皮下血腫を認める．局所症状とX線写真で診断される．外側部に複数の圧痛や痛みによる荷重困難があれば靱帯完全断裂の可能性が高い（図Ⅹ-7）．

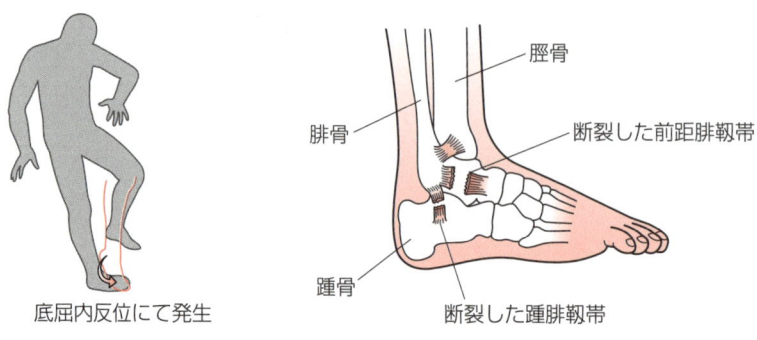

図Ⅹ-7 足関節捻挫の発生機序と靱帯損傷

靱帯の治癒過程は①炎症期，②修復期，③モデリング期の段階を追って進む．

2 看護アセスメント

[1] 重症度・緊急度の査定
　捻挫の重症度は，3段階に分類される．Ⅰ度では靱帯の損傷に止まっているが，Ⅱ～Ⅲ度では靱帯が部分的あるいは完全に断裂して，関節の不安定性が生じている．Ⅲ度では脱臼や亜脱臼を合併する場合もある．関節の不安定性は適切に処置されないと，痛みや関節液貯留のために，治癒が遅延する恐れもある．また急性症状が軽減した後，適切な時期に関節訓練を開始しないと関節内の癒着や靱帯短縮による関節拘縮が生じることもある．そのため，急性期の安静・固定から適切な時期に機能訓練に移行し，機能回復をはかっていくことが重要である．

[2] 日常生活への影響
　靱帯損傷Ⅲ度では3～6ヶ月の治療期間が必要となる．その間，関節の安静・固定・挙上により日常生活行動が制限される．特に靴や靴下を履いたり，平らな床面からの立ち上がりなど足関節運動を伴う動作は困難となる．

[3] 疾患に対する認識，心理状態
　捻挫は，「骨折しなくてよかった」と軽く捉えることが多い．しかし骨折は免れても，重度の靱帯損傷では長期の治療が必要となるため，その説明を受けると逆に，社会生活に支障を来たすのではないかという不安を生じる場合もある．

3 看護活動

[1] 主たる症状とそのコントロール
　関節包や靱帯には痛覚の神経終末が多く分布しているため，外傷による機械的刺激により強い痛みが生じる．関節内損傷の際に生じる出血による関節内圧の上昇も，痛みを促進させる．骨折と同様に，痛みに対しては損傷部の安静と薬物療法が有効である．
　関節内出血や関節液の貯留にともなう痛みは，関節穿刺による吸引によっても軽減される．腫脹や浮腫に対しては，冷却，圧迫，挙上を行う．

[2] 日常生活への影響とその援助
　患部の安静が保持できれば，身の回りのことは自分で行える場合が多い．看護者は療養環境を整えて，食事，排泄，更衣，整容など患者ができない部分を援助するとともに，安全な生活行動を指導する．例えば，正座やあぐら，横座りなどの無理な姿勢は，足関節の屈曲内反位を取りやすいので避けるよう指導する．和式の生活動作では足関節に負担がかかりやすいので，重症な場合では，可能であれば洋式への変更（テーブルといす，洋式トイレ，ベッドなど）がのぞましい．

[3] 心理社会的支援
　捻挫は，一般的に骨折と比べて軽症と捉えられがちである．しかし骨折を免れたとしても，足関節捻挫の完治後も関節の不安定感，痛み，腫脹などの症状が残る場合もある．軽い日常生活動作への支障はないが，場合によっては職業の制限を強いられる場合もある．治療過程や後遺症の

可能性について医師に病状説明をしてもらい，必要に応じ社会資源も活用する．

〔4〕教育的支援

捻挫を起こした足関節に対して，受傷後半年〜1年は再発防止に努める必要がある．足関節周囲の筋力訓練や，可動域の保持について具体的に指導する．また絆創膏や包帯，サポーターによる足関節の固定を行い，捻挫を繰り返さないよう予防する．

〔5〕家族への援助

受傷後の長期的な生活整備には家族の理解も不可欠である．患者とともに家族にもわかりやすく説明し，協力を得る．

③ 脱臼患者の看護

1 基礎知識

ここでは肩関節脱臼について述べる．

肩関節脱臼は，スポーツ外傷や転落事故によるものが多く，外傷性脱臼の中では最も頻度が高い．前方脱臼と後方脱臼があるが，前者が圧倒的に多い．前方・後方ともに肩峰の突出が著明で肩峰下に上腕骨頭を触れず，外見上陥凹して見える．上腕を胸壁に引き付けると痛みとばね様固定が認められる．治療は徒手整復が主であり，術者の足底を患者の腋窩に当て両手で長軸方向に牽引しながら整復するヒポクラテス法や，上肢を軽度外転位で長軸方向に牽引しながら外旋，内転，内旋の順で整復するコッヘル法などがある．麻酔を使用しなくても整復可能な場合があるが，痛みを軽減して筋弛緩を得るためには全身麻酔がのぞましい．関節包の断裂部で嵌頓した場合や脱臼骨折をともなう場合は観血的整復が行われる．保存的治療における徒手整復後は2〜3週間，包帯固定を行う．整復が不適切であると習慣性肩関節脱臼に移行しやすいので注意する．他には肩鎖関節，股関節，肘関節などが脱臼しやすい（図X-8）．

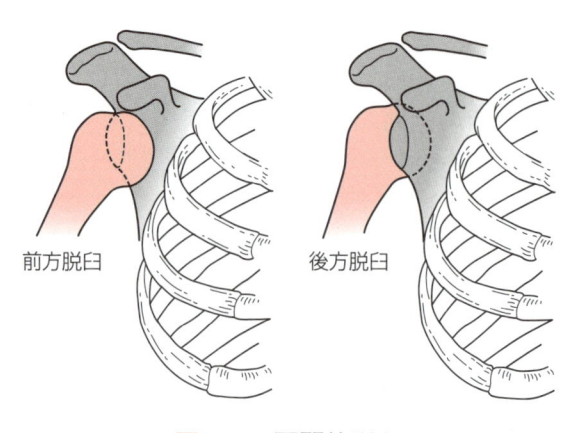

図X-8　肩関節脱臼

2 看護アセスメント

[1] 重症度・緊急度の査定
　脱臼部位の変形や脱臼肢位が認められ，症状が著しい場合はすみやかにX線写真を撮影し，整復を行う必要がある．脱臼時の損傷として骨頭への血流障害を生じると，骨頭壊死を生じたり，関節機能が不可逆的に障害される恐れもある．これは特に肩関節，股関節脱臼時に生じやすい．
　外傷性脱臼では，関節包の断裂部から一方の関節端部が脱出し，嵌頓症状を呈して，整復が困難になる場合もある．

[2] 日常生活への影響
　脱臼による疼痛や関節の運動障害と，治療の必要上，安静・固定・牽引などを強いられる．股関節脱臼では牽引のため，下半身が自由に動かせなくなる．肩関節脱臼では肩関節運動が制限されるため，食事，更衣，清潔，排泄などさまざまな生活場面での不自由さが生じる．

[3] 疾患に対する認識，心理状態
　肩関節脱臼の患者では，肩関節の変位によるボディイメージの障害も生じかねない．スポーツ選手の場合，選手生命に影響を与えることもある．受傷後の生活や職業について不安を感じることも多い．

3 看護活動

[1] 主たる症状とそのコントロール
　脱臼では関節運動時に痛みが増強するが，徒手整復によって固定が得られれば痛みも軽減する．痛みに対する治療・ケアについては，骨折の項で述べており省略する．靱帯損傷の程度にもよるが，必要に応じて炎症を抑える湿布剤や外用薬を使用して経過観察をする．

[2] 日常生活への影響とその援助
　牽引や固定により制限される生活動作に対する援助を行う．
　肩関節の機能障害では，片腕が固定されているため，健側のみで生活動作を行わなければならない．利き手の障害であれば，利き手交換が必要となる場合もある．食事に関しては片手でも食べやすいよう，食事形態の工夫をする．看護者は生活動作をできる限り自分の力で行えるよう，具体的な助言をしていく．その他，更衣，整容，入浴などに介助が必要となる場合もあり，家族の理解と協力を得る必要がある．

[3] 心理社会的支援
　脱臼では，固定による運動制限や受傷後の機能障害により，患者が果たしてきた家庭内での役割を他の家族員が代行せざるを得ない場合もある．壮年期の女性であれば家事労働が制限され，男性では職業上の変化や，経済的な問題が生じることもある．家族が協力し合って対処していけるかどうか，家族のサポート体制を確認して，家族全体を支援していく．医師をはじめ理学療法士やソーシャルワーカーと連携をはかり，必要とされる資源を提供していく．

基礎知識

　排尿機能は，代謝により生じた老廃物を排泄するという，生命の維持に不可欠な機能である．この機能に障害が発生すると，生命の危機に陥るばかりでなく，基本的なニードである排尿行動が阻害され，不便で不快となり日常生活に大きな影響を与える．また，泌尿器は，生殖機能との関連もあり，自己概念やボディイメージにも影響を及ぼす．このように，排泄機能障害患者の看護は，排泄やセクシュアリティなど人間の尊厳にかかわるケアであり，疾患や治療にともなって生じるさまざまな苦痛や羞恥心を軽減し，早期に健康の回復ができるように援助することが大切である．

1 排泄機能の解剖生理

　排尿機能は，膀胱内に尿を貯留させる「蓄尿」と，尿を排泄する「排尿」の相反する働きを協調的に行っている．正常な場合，一定量の尿が膀胱に貯留すると，尿意を感じ排尿命令が発せられる．その後，すみやかに排尿が始まり，30秒以内に排尿を終了し尿意は完全に消失する．このような排尿過程に何らかの異常が生じた場合を排尿機能障害という[1]．排尿機能は，膀胱，尿道，および排尿に関係している神経が協調的に働き維持されている．

1 膀胱・尿道の解剖生理

　膀胱は，腎臓で生成された尿を一時的に貯える機能を持ち，排尿筋（平滑筋）で囲まれている．尿道は，膀胱から外尿道口へ通じる導管である．男性の尿道は，長さが約23cmほどであり，女性の尿道は，約3.5～5.5cmで内尿道から16度の角度でまっすぐに前庭の外尿道口まで達している[2]（図XI-1）．外尿道括約筋は，尿道を取り囲む括約筋（横紋筋）であり，蓄尿時は外尿道括約筋が収縮し，排尿時は弛緩する（図XI-2）．

2 排尿の調節機構

　排尿は，大脳皮質にある**高位排尿中枢**，脳幹の橋にある**上位排尿中枢**，脊髄を介す**下位排尿中枢**，および骨盤神経などの末梢神経の相互作用によってコントロールされている[2]（図XI-3）．脳幹の上位排尿中枢は，高位の排尿中枢の指令を受け，膀胱が充満するまでの間，骨盤神経を抑制すると同時に下腹神経の働きを促進し，排尿筋（膀胱）を弛緩させ蓄尿を行う．膀胱内に約150mLの尿がたまってくると膀胱壁が伸展し，この情報は，骨盤神経を介して上位・高位排尿中枢へ送られ「尿意」が生じる．350～500mLまでは，膀胱内圧は膀胱の拡張により12cmH$_2$O以内にとど

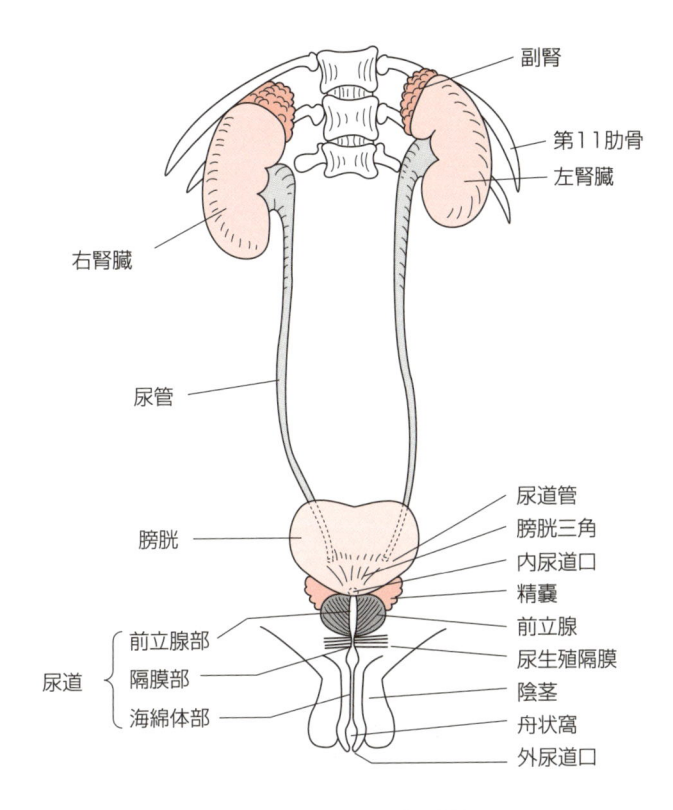

XI 急性の排泄機能障害のある患者の看護 263

図XI-1 泌尿器（男性）

(藤本　淳監修，藤田　守，土肥良秋編，柴田洋三郎，太田啓介（2007）解剖学第2版，p.232，ヌーヴェルヒロカワより転載)

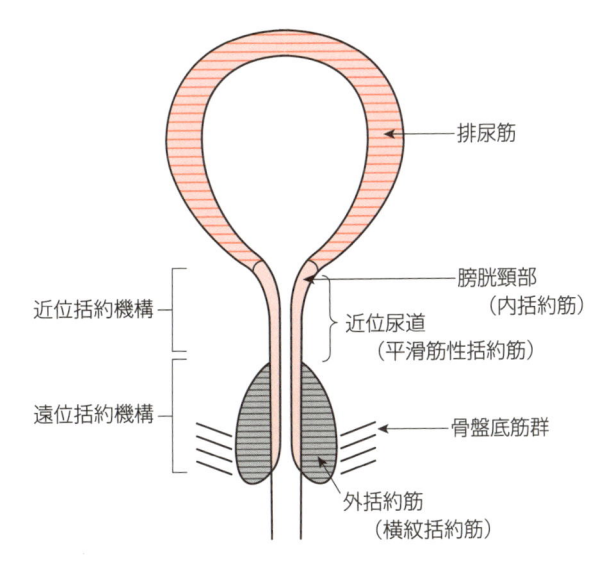

図XI-2 膀胱・尿道の筋構造

(白岩康夫，山口　脩（1986）排尿障害―神経因生膀胱尿道障害と治療―，P8，新興医学出版社より転載)

まり，もらすことなく尿を貯めることができる．しかし，膀胱の充満がそれ以上になると排尿に関する切迫感を生じる．「排尿を行ってよいかどうか？」の判断は高位排尿中枢である大脳皮質で行われ，「排尿を我慢する」と判断すると，再度，上位排尿中枢から骨盤神経を介し，排尿筋の収縮力を低下させるとともに，内膀胱括約筋・尿道・外膀胱括約筋を収縮させ，排尿を抑制する．

　大脳皮質により排尿をしてよいという命令が出されると，上位排尿中枢は，骨盤神経の働きを促進し排尿筋を収縮させる．同時に，下腹神経は抑制されて内膀胱括約筋は弛緩し，陰部神経の働きによって外膀胱括約筋や骨盤底筋群が弛緩することで尿道抵抗は減少し排尿が開始される（図XI-4）．正常な排尿機構は，蓄尿が一定量以上行われ，意図的に排尿を開始し，十分な尿流量があり，排尿後は残尿はなく尿意は消失する．

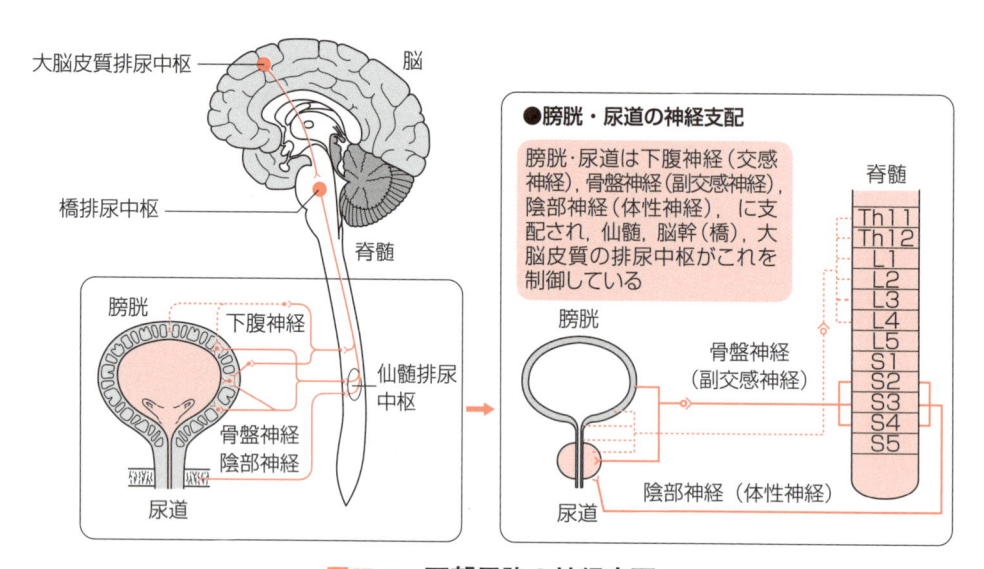

図XI-3　下部尿路の神経支配
（角田直枝（1998）膀胱・尿道・生殖器系に疾患を持つ人への看護，p.10，中央法規出版より転載）

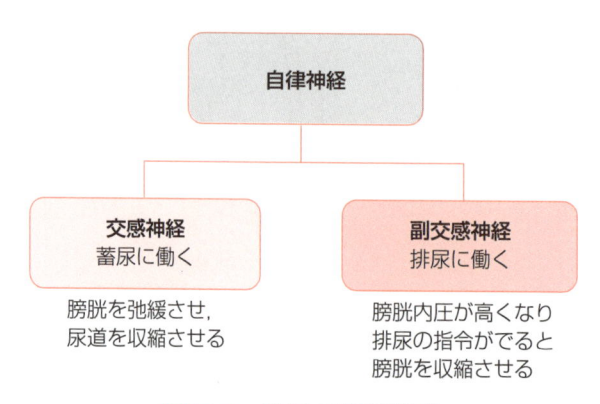

図XI-4　排尿の調節機構

② 排泄機能障害の種類と病態生理

排尿機能障害の種類は，1．排尿回数の異常，2．排尿困難，3．尿閉，4．尿線異常，5．尿失禁，6．排尿痛などに分類される．

表XI-1 排尿機能障害の種類・状態

種類・状態	症状	要因
1．排尿回数の異常 ・1日の排尿回数は，成人では通常，日中4～6回，夜間0～1回が正常であり，これを逸脱した状態	①頻尿	・多尿になる病態－糖尿病，尿崩症など ・器質的要因－萎縮膀胱，妊娠や腫瘍による膀胱の圧迫など ・機能的要因－尿管・膀胱・前立腺・尿道の炎症・結石・腫瘍・異物による膀胱炎，尿道炎，前立腺炎，膀胱結石，前立腺肥大など，心因性，脳の疾患（中枢性疾患：脳梗塞，脳出血，脳腫瘍など）など
	②稀尿	・乏尿になる病態－脱水，ショック，結石・腫瘍などによる腎機能低下，腎不全など ・器質的要因－巨大膀胱，膀胱憩室など ・神経因性の機能的要因－神経因性膀胱，中枢神経障害など
2．排尿困難 ・尿意はあるが，円滑に排尿できない状態	①遷延性排尿（排尿開始の遅延） ②苒延性排尿（排尿時間の延長）	・器質的要因－前立腺肥大症，前立腺腫瘍，前立腺炎，膀胱炎，膀胱結石，膀胱腫瘍，腫瘍，炎症，先天異常による尿管・尿道の狭窄など
3．尿閉 ・膀胱内に十分な尿量がありながら，自然排尿できない状態	①完全尿閉 ②不完全尿閉	・器質的要因－排尿困難とほぼ同様 ・機能的要因－脊髄損傷，中枢神経障害，心因性，直腸・子宮がん術後の骨盤神経損傷など
4．尿線異常 ・正常尿線は男性では0.5cmと太く，弧状を描き前方に勢いよく放出されるが，それに異常のある状態	①尿線細小 ②放出力減退 ③尿線の分裂 ④尿線中絶	・膀胱利尿筋収縮力異常，内尿道口異常，尿道の通過障害をきたす疾患・病態－前立腺肥大症，前立腺腫瘍，膀胱頸部硬化症，膀胱腫瘍，膀胱結石，神経因性膀胱，尿道狭窄，尿道腫瘍，尿道下裂，尿道上裂，膀胱憩室，膀胱尿管逆流など
5．尿失禁 ・無意識，あるいは不随意に尿がもれる状態	①切迫性尿失禁	・急性膀胱炎，神経因性膀胱など
	②腹圧性尿失禁	・膀胱頸部（尿道）過剰移動－加齢による骨盤底筋群の筋力低下，肥満による骨盤内臓器下垂など ・尿道括約筋不全－骨盤内手術後，脳脊髄疾患など
	③溢流性尿失禁	・器質的要因－前立腺肥大・腫瘍など下部尿路の通過障害など ・機能的要因－糖尿病，直腸・子宮がん術後の骨盤神経損傷，脊髄損傷，中枢神経障害など
	④機能性尿失禁	・加齢にともなうADLの低下・認知能力の低下，四肢麻痺・切断などによる機能不全など
	⑤反射性尿失禁	・脊髄損傷など
6．排尿痛 ・排尿にともなって膀胱・尿道に生じる疼痛	①初期排尿痛	・急性前部尿道炎，尿路結石，間質性膀胱炎など
	②全期排尿痛	・膀胱炎，尿道炎，尿道粘膜損傷，尿道結石など
	③終末時排尿痛	・急性膀胱炎，前立腺炎，腫瘍，膀胱結石，腫瘍など
	④排尿後痛	・膀胱結核，膀胱周囲炎など

（黒田裕子監修，山下香枝子編，佐藤芳子ほか（1997）排泄（腎・膀胱）機能障害をもつ人の看護，p.43，メヂカルフレンド社より転載，一部改変）

それぞれの排尿障害は，疾患などから起こる器質的な要因のみでなく，機能的，環境的，心因的なことなど，さまざまな発生要因が複雑に合併していることがあるため，発生要因をふまえた治療および看護援助が重要である（表XI-1）．

③ 排泄機能障害のアセスメント

排尿機能は，器質的，機能的，環境的，心因的なことなど，さまざまな因子に影響を受ける．排尿機能障害を持つ人々の看護援助を行うためには，これらの要因を総合的にアセスメントする必要がある．排尿機能のアセスメントは，①排尿状態のアセスメント，②排尿機能障害の有無・程度のアセスメント，③排尿機能に影響を与える要因のアセスメントの3つの段階で行う．また，急性の排尿機能障害を引き起こしている場合，疼痛や発熱など苦痛をともなうことが多いため，まず最初に苦痛に対するアセスメントを実施し，苦痛に対する援助を行いながら，その他のアセスメントを実施する．このように急性期状態の患者には，アセスメントの優先順位を考えることも重要である．

1 排尿状態のアセスメント

排尿状態のアセスメントは，排尿障害の要因を明らかにするための重要な情報となる．排尿状態の異常を理解するだけでなく，正常な排尿状態についての知識が大切である．排尿状態の異常について表XI-2に示した．尿の性状（色調・混濁）の異常は，表XI-3に示したとおり，さまざまな疾患が要因となり発生する．しかし排尿状態の異常の中でも，尿量，回数，におい，pH，比重，尿意などの異常は，日常生活（疲労，ストレス，食生活など）や成長発達段階（乳幼児または高齢者）も影響することがあるため，疾患的な要因だけでなく排尿状態の異常を引き起こし得るさまざまな因子を推測しアセスメントを実施する．

2 排尿機能障害の有無・程度のアセスメント

排尿機能障害についてのアセスメントは，表XI-1を参考に状態を確認し，障害の有無のアセスメントを実施する．排尿障害の程度は，疾患の進行度や患者の苦痛，排尿障害による精神的な影響などを予測する重要な情報となる．排尿障害の程度をアセスメントする際，現在の程度だけでなく，突然の発生か徐々に悪化したのかなど，その程度の変化についてアセスメントすることも重要である．

3 排尿機能に影響を与える要因のアセスメント

〔1〕成長発達段階

発達段階により，排尿の機能に違いがあるため成長発達段階に合わせたアセスメントが重要である．成人期は，排尿機能が最も安定している時期であるが，女性は妊娠が排尿に影響を与える場合がある．

老年期は，加齢によりさまざまな身体的変化が起こり排尿に影響を与える．腎での尿生成のメ

表XI-2 排尿状態のアセスメント

項目	正常状態	アセスメント
1．尿量	・成人1日尿量－1500～2000mℓ	・多尿－3000mℓ以上 ・乏尿－400mℓ以下，無尿－50mℓ以下
2．尿回数	・1日の尿回数(成人)－日中4～6回 　　　(正常)　　　　　　夜間0～1回	・頻尿－排尿回数10回/日以上(夜間2回以上) ・希尿－排尿回数2回/日以下
3．尿の性状 (表XI-3参照)	・淡黄色～黄褐色で通常混濁はなく透明	・尿の色，混濁の有無 ・血尿,膿尿,細菌尿,乳び尿,気尿(尿にガスが混入する)の有無
4．尿のにおい	・わずかに特有な芳香臭	・細菌尿－不快なアンモニア臭 ・糖尿病－甘酸っぱい尿臭 ・フェニールケトン尿症－ネズミの尿のようなにおい
5．尿のpH	・成人pH5.0～8.0．呼吸と栄養代謝の状態に関連して変動する	・アルカリ尿－pH7.4以上 ・酸性尿－pH4.5以下
6．尿比重	・水分の摂取量により1.010～1.030の間で変動する	・比重1.030以上－脱水，発熱，高濃度たんぱく尿 ・比重1.006以下－水分大量摂取，尿崩症など
7．尿意の有無	・膀胱内圧が15～20cmH$_2$Oとなると尿意を感じる	・最小尿意－膀胱に尿が100～150mℓ貯留すると感じる尿意 ・最大尿意－膀胱容量最大まで我慢したときの尿意
8．残尿感の有無	・残尿があるときに感じる尿意，また，膀胱の炎症にともなう排尿後不快感	・前立腺肥大・腫瘍，尿路結石，尿道狭窄，膀胱結石，膀胱腫瘍，膀胱炎などで発生する
9．疼痛	・腎部・尿管痛－腎盂・尿管の内圧上昇により起こる．脊柱肋骨部(CVA)および側腹部の疝痛発作	・痛みの程度，持続時間，放散痛の有無 ・悪心，嘔吐，冷汗，ショック状態
10．発熱	・尿路感染発症にともなう炎症症状の場合が多い	・体温，熱型，解熱剤使用状況 ・悪寒戦慄，筋肉痛，倦怠感など随伴症状

表XI-3 尿の性状

色調・混濁	要因
無色尿	飲水過剰，尿崩症，糖尿病など飲水過剰，尿崩症，糖尿病など
赤色尿	血尿(尿路出血，尿路結石，尿路系腫瘍，腎炎，腎盂腎炎，腎結石，出血性素因の疾患，膀胱カテーテルなど機械的出血など)，ヘモグロビン尿
黄褐色尿	ビリルビン尿(肝機能障害)，濃縮尿(脱水，発熱など)，ミオグロビン尿
黄白色尿	膿尿(腎盂腎炎，腎膿瘍，腎周囲炎，膿腎症，腎結核，膀胱炎，尿道炎など)
乳白色尿	乳び尿(外傷・腫瘍・炎症などによる胸管閉塞など)
濃緑色尿	色素剤(メチレンブルー)投与時，ビタミン剤(ビタミンB$_2$，ビタミンB$_{12}$群)服用時，尿路感染症(緑膿菌感染)など

カニズムが円滑でなくなり，糸球体の濾過機能と尿細管での尿の生成機能が低下し，多尿になったりする．そのため，夜間頻尿が出現することがある．また，男性は，前立腺肥大になりやすく，その結果尿道狭窄がおこり，排尿障害，尿閉，頻尿などを引き起こす．さらに，脳血管障害などでは，神経系異常による排尿障害を引き起こす可能性も高い．

〔2〕性別

　男性と女性では，下部尿路の構造が異なり，それぞれ特徴的な問題を引き起こす．男性は，前立腺の変化が尿道に影響し，排尿困難など排尿の状態に影響を与える．女性は，尿道の長さが3.5～5.5cmと短く，腟，肛門と近いため尿道からの上行性細菌感染を起こしやすい．また，妊娠により子宮が大きくなると，膀胱を圧迫し，妊娠初期と末期に頻尿となる．また，大きくなった子宮が尿管を圧迫することがあり，排尿困難を起こし，残尿により腎盂腎炎を引き起こすことがある．出産は，骨盤底筋群の筋力低下を起こすことがあり，腹圧性尿失禁を引き起こす場合がある．

〔3〕器質的・機能的要因

　さまざまな疾患が引き起こす器質的・機能的な変化は，排尿状態に影響を及ぼす．特に，排尿障害に影響を及ぼす要因を表XI-1に示した．そのほか，心不全をともなう循環器系疾患は，腎血流量の低下を招き，排尿状態に影響を及ぼす可能性がある．また，発熱は，代謝機能を亢進させたんぱく尿となることがある．さらに，発汗による脱水は尿量を減少させる．

　疾患にともなう器質的・機能的変化がない場合でも，排尿状態に影響を及ぼす薬剤の使用により，排尿障害を引き起こす場合がある（表XI-4）．そのため，排尿機能障害に直接関係しない疾患を持つ患者の薬剤使用状況のアセスメントは，重要である[3]．

表XI-4　排尿状態に影響を及ぼす薬剤

影響	薬剤
尿の量に影響を及ぼす薬剤	利尿薬，バゾプレッシン（下垂体ホルモン：抗利尿作用がある），血管拡張薬（ヒドララジンなど腎血管拡張作用を示し尿量が増加することがある）
尿閉を引き起こしやすい薬剤	抗コリン薬，向精神薬，抗うつ薬，抗パーキンソン薬，抗ヒスタミン薬，交感神経刺激剤，副交感神経遮断剤など
腎障害を引き起こしやすい薬剤	どんな種類の薬剤でも過剰の場合は急性尿細管壊死をきたし，急性腎不全となる可能性がある．特にアミノグリコシド系抗生薬（ゲンタマイシンなど），造影薬，抗がん薬，抗リウマチ薬など
排尿動作に影響を与える薬剤	精神安定薬，鎮静薬，睡眠導入薬などは身体の活動性を低下させ機能的失禁を引き起こすことがある
尿のpHに影響する薬剤	酸性－アスコルビン酸，アスピリン，サリチル酸，塩化アンモニウムなど アルカリ性－炭酸水素ナトリウム，サイアザイド系利尿剤（ダイクロトライド），炭酸カルシウム，水酸化マグネシウムなど

〔4〕生活環境による要因
(1) 食生活・日常活動・気候

　バランスのとれた食生活は，尿路結石や感染の予防などに重要である．水分摂取の状況は，直接的に尿量に影響する．気候も同様に，尿の量に影響を与える．夏期は脱水による尿量減少を起こすことがある．また，冬期は，寒冷により尿量が増加する．さらに寒冷は，交感神経を刺激し，尿意が頻回となり得る．

　日常活動は，尿の量や性状に影響を与える．活動量が多くなれば，代謝が亢進し，一時的にた

んぱく尿が排泄されることがある．また，発汗による脱水になると尿量が減少することがある．また，性交渉後の排尿の習慣なども感染予防には重要である．

(2) 精神的・心理的ストレス

膀胱は自律神経のバランスによって調整されている．しかし，試験や面接など精神・心理的なストレスが強くなると，自律神経の調節がうまく働かず，副交感神経が過敏になり膀胱が緊張し頻回に尿意を感じるようになる．また，本人が自覚していなくても，ストレスや不安が蓄積されてくると，自律神経の調節機能が低下し，頻尿や膀胱炎などを引き起こすことがある．

(3) 排尿環境・習慣

排尿環境は，文化的背景，身体的・精神的ストレスと関連し，排尿状態に影響を及ぼす．トイレの設備が洋式か和式か，清潔感，におい，温度，トイレの数などの変化により排尿機能障害を引き起こす可能性がある．

また，排尿習慣は，日常生活活動と関係し，仕事などでなかなかトイレに行けず我慢する人や，我慢する必要がない人など，それぞれの排尿習慣がある．排尿を我慢する傾向にある人は，膀胱炎などを引き起こしやすい．また，高齢や認知症などで，これまでの排尿習慣が変化した場合，機能性尿失禁などを引き起こすことがある．

(4) 排尿動作・姿勢

排尿の動作や姿勢は，排尿機能障害に影響を及ぼす．安静臥床では，腎血流量が上昇し尿生成を促進するが，腹圧がかかりにくいため排尿しにくく尿閉を引き起こしやすい．

(5) 社会文化的影響

排泄に関する考え方は，国や文化的背景により違いがある．近年，日本においてもグローバル化が進み，多くの文化的背景を持った人々が増えてきている．日本国内においても地域性による違いなどがあり，排泄行動の違い，排泄物に関する感情，排泄介助を受けることへの自己概念への影響など個別のアセスメントが重要である．

④ 排泄機能を助ける看護

急性の排泄機能障害にともなう症状には，尿路結石による疝痛発作，急性の尿路感染にともなう発熱や疼痛，前立腺疾患にともなう尿閉などの苦痛が多い．疝痛発作が重度な場合はショック症状を起こし，生命に危険が及ぶ場合もある．直接的に生命の危機を引き起こす排尿機能障害はまれであるが，初期診断・治療が不適切な場合，腎実質の感染や水腎症にともなって腎機能は低下し，さらには腎不全へ移行する可能性がある．腎不全や全身感染による敗血症は生命の危機や日常生活における生活の質（QOL）低下を引き起こすため，さまざまな合併症の可能性を予測しながら適切な看護援助を行う．

また，急性の排泄機能障害の発症は急激であるため，患者は身体的苦痛，生命維持に関する恐怖や不安を感じている．さらに，診断や治療のためさまざまな検査・処置が行われ苦痛は増強される．そのため，患者および家族に対し適切なアセスメントを実施し，苦痛を最小限にするための援助を行うとともに，不安の軽減をはかる．

機能的な要因（中枢神経障害，脊髄損傷，骨盤内手術，心因性など）により急性排尿障害をきたした患者は，排尿機能障害の改善がのぞめない場合もあり，排尿機能変化にともなう精神的なショックに対応するとともに，障害の程度のアセスメントを十分に行い，日常生活に適応できる

ような看護援助が必要である（図Ⅺ-5）．

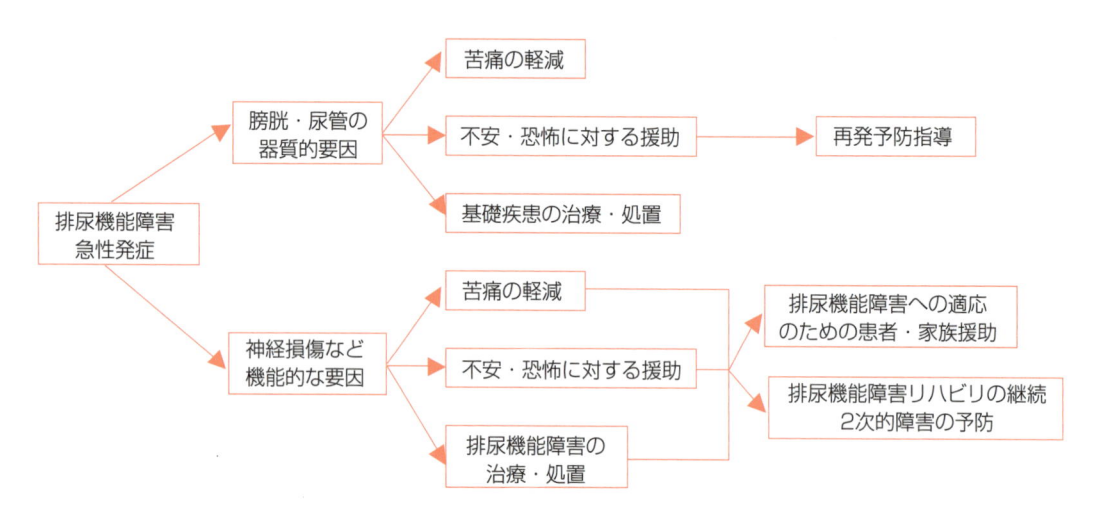

図Ⅺ-5　排泄機能を助ける看護援助

```
                        ┌→ 苦痛の軽減
             ┌ 膀胱・尿管の ─┼→ 不安・恐怖に対する援助 ──→ 再発予防指導
             │  器質的要因   └→ 基礎疾患の治療・処置
排尿機能障害─┤
急性発症     │               ┌→ 苦痛の軽減              ┌→ 排尿機能障害への適応
             │ 神経損傷など  ├→ 不安・恐怖に対する援助─┤   のための患者・家族援助
             └ 機能的な要因  │                          └→ 排尿機能障害リハビリの継続
                             └→ 排尿機能障害の              2次的障害の予防
                                治療・処置
```

〔1〕苦痛の緩和に対する援助

　急性期の苦痛の緩和は，①疼痛への援助，②疼痛以外の症状緩和への援助，③発熱に対する援助を効果的に実施する（表Ⅺ-5）．

表Ⅺ-5　苦痛の緩和に対する援助

項目	援助内容
1．疼痛への援助 （排尿痛・疝痛など）	・状況に合わせ，温・冷罨法を行う ・指示された，鎮痛・鎮痙薬を投与し，効果の確認を行う ・安楽な体位の工夫を行う
2．症状緩和への援助	・急性炎症症状があるときは安静を保つ ・羞恥心などを軽減できる快適な環境調整を行う ・検査・処置などを円滑に行い，苦痛の増強を避ける
3．発熱に対する援助	・悪寒戦慄時は温罨法を実施する ・十分な栄養・水分補給ができるよう援助を行う ・指示された抗菌剤の投与を実施する

〔2〕不安に対する援助

　苦痛（特に急激な疝痛発作）は，生命の危機に関する不安を増大させる．そのため，鎮痛薬の使用や安楽な環境を整えることで積極的に苦痛の緩和を実施し，不安の軽減をはかることが重要である．さらに，病態・検査・治療に対する知識不足は不安を増強させる因子となり得る．患者および家族に，疾患，治療経過や検査の意味などについて理解できる言葉で説明を行い，患者および家族の訴えを傾聴する．また、検査や処置は，羞恥心をともなうことが多く不安が増強させるため円滑に行えるよう十分な準備を行い、処置中は適宜声をかけて不安や苦痛に対し迅速に対応する．

⑤ 排泄機能障害の治療とそれにともなう看護

　器質的に排泄機能障害を引き起こす疾患の主な治療法を表XI-6に示した．また，排泄に関する行動は，個人のプライバシーにも影響し，羞恥心のために患者は治療に消極的になることもある．例えば，腎盂腎炎や膀胱炎などでは，性交渉が原因となることがあるため，情報の取り扱いには配慮が必要である．また，診察や治療時には，必要性を十分説明し理解を得たうえで，静かな環境を保ち，不必要な露出は避け，最小限の医療スタッフで実施できるよう配慮が必要である．看護師は，患者および家族に寄り添い，ニーズをとらえた効果的な治療が行えるよう援助する．

表XI-6　排泄機能障害に対する治療

影響		薬剤
1．薬物療法	尿路感染症	抗菌化学療法
	前立腺肥大症	交感神経遮断剤，抗男性ホルモンなど
	悪性腫瘍	抗がん剤，インターフェロン，BCG膀胱内注入など
2．手術療法	悪性腫瘍	腫瘍摘出術
	尿路結石	体外衝撃波砕石術，経皮的腎砕石術，経尿道的尿管砕石術など
	前立腺肥大症	急性尿閉時膀胱穿刺術，経尿道的前立腺切除術など
3．その他	尿路感染症	保存療法－水分摂取，安静など
	尿路結石	

❶ 薬物療法

　薬物療法は，さまざまな排尿機能障害の治療に用いられる．排尿機能障害の状態や症状によって使用する薬剤が違い，それぞれの薬物の効果・服用方法・薬剤の副作用などが異なるため，看護師自身も薬剤についての知識が必要である．そのうえで，患者および家族が，薬剤療法の必要性，薬剤の作用，起こり得る合併症の症状などを十分理解し薬剤療法が実施できるように，個々の患者および家族の認識力に合わせた説明方法を工夫し指導する．その際看護師は，薬剤の副作用症状を観察するとともに，患者が服用量，回数，時間など正確に実施しているか確認していく．

❷ 手術療法

　近年，体外経皮的あるいは経尿道的に実施できる侵襲の少ない手術療法が選択できるようになり，開放的手術療法は減少してきている．しかし，悪性腫瘍根治術など侵襲の大きい手術が行われる場合もあり，患者および家族の術前，術後，回復期の看護援助は重要である．特に，排尿機能障害が急性発症し，緊急に手術が必要な場合，患者および家族の不安は測り知れないものとなるため，短い時間の中で患者およびその家族と信頼関係が築けるように，ケアリングの実践を行うことが必要である．

　また，排尿機能障害を持つ患者は，尿路感染や腎機能障害を起こしていることが多い．さらに，患者は高齢者が多く，全身機能の低下，心疾患や脳血管疾患を合併していることもあるため，術

前から多角的なアセスメントを実施し，感染のコントロールを含めた全身状態の改善をはかる必要がある．術後は，手術侵襲や腎機能の低下により，尿量の低下が起こりやすい．腎機能維持・改善や尿路変更後の縫合不全の有無を確認するため尿量，尿比重，水分摂取量を測定し，水分出納の管理を実施することは特に重要である．尿路の手術では，縫合不全の予防と清潔保持のため，腎盂や膀胱にカテーテルを留置することが多い．カテーテルの閉塞や感染は，尿流障害や腎実質の感染を引き起こし腎機能低下につながる．そのため，尿の流出状態をつねに観察し，カテーテルの閉塞や抜去に注意し，感染予防に留意した，厳重なカテーテル管理が必要である．

❸ その他

炎症の強くない膀胱炎や6×10mm以下の尿路結石で，自然排石がのぞめるような場合には手術療法を行わず，保存療法が選択される．十分な水分補給（1500〜2000mL/日以上）を促すことで，炎症は抑制され，排石を促す[4]．膀胱炎などの炎症疾患は，安静を保ちストレスの軽減を指導するが，尿路結石の排石を促すためには，散歩など軽度の運動を勧める．保存的療法は，侵襲が少なく治療・処置にともなう身体的苦痛は少ないが，効果は緩慢であり，また自宅療養などが多いため「本当に治るんだろうか？」などと不安を持ったまま生活を続けることになる．また，尿路結石の疼痛発作出現に対する不安は強く，事前に治療の経過や疼痛発作時の対応法など，患者および家族が納得するまで話し合う．また，症状が軽減したり，排石が認められてもしばらくは通院を継続する必要性があることを説明する．保存的療法は，治療と日常生活が同時進行となるため，日常生活が円滑に行えるように，個々の患者の排泄機能障害状態，日常生活パターン，嗜好や家族の援助の状況などに合わせた個別の看護援助の実施が重要である．

⑥ 日常生活への援助

排尿行動は，日常で当たり前の行動であり，障害が起きると日常生活にさまざまな影響を及ぼす．障害の状況によっては，不眠や食欲低下，またストレスから個人の社会生活や役割遂行にまで障害をもたらす可能性がある．そのため，患者の役割，日常生活のアセスメントを十分に行い，患者および家族が満足できる日常生活が送れるよう援助を行う．

急性発症する尿路感染症や，尿路結石にともなう排尿機能障害は，日常生活指導（特に食生活）による再発予防が重要である．指導のポイントを以下に示す．

　①バランスのとれた食生活を心がける
　②水分をこまめに摂取し排尿を促す
　③刺激物（コーヒー，紅茶，香辛料），アルコールなどは控えるようにする
　④尿意は我慢しすぎないようにする
　⑤ストレスコントロールを行い，疲れをためないようにする
　⑥清潔に心がけ，不潔な性交渉は避ける

日常生活におけるセルフケアは，患者および家族が実行可能でなければ効果が得られにくい．そのため，これらのポイントを考慮し，患者および家族の日常生活にあわせ実行可能な方法を相談し指導する．

2 代表的な排泄(排尿)機能障害のある患者の看護

① 腎盂腎炎患者の看護

　腎盂腎炎は,腎盂が感染することによって発症する尿路感染症の1つである.急性単純性の腎盂腎炎の場合,適切な治療により完治をするが,発症は,過労・生活・性交渉など生活習慣と深く関連しており再発を起こしやすい.再発をくり返すことにより慢性化すれば,腎不全へ移行する可能性もある.そのため,看護者は,発生要因や慢性化の危険を十分説明し,再発予防のための日常生活指導を実施していくことが求められる.

1 基礎知識

　腎盂腎炎は,主に大腸菌を起因菌とした上行性感染で,腎盂・腎杯・腎髄質から腎皮質に及びうる急性炎症である.感染は,基礎疾患がない単純性腎盂腎炎と,尿路に基礎疾患があって尿流障害を背景に発症する複雑性腎盂腎炎に分類される.一般に急性に経過する場合,単純性であることが多く,慢性に経過する場合,複雑性であることが多い.急性単純性腎盂腎炎では,約80%が大腸菌(Escherichia coli)の単独感染である.20～50歳代の女性に多く見られ,膀胱炎症状が先行することもある.複雑性腎盂腎炎では,初感染においては大腸菌が関与することが多いが,反復するうち,弱毒菌が関与することもあり原因菌はさまざまである[5].

〔1〕誘因
　急性単純性腎盂腎炎の誘因は,過労,性交渉などが一般的である.複雑性腎盂腎炎では,尿路先天異常,上部尿管結石,尿路腫瘍や神経因性膀胱などによる尿流障害が誘因となる.

〔2〕症状
　腎盂腎炎の急性増悪時には,悪寒戦慄をともなう発熱,患側腰背部痛,腎部叩打痛(背部の患側腎臓部を叩くと発生する痛み)が主な症状である.また,排尿痛,頻尿,尿混濁,残尿感などの膀胱炎症状が先行することもある.

〔3〕治療
　腎盂腎炎の治療の主体は,抗生物質使用による,抗菌化学療法である.抗菌化学療法を行う場合には,原因菌に対して強い抗菌力を持つこと,腎排泄型の薬剤であること(腎組織・尿中薬剤濃度を上げるため),副作用の少ない薬剤であることが重要であり,個々の症例にあった薬剤が選択される.外来で治療を行う場合は,経口抗生物質が用いられるが,高熱をともなう重症例で

は，入院のうえ，点滴によって抗生物質が投与される．

2 看護アセスメント

[1] 重症度・緊急度の査定

　腎盂腎炎の患者は，生命が危機に陥ることはまれであるが，敗血症をともなう重症例では，生命に危機を及ぼすこともあるため，感染の程度をアセスメントすることは緊急度が高い．体温（発熱），熱型，血液検査データ（白血球上昇，CRP上昇），血尿，膿尿（尿の混濁）の有無に関するアセスメントを実施し感染の程度をアセスメントする．

　また，腎盂腎炎は，進行すると腎機能低下をきたす．腎機能の状態は重症度の指標となるため，感染の状態と合わせてアセスメントすることが重要である．尿量，尿回数のアセスメントは腎機能の指標になるとともに，尿流停滞による感染の増悪の可能性を予測できるため，尿量が2～3ℓを維持できているか尿量の測定を行う．腎部叩打痛，腰背部痛，排尿痛の有無は，腎機能の指標によるため継続したアセスメントを実施する．また，血液検査データ（BUN，クレアチニン値）の確認を適宜実施し，腎機能の状態を確認する．

[2] 日常生活の影響

　発熱などによる苦痛が強い場合，食事や排泄の自立が困難となることがあるため，苦痛の部位と程度，特に発熱の状態，腎部叩打痛，腰背部痛，排尿痛の有無や，悪心，嘔吐，食欲不振，全身倦怠感などのアセスメントを実施する．

　また，安静による治療が必要となるため，患者の社会的な役割や家族関係のアセスメントを実施し，家族とともに協力しあえる環境であるか確認する．

[3] 症状に対する認識，心理状態

　急性に発症した場合，患者・家族はさまざまな不安を抱いているため，不安内容や程度をアセスメントしておく必要がある．また，現病歴，既往歴，職業や生活習慣など，発症の要因の推定や基礎疾患の有無の推定は，再発および慢性化を予防するために重要な情報である．

3 看護活動

[1] 主たる症状とそのコントロール

　感染に対し，指示された抗菌療法を適切に行うとともに，腎機能低下を予防するために水分摂取を促し，尿量が1日2～3ℓを維持できているか尿量測定を実施する．苦痛が強く，水分摂取が行えないときは点滴による補液が必要となる．

　また，急性期は，炎症を抑えるために安静臥床が必要となる．そのため，炎症や随伴症状に関する説明を適宜実施し，消耗を防ぐ方法について指導する．解熱後も2～3日は安静が必要である．発熱に対しては，悪寒戦慄時には温罨法，熱感が強ければ冷罨法を状況に応じ実施する．また，腰背部痛などの苦痛を軽減できるように体位などの工夫を行う．

　腎機能に問題がない場合は，食事の制限はなく，炎症による消耗からの回復を促すために，栄養を十分摂取できるように援助する．苦痛にともない食欲が低下しているときは，消化がよく口

当たりのよいもの（果物，お粥，うどん，豆腐，ヨーグルトなど）を摂取するように説明を行う．しばらくは，アルコールや刺激物（カフェイン，香辛料など）は避けるように説明をする．

[2] 日常生活への影響とその援助

発熱による苦痛が強い場合，ベッド上での排泄やポータブルトイレなどを利用した排泄介助が必要となる．環境を整え，プライバシーに配慮した援助が必要である．

また，安静が必要であるため，一時的に仕事や家事など患者の社会的な役割の遂行が困難となる．重症化すると，腎機能低下する可能性があることを説明し，家族に対しても安静の必要性の理解を得ることで，家族の協力が得られるように援助する．

[3] 心理的支援

急性期は，発熱による苦痛のため不安が強い．指示された解熱剤の使用や罨法を実施し，症状の軽減および環境調整を行い安楽につとめる．また，重症の場合，腎不全へ移行するのではないかという不安が強くなるため，症状のコントロールにつとめるとともに，適宜，状態を説明し不安の軽減につとめる．

[4] 教育的支援

状態が安定してきたら退院に向け再発予防指導を行う．急性単純性腎盂腎炎の誘因は，過労，性交渉などが一般的であるため，不潔な性交渉をしない，陰部の清潔を保つ，尿を我慢し過ぎない，ストレスをためないことなど日常生活における指導を行う．日常生活指導は，患者および家族が実行可能でなければ効果が得られにくい．そのため，これらのポイントを考慮し，患者および家族の日常生活にあわせ実行可能な方法を相談し指導する．

[5] 家族への援助

生命の危機となることはまれであるが，急な発症により家族の不安は強い．必要に応じ患者の状態が説明できるよう，医師や他の医療スタッフと連携を取り，家族の不安の軽減につとめる．また，入院が必要でない場合，急性期は安静加療が必要なことを家族にも説明し，水分摂取の必要性，苦痛に対する援助法，食事に対する留意点など指導を実施する．

② 尿路結石患者の看護

尿路結石は，大部分が上部尿路に発生し，その中でも尿管結石は，激しい痛みを引き起こす．患者は，突然の激痛により強い不安感を持つとともに，日常生活の変更を余儀なくされ，自己概念に影響を及ぼす可能性もある．そのため，積極的に疼痛管理を実施しながら患者の不安を受け止め，早期に社会復帰できるような環境援助が求められる．また，尿路結石は再発しやすいため，再発予防を考慮した，日常生活・食事指導が重要である．

1 基礎知識

尿路結石は，動物性たんぱく質やプリン体の過剰摂取，内分泌異常などにより結石成分の濃度

が可能か，家族の援助は適切かなどアセスメントを実施しておく必要がある．

[3] 症状に対する認識，心理状態

　激しい痛みをともなうため，患者・家族の不安，恐怖の状態のアセスメントは特に重要である．尿路結石は，再発が比較的多い疾患である．食生活，職業などの生活習慣，既往歴，現病歴など，尿路結石の発生誘引となる因子をアセスメントし再発予防指導に利用する．

③ 看護活動

[1] 主たる症状とそのコントロール

　尿路結石による急性発作時は激しい疼痛により，不安・恐怖が増強するため，疼痛管理が最も重要である．安楽な体位を工夫するとともに，指示された鎮痛薬，鎮痙剤を正確に投与する．薬剤の効果を観察し，副作用に注意する．激しい疼痛により，悪心・嘔吐，ショック症状を呈す場合があるため，症状に注意し，症状に合わせた適切な処置をすみやかに実施する．

　疼痛がコントロールされ，状態が安定したら，自然排石を促すための指導する．尿量を維持するために，1日2〜3ℓの水分摂取が必要なことや，疼痛や血尿，吐き気がない限り，軽い運動（縄跳び・階段昇降・散歩）が排石を促進させることを指導する．仕事を制限する必要はない．尿流停滞による感染予防につとめ，手洗いやうがい，陰部の清潔の必要性などの説明も行う．また，保存的療法は自宅にて行われることがあるため，排石を確認することの重要性を説明しておく．退院前に結石を採取する方法を相談し，自宅においては，紙コップやざるにガーゼを覆うなど家にあるものを利用して，結石を見逃さないようにする．排石があった場合，結石の成分分析を行うので，次回受診時に持ってきてもらう．結石成分の分析結果は，再発予防のための日常生活指導に役立てることができる．

[2] 日常生活への影響とその援助

　疝痛発作がコントロールされていれば，日常生活に対する影響は少ない．しかし，保存療法中は，いつ疝痛発作が起こるかという恐怖から，社会生活に影響が出ることがあるため，患者自身の疝痛発作の初期症状を確認し，適切に鎮痛薬を使用する必要性を説明する．また，外出中に疝痛発作が起こった場合に，緊急来院できる方法を相談しておくことも必要である．

[3] 心理的支援

　疝痛発作により，不安や恐怖が増強するため，疼痛発作の起こる原因を説明し，不安の軽減をはかるとともに，発作時の対処法について指導を行う．また，自然排石がのぞめず，手術療法が必要な場合，さまざまな検査や処置が必要になるため，プライバシーに配慮するとともに，必要性を十分に説明し不安の軽減につとめることが重要である

[4] 教育的支援

　尿路結石は再発しやすいため，再発予防にむけ，食事指導を中心とする日常生活指導を行う．一般的に，蓚酸（紅茶，高級緑茶），尿酸，など多く含んでいる食品は，腎結石を起こしやすい．また，ビール，肉，魚，大豆製品などプリン体の多い食品を減らすことで尿酸の生成を抑えるこ

とができる．結石の成分により，食事指導内容を考慮する必要はあるが，以下に食事指導の基本を示す．

①肉，魚，大豆製品などは，重要な栄養素であるため，減らしすぎずバランスのとれた食生活を心がける．動物性たんぱく，蓚酸，塩分，脂肪，糖分の過剰摂取はさける．

②水分をこまめに摂取し排尿を促す．夜間は，水分摂取が減少するため，尿が停滞しやすく，結石の生成を促進させる．そのため，夜間頻尿に留意が必要であるが，就寝前に水分を取るようにする．

③刺激物（コーヒー，紅茶，香辛料），アルコール（ビール）などは控えるようにする．

[5] 家族への援助

突然の，疝痛発作により家族の不安や恐怖が強いことが予測されるため，家族に対しても，疼痛発作の起こる原因を説明し，不安の軽減をはかるとともに，発作時の対処法について指導を行う．また，再発予防には，家族のサポートも重要であるため，家族に対しても再発予防に関する指導を実施する．

③ 膀胱炎患者の看護

膀胱炎は，膀胱に炎症が発生する尿路感染症の1つである．急性単純性膀胱炎は，自宅による保存療法となるため，看護師は，内服管理，日常生活管理が患者自身で実施できるよう，患者の生活にあった指導を実施することが求められる．また，腎盂腎炎と同様に，発症は，過労・性交渉など生活習慣と深く関連しており再発を起こしやすいため，再発予防を考慮した，日常生活指導も重要である．

1 基礎知識

膀胱に炎症性変化が見られるもので，主に大腸菌を起因菌とした上行性感染である．基礎疾患がない単純性と，前立腺肥大症，神経因性膀胱，膀胱腫瘍などの基礎疾患をともなう複雑性膀胱炎に分類される．単純性膀胱炎は，女性に多く，複雑性膀胱炎は男性に多い．女性の急性単純性膀胱炎は，20歳代を中心とした性的活動期に多く見られるが，近年は，性的活動期が幅広くなり，10～60歳代にも多く見られる．腎盂腎炎と同様に，複雑性腎盂腎炎では，初感染においては大腸菌が関与することが多いが，反復するうち，弱毒菌が関与することもあり原因菌はさまざまである．また，非細菌性である間質性膀胱炎は，難治性であり，原因がはっきりせず，長期にわたる苦痛により日常生活が困難となる例も報告されている[7]．

[1] 誘因

一般に，正常な膀胱粘膜は細菌が侵入しても炎症は起こらないが，膀胱壁への機械的刺激，尿の貯留，骨盤内のうっ血，過労，性交渉などが誘因となり炎症を起こす．複雑性膀胱炎では，前立腺肥大症，神経因性膀胱，膀胱腫瘍などによる尿流障害が誘因となる．

〔2〕症状

膀胱炎の一般的症状は，①排尿痛，②頻尿，③尿の混濁であるが，このほかに残尿感，下腹部痛などの症状をともなう場合もある．腎盂腎炎を合併しない限り，発熱，白血球増加などの全身症状はともなわない．

〔3〕治療

膀胱炎の治療の主体は，抗生剤使用による抗菌化学療法である．抗菌化学療法を行う場合には，原因菌に対して強い抗菌力を持つこと，腎排泄型の薬剤であること（腎組織・尿中薬剤濃度を上げるため），副作用の少ない薬剤であることが重要であり，個々の症例にあった薬剤が選択される．初期投与期間は3～5日で，抗生物質の投与とともに，水分を十分摂ることも必要である．

2 看護アセスメント

〔1〕重症度・緊急度の査定

膀胱炎は，一般的に発熱をともなうことはない．発熱や尿混濁，膿尿の発生は腎盂腎炎を起こしている可能性があり重症度が高くなるため，体温（発熱），熱型，血液検査データ（白血球上昇，CRP上昇），血尿，膿尿（尿の混濁）の有無など感染症状の状態もアセスメントする．

一般に膀胱炎は，重症度及び緊急度の低い疾患であり，膀胱刺激症状にともなう苦痛が主な症状であるため，頻尿の有無，排尿痛（時期，程度），下腹部痛，排尿後不快感（残尿感，下腹部不快感）などのアセスメントを行う．膀胱の刺激症状を緩和するため，尿量を維持することが重要である．そのため1日の水分摂取量，尿量，尿回数などの情報収集を行う．

〔2〕日常生活の影響

頻尿や不快感にともなうイライラ感，不眠，不安など日常生活への影響へのアセスメントを実施する．

〔3〕症状に対する認識，心理状態

膀胱炎は，慢性化しやすいため，職業や排尿習慣など尿を我慢しなければならないような生活習慣の状態，性生活の習慣，ストレス，疲労，や膀胱炎を発生させる基礎疾患の有無の確認を実施する．

3 看護活動

〔1〕主たる症状とそのコントロール

膀胱炎は，抗菌剤の使用による症状のコントロールが一般的である．しかし，症状が，軽減すると内服を中止したり，通院を行わなくなる患者が多い．膀胱炎は，比較的再発が多く慢性化しやすい．指示された，抗菌剤を適切に内服するように指導するとともに，受診の継続の必要性を説明する．

また，膀胱炎の，急性期は，排尿痛や残尿感など苦痛があるため，下半身を冷やさないようにすること（温罨法）や過労をさけ安静にすること，アルコールや刺激物（カフェイン，香辛料な

ど）を避けるなど苦痛の緩和に対する援助を行う．膀胱の刺激症状を緩和するため，水分を1日2～3ℓ摂取し尿量を維持するように説明する．

[2] 日常生活への影響とその援助

日常生活への影響は少ないが，膀胱刺激症状による頻尿や苦痛による，イライラ感，不眠により，社会生活に影響を及ぼすことがある．膀胱刺激症状の緩和方法を説明し，症状の緩和につとめる援助を実施する．

[3] 心理的支援

苦痛にともない睡眠不足を起こし不安が増強する場合があるため，治療方法，経過など十分に説明し不安の軽減につとめることが大切である．

[4] 教育的支援

急性単純性膀胱炎は，生活習慣（水分摂取の不足），排泄習慣（尿を我慢する），過労，ストレスや不潔な性交渉などが発生誘因となることを説明し，再発予防のための日常生活指導を行う．

[5] 家族への援助

家族に対しても発生誘因の説明を実施し，再発予防のために家族の協力が得られるように援助を行う．

引用文献

1) 黒田裕子監修，山下香枝子編，東 利恵ほか（1997）排泄（腎・膀胱）機能障害をもつ人の看護，p.41-44, 90，メヂカルフレンド社
2) 角田直枝（1998）膀胱・尿道・生殖器系に疾患を持つ人への看護，p.10-12，中央法規出版
3) 大島由美子，滝島紀子（1995）排泄の援助，p.85-86，講談社
4) 小坂樹徳ほか編（2000）成人看護学⑧：泌尿器疾患患者の看護，p.179-181，メヂカルフレンド社
5) 荒川創一（1999）臨床泌尿器科，53，12，p.949-953，医学書院
6) 安井孝周ほか（2001）medicina：内科雑誌メディチーナ，38，12，p.1893-1894
7) 吉田 修監修，小柳知彦ほか編（1999）新図説泌尿器科学講座2：尿路結石症 尿路性器感染・炎症疾患，p.136-137，メジカルビュー社

参考文献

1．白岩康夫，山口 脩（1986）排尿障害―神経因生膀胱尿道障害と治療―，新興医学出版社
2．日本間質性膀胱炎研究会編（2001）間質性膀胱炎―疫学から治療まで―，医学図書出版
3．岩倉博光ほか編（1990）排尿排便障害・性器能障害，医歯薬出版
4．大島伸一監修（2002）高齢者排尿管理マニュアル，愛知県健康福祉課
5．前川厚子ほか（2003）尿失禁ケア，月刊ナーシング，23
6．鈴木康之（2002）切迫性尿失禁，EB NURSING，2，中山書店

7．高橋康一，松本哲朗（2001）尿路系感染症のマネジメント，medicina：内科雑誌メディチーナ，38，12

学習課題

1．排泄機能障害を引き起こす発生要因を，排泄機能の解剖生理をもとに説明してみよう．
2．急性の排泄機能障害を引き起こした患者のアセスメントの特徴を，排泄機能障害の種類ごとに説明してみよう．
3．急性の排泄機能障害を引き起こす1疾患を例にあげ，患者およびその家族に対する看護活動の展開の特徴を説明してみよう．

XII

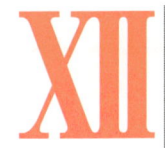

急性の性・生殖器機能障害のある患者の看護

学習目標
1．女性生殖器の形態と機能の特徴について理解する．
2．性・生殖器機能のヘルスアセスメントについて理解する．
3．性・生殖器機能障害の知識と基本的看護について理解する．

基礎知識

　生殖機能を狭義にとらえると，ヒトが種の保存をする機能と考えることができる．しかし，人間の生活は他者との関係性やアイディンティティなど社会心理的要因が相互に関連し，性行動には生殖性と連帯性や快楽性という側面があるので，性・生殖機能を広くとらえる必要性がある．WHO（世界保健機関：World Health Oraganization）は「性的健康とは，個性，コミュニケーション，愛を建設的に豊かにしつつあるとともに，それらの価値を高めるようなやり方で，性的存在としての身体的，情緒的，知的，社会的，各側面の統合をなしている状態」[1]と提言している．性・生殖機能障害のある患者へ看護を提供するには，個人の自由と責任の尊重，互いの人格や人権の尊重が根底にあることを念頭におさえ，対象を生物学的な側面だけでなく，精神心理的側面と社会文化的側面を包括し，全人的にとらえることが重要である．

① 女性生殖器機能の解剖生理

　女性生殖器は外部生殖器（外性器）と内部生殖器（内性器）に分類できる．性器のうち外から見える部分を外生殖器といい，外から見えない骨盤内にある部分を内生殖器という．生殖にかかわらない補助外性器として乳房がある．

1 外部生殖器，外陰 （図Ⅻ-1）

　外部生殖器は外陰ともいわれ，外側上方から恥丘，大陰唇，小陰唇，腟前庭，会陰から構成される．これらは，内生殖器を感染から守る機能を担っている．

［1］恥丘
恥骨結合の上部に位置し，陰毛に覆われている．

［2］大陰唇
恥丘から肛門にかけて左右にある襞状の隆起で，脂肪に富んだ結合組織からなる．静脈叢があり血管に富み，皮脂腺や汗腺が多数ある．

［3］小陰唇
大陰唇の内側にある左右の襞で陰核を包むように位置している．毛嚢（もうのう）がないため陰毛はない．皮脂腺が多く，皮脂腺分泌物からなる恥垢が付着している．

〔4〕陰核

小陰唇に覆われ，外陰の上部に位置する．血管や神経に富む海綿体からなり，性的興奮により勃起する．

〔5〕腟前庭

小陰唇に囲まれた部分に位置する．上方に外尿道口があり，下方には腟口がある．外尿道口の両側にスキーン腺（尿道傍管）が開口し，腟口の両側にはバルトリン腺（大前庭腺）が開口している．バルトリン腺は，粘液を分泌する機能がある．

〔6〕会陰

狭義では陰唇と肛門との間の部分を会陰という．皮下脂肪と会陰筋からなり立ち，伸展性に富む．

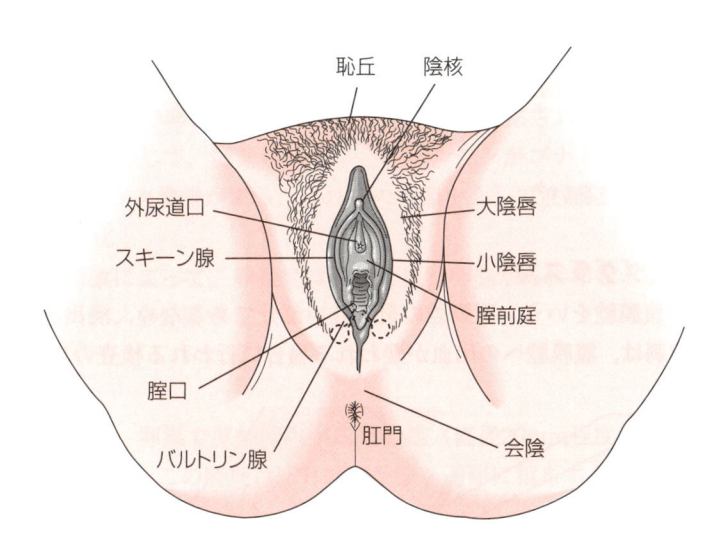

図XII-1　外陰の構造

2 内部生殖器

〔1〕腟

子宮と外陰（腟前庭）を結ぶ筒状の器官で，交接器官でもある．腟壁は，粘膜層，筋層，外膜の三層から構成される．粘膜層は重層扁平上皮であるので摩擦などの物理的な刺激や化学的な刺激に強くできている．筋層は平滑筋から構成される．平滑筋は内側を輪状に外側を縦に走行しているので，伸展性に富み，性交や分娩時に機能する．

腟の特徴には自浄作用がある．腟粘膜上皮はエストロゲンの働きでグリコーゲンを多く含む．腟内常在菌のデーデルライン桿菌が腟粘膜のグリコーゲンを乳酸へ分解し，腟内を酸性にする．酸性を保つことで殺菌作用を示し，内生殖器への感染を防止している．腟粘膜は重層扁平上皮で酸性に強いので，粘膜を損傷することなく腟内の酸性を維持することができる．

することで月経（消退性出血）となる．月経第1日目から月経終了日までの期間で，排卵から約2週間後以降にあたる．

```
                    視床下部
                       │
                      GnRH
              （性腺刺激ホルモン放出ホルモン）
                       ↓
                   脳下垂体前葉
                       │
                   ゴナドトロピン
                  （性腺刺激ホルモン）
            FSH                    LH
       （卵胞刺激ホルモン）      （黄体化ホルモン）
                       ↓
                     卵　巣
              （卵胞の成熟―排卵―黄体）
         エストロゲン           プロゲステロン
        （卵胞ホルモン）         （黄体ホルモン）
                       ↓
                     子　宮
        （子宮内膜の変化：増殖期―分泌期―月経期）
```

←ホルモンの下行性調節

ホルモンの上行性調節（フィードバック機構）→

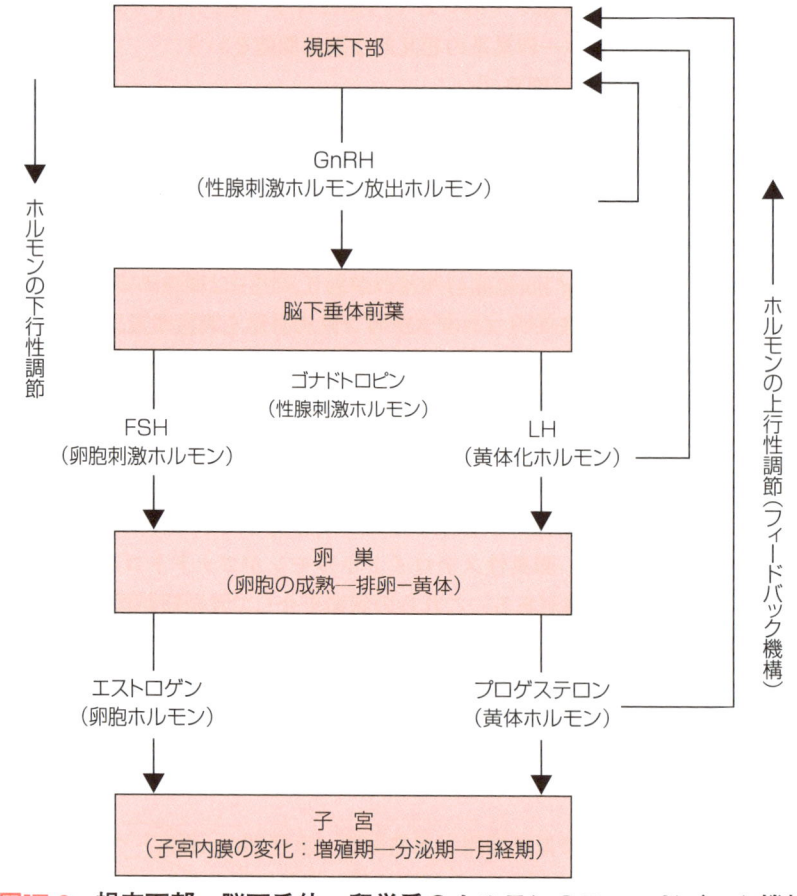

図XII-3　視床下部―脳下垂体―卵巣系のホルモンのフィードバック機構

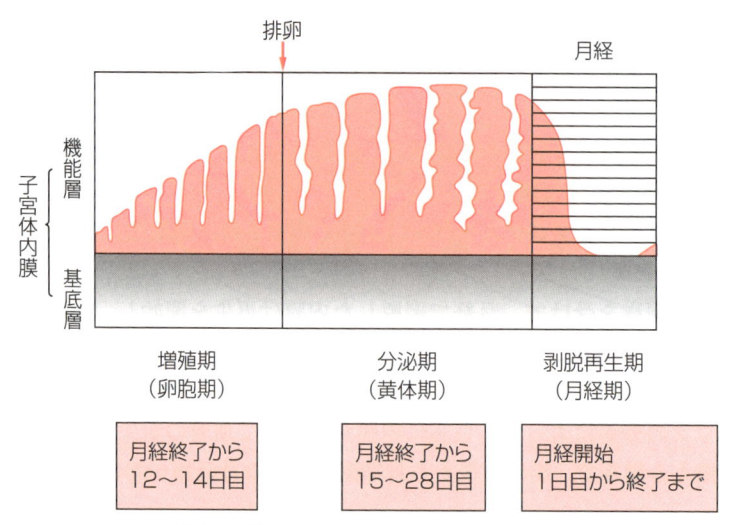

増殖期	分泌期	剥脱再生期
（卵胞期）	（黄体期）	（月経期）
月経終了から12〜14日目	月経終了から15〜28日目	月経開始1日目から終了まで

子宮体内膜：機能層／基底層

図XII-4　月経周期にともなう子宮内膜の周期的変化
（加藤宏一監修，田中昭一（1999）産科婦人科学　第1版，p.21，へるす出版より転載，一部改変）

〔2〕基礎体温

　性周期は体温にも影響を及ぼす．体温は月経前日から下降し，月経開始後も下降を続けて低温相を示す．この低温相が卵胞期にあたる．その後，黄体期になると視床下部の体温中枢の刺激によって体温は高温相を示す．低温相から高温相へ移行する時期が排卵期に相当する．基礎体温（BBT：basal body temperature)とは肉体的，精神的絶対安静時における体温をさすが，通常は朝の目覚めた離床前に測定する．

② 性・生殖器機能障害の種類と病態生理

　生殖器機能の障害には，①視床下部─脳下垂体前葉における機能障害，②卵巣の障害，③子宮内膜の障害，④腟および外陰部の障害などがある．
①視床下部や脳下垂体でホルモンの調節機能が障害されると，GnRH，FSH，LHの分泌が障害され，ひいてはエストロゲンやプロゲステロンの分泌にも影響を及ぼす．代表的な疾患には，下垂体腫瘍，高プロラクチン血症，シーハン症候群，クッシング症候群などがある．
②卵巣に障害が生じると，卵胞の成熟や排卵が障害され，エストロゲンとプロゲステロンのホルモン分泌機能に障害をきたす．代表的な疾患には，卵巣腫瘍，両側性卵巣摘出などがある．
③子宮内膜に障害を生じると，増殖・分泌・剝脱・再生という周期的変化に障害をきたす．代表的な疾患には子宮内膜症や子宮筋腫がある．通常，子宮内膜は子宮内で増殖するが，子宮内膜症では卵巣やダグラス窩などの骨盤内臓器や肺でも増殖する．子宮筋腫は，子宮粘膜層に筋腫が生じるために過多月経をきたす．
④腟および外陰部の感染防止機能が障害されると，自浄作用の低下や病原体が侵入し感染が生じる．感染経路は上行性感染が多く，感染が限局する場合もあれば，卵管や卵巣，骨盤腹膜，骨盤結合織などの骨盤内臓器へと波及する場合もある．

　機能障害の機序には，腫瘍，炎症，器械的刺激，物理的刺激，染色体異常，加齢などのさまざまな要因がある．具体的には，良性腫瘍には卵巣腫瘍や子宮筋腫などがあり，悪性腫瘍には卵巣がんや子宮頸部がんや子宮体部がんなどがある．その他，炎症による機能障害には性感染症（STD：sexually transmitted disease)，器械的刺激による機能障害には卵巣茎捻転，加齢による機能障害として更年期障害などがある．

　これらの機能障害は，下腹部痛や性器出血などの症状によって日常生活へ影響を及ぼす．また，子宮内膜症やSTDは不妊症へ移行しやすいことや，STDの中でもヒトパピローマウイルスの感染は子宮頸部がんの誘因となるなど，二次的な機能障害につながる危険性があるので長期的な予防が必要となる．

③ 性・生殖器機能障害のアセスメント

　アセスメントの目的は，機能障害によって身体的，心理的にどのような変化を引き起こしているか，日常生活や人間関係などへどのような影響を及ぼしているかを把握することにある．
　アセスメントに際してプライバシーの確保と信頼関係の構築が重要となる．患者が安心して今後の治療やケアに必要な情報を話すことができるように，静かな場所や落ち着いた時間，看護師のゆったりした態度を提供して環境を整える．

同時に，看護師は，問診から得る情報をケアにどのように役立てるか（患者の利益）を説明し，同意を得てから開始する．健康の回復に必要な情報を選択して聴くことが，患者のプライバシーを守るうえで非常に重要である．

1 症状のアセスメント

女性生殖器機能障害によって生じる症状には，主に疼痛，性器出血，分泌物の増加などがある．一方で，無症状の場合もあるので，症状と生活パターンとの関連を統合したアセスメントが必要となる．

［1］疼痛

疼痛は，その部位や程度によって重症度を推定する情報となりうるので，看護師は，まず，疼痛部位と範囲，疼痛の程度をアセスメントする．卵巣や卵管に限局する場合は鼠径部付近の下腹部痛の主訴が多く，骨盤内へ波及している場合には上腹部痛や腰背部痛の主訴が多い．最も危険で緊急の対応を必要とするのは子宮外妊娠や卵巣茎捻転で，激痛をともなう．

［2］性器出血

大量の性器出血は生命の危険を及ぼすので，出血性ショックの予防と早期対応を念頭におきながら，出血量を把握し，出血が全身状態へ及ぼす影響をアセスメントする．緊急時でなければ，月経周期との関係（出血は何日間隔で何日持続するか，いつもの月経パターンと相違はないか等），月経血量の変化，疼痛の部位と程度（月経痛や下腹部痛，腰痛など）をアセスメントする．（詳細は「性器出血患者の看護」を参照）

内診は基本的に医師が行う診察法の1つだが，腟鏡（クスコ）を使用することで，腟粘膜や子宮頸部の状態を観察することができるので，看護師にとっても有用なアセスメントの1つとなる．出血や帯下は腟内腔に貯まって外へあらわれない場合があるので，下着やパッドに付着する出血を観察するだけでは不十分な場合がある．医師の診察の際，看護師は患者の苦痛の軽減をはかりながら，どの部位からどのような出血や帯下があるかを確認することも必要である．

［3］腟分泌物（帯下）

子宮頸部から腟にかけて機能障害では分泌物が変化しやすいので，看護師は，腟分泌物の性状（色調，量，臭気），性交痛，粘膜のびらんや発赤の程度をアセスメントする．

正常な帯下は，薄い白色で粘稠性があり外陰部へ流れでることはない．血性帯下は，子宮や卵管の炎症や腫瘍性変化によることが多い．膿性帯下は淋病などの細菌による炎症によって生じ，黄色または黄緑色のクリーム状で悪臭をともなう．白色帯下は白色で悪臭が強く，粥状の場合にはカンジダ腟炎，泡沫状の場合にはトリコモナス腟炎を疑う．

［4］その他

瘙痒感などの自覚症状，大陰唇や小陰唇の発赤・腫脹やびらんの有無，鼠径部リンパ節周囲の腫脹の有無などの外陰部の状態をアセスメントする．

❷ 日常生活との関連性をアセスメントする

　まず，看護師は，症状と日常生活との関連性をアセスメントすることが重要となる．

　具体的には，帯下などの分泌物の増加や外陰部の瘙痒感があると十分な睡眠や休息ができない，仕事に集中できない，感染ではないかと性交を心配する等があるので，看護師は清潔，休息と活動のバランス，性生活と症状との関連性に着目して問診する．

　また，何気ない習慣が症状の誘因となる場合がある．例えば，月経用品のパッドやタンポンを長時間交換せずに使用するなどの不適切な習慣は感染のリスクを増加させたり，避妊器具の誤った使用方法は避妊効果を低下させる等があるので，看護師は，患者が認識していない習慣との関連性にも留意して問診する．つぎに抗生物質の長期連用やステロイド剤の使用は感染のリスクを高めるので，看護師は患者が使用している市販薬や他の治療薬物を確認し，副作用や感染兆候との関連性をアセスメントする．

　その他に，過去のSTDの罹患が不妊症や子宮頸部がんへのリスクを高めたり，手術療法が症状へ影響することがあるので，看護師は過去の生殖機能障害の既往と症状との関連性をアセスメントする必要がある．具体的には，月経歴（初潮年齢，現在までの月経のパターン，下腹部痛などの随伴症状など），妊娠・分娩歴（流産，死産，人工妊娠中絶を含めた妊娠，分娩の既往），過去の疾患（性感染症，婦人科系疾患にかかわる手術の既往）を，プライバシーに配慮して問診する．

❸ 心理社会的な影響をアセスメントする

　患者は，症状について，驚きや戸惑い，治療や予後への心配や不安を感じている．例えば，突然に性器出血があると，患者は出血に驚くとともに下着を汚してしまったことへの羞恥や，誰に相談するとよいかなどの戸惑いを生じる．その他，性や生殖に関する社会的規範や伝統的な考え方も患者の心理状態へ影響する場合がある．

　看護師は患者が困惑している状況を理解し，患者が何に困惑し，何を心配しているかをアセスメントし，安心できる言葉がけと環境を提供する．また，患者だけでなく家族やパートナーなどの周囲の関係性へどのような影響を及ぼしているのかにも留意する．その他に，過去の妊娠や分娩，STDの罹患が現在の症状へ影響している場合，家族やパートナーが既往を知らないことがあるので，患者は家族やパートナーへ知られてしまうという心配を有する場合がある．看護師は，プライバシーの保護を保障したうえで，心配の内容をアセスメントする．

❹ アセスメント時の配慮（苦痛の緩和，羞恥心への配慮，患者の準備状態の促進）

　内診は，患者の羞恥心や苦痛が大きい診察であるが，一方では大腿をしっかり開脚することで子宮頸部など深部の診察が可能になるので，苦痛や羞恥心を最小限にしながらより正確な診察が行われるように介助することが必要である．羞恥心を最小限にするため，診察前後には大腿にタオルをかける等の工夫をし，患者の心の準備ができてから開脚できるように一呼吸できる間をはかることも大切である．

　看護師は，患者の心と体の準備を促進し，患者が自分で対応できる環境を整えることが重要である．具体的には，羞恥心を最小限にするため，診察前後には大腿にタオルをかける等の工夫を

する．患者が心の準備ができてから開脚できるように一呼吸できる間をはかることや，次にどのような処置をするのか，患者がどうするとよいか対応法をはっきりとタイミングよく説明する．「足を支えますので，太ももを触りますがよろしいですか」「次に足を開きますよ」「これから医師が器械を入れますので，力を抜いて，息をふ～と吐きましょう」「今は処置をしていないので，休んでください」などがある．

　内診時の安全にも配慮を要する．「顔が見えると嫌だ」と抵抗を感じる女性も多いことから，診察台はカーテンで仕切られている場合が多い．カーテンによって，患者は内診台の足元が見えにくく昇降時に危険をともなう．安全に内診台へ患者が移動できるように移送を支援する．特に出血がある場合は血圧低下や緊張によってふらつきがあるので，細心の注意が必要となる．

④ 性・生殖器機能を助ける看護

　急性期の女性生殖器機能障害において，腹腔内出血や性器出血として生じる大量出血は，生命を脅かすものであり，救命が最優先事項となる．一方，症状が軽症の場合には，生殖器に関する治療や受診への躊躇や戸惑いから治療の時期を逸することがあるので，適切な治療を受けられるように環境を整えることが重要である．多くの急性疾患では，短期間の治療で症状が回復して患者はもとの生活へともどり，医療との接点はなくなる．しかし，生活パターンや健康への認識が変容せずにいると再燃へつながることがあるので，自己の健康への関心や自己を大切にする力の強化，退院後の生活への教育的支援が必要となる．

1 適切な治療を受ける環境を整える

　性・生殖器機能障害に関する知識の啓蒙や，受診しやすい環境（プライバシーの保護，患者の生活パターンに応じた診察の時間帯の配慮），内服時間や腟錠使用の時間の工夫など，生活パターンに応じた対応方法に関する情報を提供する．

2 健康への関心の強化

　人間はつねに健康を最優先に生活しているとは限らず，他者によく思われたいという気持ちや社会的役割の達成を優先し，自分の健康への関心が低い場合がある．例えば，出血が続いていても受診せずにいる，帯下の性状が変化していてもそのままにしていることがある．看護師は，患者が自分を大切にし，健康への関心や注意が払えるように，患者が何を大切にして日々を過ごしているかなどの価値やニーズを捉えてかかわることが必要となる．長期的には健康への関心が高まるような職場や家庭ひいては地域における環境づくりに向けた活動との連携も必要となる．

3 教育的支援

　安全な性行為について効果的な避妊法の使用や，STDのリスクが高い患者に定期的検診の受診を指導する．単に方法を説明するのではなく，発達段階に応じた，セクシュアリテイについての教育が必要である．

⑤ 性・生殖器機能障害の治療とそれにともなう看護

　生殖器機能障害の治療には，薬物療法，手術療法，放射線療法がある．薬物療法は，根本的治療としてホルモン療法や化学療法が行われ，対症療法として鎮痛薬や抗生物質の投与が行われる．
　看護の役割は，患者の状態に応じて，患者が治療に備えることができるよう環境を整えること，治療にともなう生活の変化やニーズの変化に対応すること，心配や不安の軽減などの心理的な支援，適切な情報の提供が必要となる．治療の効果だけでなく，治療にともなう生活上のニーズの変化を見落とさないことが看護者にとって重要である．

1 薬物療法にともなう看護

［1］鎮痛薬の使用
　疼痛が著しい場合には，筋肉注射や座薬など即効性がある方法で鎮痛薬が処方される．投与方法と投与量に応じて，患者の効果の発現と持続時間，副作用を観察する．軽度の疼痛や慢性的な疼痛には内服で鎮痛薬が処方される．加えて，患者が薬を自己管理できるように，薬剤師と協働して薬物の特徴や留意点，内服方法について説明する．

［2］抗生物質の使用
①静脈内点滴
　感染による炎症反応が全身に影響している場合や感染が重度の場合には静脈内点滴にて抗生物質が投与される．アナフィラキシーショックに留意して患者の薬物アレルギーの既往を事前に確認してから投与する．投与後の数分間でショックを呈することがあるので，患者のそばで注意深く観察する．
②内服
　血中濃度を一定にするために時間間隔を等しく内服するように患者へ説明し，確認する．また，下痢などの副作用の発現にも留意する．
③腟錠
　腟錠は，子宮腟部や腟における局所の炎症に対して使用される．錠剤が効果を発揮するときに腟内で溶けて流れ出る感覚があるので，患者は不快感を自覚する場合がある．洗浄してしまうと薬効を抑制するので，腟内洗浄（ビデ）や入浴は適さない．外陰部の清潔方法について対応方法（薬剤の吸収時間とその後の清拭方法）を説明し，不快感の軽減をはかる．

2 手術療法にともなう看護

　広汎子宮全摘出術の場合，膀胱や尿管は子宮・卵巣・腟に近接するため，尿意を感じない，失禁，尿閉などの影響が生じる場合があるので，膀胱内圧や尿量測定などの排泄機能のアセスメントを通じて，個人に応じた排泄への支援が必要となる．
　リンパ節郭清術の場合は，術後にリンパ浮腫を生じることがあり，足のむくみや外陰部の浮腫は日常生活へ支援を生じる．リンパ浮腫の軽減に向けて，リンパドレナージや弾性ストッキング着用の指導などのケアが行われている．

3 症状の緩和

〔1〕処置に関する援助

　生殖器機能障害に特有な止血処置として，腟内タンポナーデがある．子宮腟部や子宮頸部からの出血に対して，ガーゼを用いて圧迫止血をはかる．ガーゼに止血剤を塗布する場合もある．患者は腟内の圧迫感だけでなく，圧迫刺激によって尿意や便意を感じるので，挿入前には排泄を済ませて準備を整える．看護師は患者に処置の内容や処置にともなう圧迫感などの不快症状，いつまで続くのか，どのように対応するとよいかを説明する．

〔2〕生活に関する援助

　腹痛や出血などの症状を緩和するには，安静をはかれるように環境の調整をする（詳細は日常生活援助の項を参照）．大量出血時には体温が低下するので保温につとめる．

4 心理的な支援

　患者は，検査や治療，予後，医療者への心配や不安，特に診断の確定や症状が安定するまでの期間や，初めての経験となる検査や治療への心配や不安は大きい．

　看護師は表情や言動などの非言語的なサインを読みとり，患者のニーズに応じながら，診断・治療・予後に関して事実に基づいた情報の提供と，患者が安心できる環境を提供する．

　長期的な支援として，生殖器機能障害は患者のボディイメージ，女性としてのアイデンティティ，性生活や夫との関係性にまで影響を及ぼす場合があるので，患者がどのような認識をしているかを確認しながら，思いを表出できる環境をつくることも重要である．

5 適切な情報提供

　患者が持っている情報を確認し，状況に応じた情報を提供し，患者が実施可能な対応方法を説明する．患者は同じ体験をした友人や知人あるいは入院した同室者からさまざまな情報を収集し，自分と他者の状況を比較することがある．これらの行動は患者が周辺の資源を活用して問題解決をはかろうとする行動なので，看護師は患者の行動を尊重することが大切である．保健医療従事者からの情報が正しいと決めつけずに，患者が持つ情報を確認し，現状に適しているかをアセスメントし，必要に応じて情報の修正や追加をする．

6 日常生活援助

1 活動と休息のバランス

　症状が安定するまで安静が基本となる．安静には全身の安静と生殖器そのものの局所の安静がある．全身の安静には日常生活全体での活動を控えることがあり，局所の安静には子宮腟部や腟の安静のために性行為を控えることや，卵巣や子宮などの安静のために腹圧を避けるなどがある．

　機能の回復にみあった活動と休息の目安を患者に説明し，実際に活動と休息のバランスが保た

れているか，患者はどのようにセルフケアをしようとしているかを把握し，患者とともに実行可能な方法を見出す．

2 清潔

　外陰部の清潔方法には清拭や洗浄がある．基本は，腟内へ肛門付近の大腸菌などが侵入しないように，腟→会陰→肛門に向かって，洗浄や清拭を行う．パッドやタンポン等の月経用品は長時間の使用が細菌繁殖へとつながるので，交換する頻度や時間などの使用方法を指導する．状態に応じて，患者の日常生活に基づいて具体的に説明すると，患者はイメージ化しやすくなる．膀胱炎などの尿路感染を併発している場合は，外陰部の清潔とともに水分摂取を促す．

3 性生活

　腟や子宮腟部の安静や感染予防のために，急性期には腟内への挿入をともなう性行為を控えることが原則となる．ただし，人間にとって性行動は人間関係や発達段階において重要な意味を持つので，"性行為の禁止"に偏った説明は避け，症状の安定までに可能な行為と禁止の行為を具体的に明らかにして患者へ説明する．

4 ライフスタイルの変容に関する支援

　回復過程において，今までと同じ仕事量を続けたり，多くの役割を1人で背負うことが困難になったり，過去の習慣を変えなければならない場合がある．このようにライフスタイルを変える必要が生じた場合，患者が行動変容の必要性をどのように認識しているか，どのような環境があると実行できるかを患者とともに明らかにすることが，今後の予防や継続に意義がある．

5 家族への支援

　パートナーや家族の疾患に関する知識や認識にも働きかけることが必要となる．例えばSTDについて家族が恐怖や心配を有しても躊躇して心配事を解決できないでいる場合がある．医療チームが家族の疑問に対応をしながら，家族が意思決定を維持するのに必要な知識を入手できるよう援助する．

　家族への心理的影響も大きいため，家族がいつでも話せる環境を調整し，家族との信頼関係を促進しながら，不安の軽減をはかる．

　ただし，患者が家族に知らせていない情報もあるので，情報の取り扱いについて患者本人のプライバシーに配慮する必要がある．

代表的な女性生殖器機能障害のある患者の看護

① 性器出血患者の看護

1 基礎知識

　性器出血とは性器（子宮，腟，外陰部）からの出血の総称である．性器出血は，月経とホルモンバランスの崩れによる出血を除いて，何らかの病変を疑う徴候を意味する．妊娠時は流早産や前置胎盤等の前兆であり，非妊時には子宮，腟，外陰部の腫瘍や炎症などを疑う徴候となる．

　非妊時の性器出血を部位別に分類すると，子宮体部，子宮頸部，腟，外陰部からの出血がある．子宮体部からの出血には機能性子宮出血と器質性子宮出血がある．機能性出血とは，エストロゲンやプロゲステロンのバランスが崩れて子宮内膜の脱落が起きることによる出血で，器質性出血とは腫瘍性病変や炎症，血液疾患などにともなう異常出血をさす（表Ⅻ-1）．

表Ⅻ-1　性器出血の分類

	時　期	部　位	原　因		代表疾患
性器出血	非妊時	子宮体部	器質性	外傷 腫瘍 炎症 血液疾患	 子宮体がん，絨毛がん（悪性） 子宮粘膜下筋腫（良性） 子宮内膜炎
			機能性	無排卵性出血 排卵性出血	
		子宮頸管 および 子宮腟部		腫瘍 炎症	子宮頸部がん（悪性） 子宮頸管ポリープ（良性） 子宮腟部びらん，子宮頸管炎
		腟出血		腫瘍 炎症	腟がん 老人性腟炎
		外陰部		腫瘍	外陰潰瘍，外陰がん
	妊娠時				流早産，前置胎盤など
	月　経				

　子宮頸部からの出血には子宮頸がんや子宮頸管ポリープがあり，性交の刺激で出血する場合は，子宮頸部や子宮腟部に病変がある場合が多い．腟出血には腟がんや老人性腟炎があり，外陰部出

血には外陰がんや陰部潰瘍などがある．

2 看護アセスメント

[1] 重症度・緊急度の査定
出血性ショックを予防することが最優先となる．出血の程度を迅速にとらえ，全身状態への影響をアセスメントする．

(1) 出血状態のアセスメント
①出血量

膿盆にたまった出血やパッドに付着した出血を計測し，循環血液量のうちどの位の割合で出血しているかをアセスメントする．

②性状

緊急性がある性状として，新鮮な赤色の場合は現在または最近の出血の可能性が高いと判断し，ゴロゴロとした塊（凝血）の場合は出血量が多いと考えられる．凝血が続いたりサラサラした出血は，DIC（disseminated intravascular coagulation：播種性血管内凝固症候群）へ移行する危険性があり，要注意である．逆に，暗赤色の出血は時間が経過した出血と考えられ，緊急性は少ない．

③出血の時期と持続時間

いつから出血しているのかを把握する．例えば，ジワジワと持続していた状態では，出血性ショックなど緊急度は低いが，慢性的な貧血状態にあることが考えられる．

つぎに，排卵やホルモンバランスの崩れによる機能性出血の可能性や，患者は気づいていなくても流産などの妊娠に関連した出血の可能性があるので，月経周期と関連はあるか，出血が始まったのは最終月経から数えて何日目かを確認する．患者が基礎体温表を記録している場合は，基礎体温を確認する．

④関連要因

ホルモン剤や抗凝固剤など薬物療法は出血傾向を増強させるので，使用の有無や使用薬剤と頻度を確認する．

(2) 全身状態のアセスメント
①呼吸，循環，体温への影響；大量出血の場合には循環血液量が減少し，十分なガス交換や体温保持が困難となる．脈拍や血圧だけでなく，呼吸状態や体温を観察し，顔色，皮膚色，冷汗，脱力感，嘔気などを把握する．

②腎機能への影響

大量出血の場合，尿量の減少は腎血流量が減少し尿の生成が阻害されたことを意味するため重症度が高く，早急に循環血液量を補う必要がある．まずは，排尿の状態を確認し，出血と尿量を合わせたアウトプット（output）と補液などのインプット（input）で大まかな水分出納のモニタリングを行う．

③精神状態への影響

大量に出血すると脳血流が減少し，不安感や不穏状態を生じる．このような場合は重症である．

(3) 疼痛のアセスメント

腹痛や激痛をともなう出血の場合は，疼痛のアセスメントも併せて行う．疼痛の部位，発症時期/持続時間，頻度，性質を確認し，疼痛の程度を把握する．ペインスコアやフェイススケールなどの客観的指標を用いるのがのぞましい．症状が安定してから，患者の疼痛経験が睡眠，食欲，活動，気分，人間関係，仕事の達成などQOL（quality of life）へ及ぼす影響を把握する．

[2] 日常生活への影響

出血によって十分な酸素が末梢まで供給されずにふらつきや立ちくらみがある，思うように動けない，心配や不安から眠れないなど，活動と休息のバランスが崩れ，日常生活に支障が生じる．

[3] 疾患に対する認識，心理状態

性器出血は突然に気づくことが多い．患者は出血に驚き，時には恐怖と感じる場合もある．自分の身体に何が生じたのか，どうしてよいのか，性器からの出血への羞恥心や戸惑いなどが混在し，危機的状況となる場合がある．

症状が安定すると，疾患や治療や予後について心配や不安を有している．疼痛をともなっている時には，恐怖や不安の程度は増大して大きな苦痛となる．

③ 看護活動

[1] 主たる症状とそのコントロール

早くに止血し，循環血液量を維持することが最優先となる．

(1) 止血に関するケア

止血処置の1つに，ガーゼやタンポンを腟内に挿入して圧迫止血をする方法（腟内タンポナーデ）がある．止血処置の指示を確認して準備し，処置が円滑に進むよう介助をする．

(2) 血液循環の改善に関するケア

処置には，血管確保と補液療法があり，これらの指示を確認し，安全に行われるように介助する．また，脳及び重要臓器の血流を維持するために，下肢を挙上する．大量出血の場合は，時間尿を把握するために医師の指示のもとに膀胱留置カテーテルを挿入し，尿量を観察する．

(3) 十分な酸素の補給に関するケア

呼吸状態や末梢の皮膚色やチアノーゼなどを観察しながら，酸素吸入の指示を確認し，準備，実施する．

(4) 体温の保持に関するケア

末梢の保温につとめるため毛布や温枕を使用する．

(5) 検査や処置時のケアの留意点

緊急の場合でも，可能な限り検査や処置が必要な理由を説明し患者の同意を得ること，プライバシーを確保した環境を調整することが前提である．そのうえで，患者の苦痛を最小限にするため，内診や検査時に患者が体位を維持できるよう援助する．患者が実施可能な対応方法を説明することも重要である．例えば，腟内タンポナーデは圧迫タンポンによる違和感が生じるが，力を入れていきまないことや，何か排出する感覚があるときは医療者へ知らせるなどの対応方法を患者へ説明する．検査の介助と同時に，処置前・中・後を通じて，患者のバイタルサインなど全身状

態を持続的に把握する．

[2] 日常生活への影響とその援助
　出血する以前の患者のライフスタイル，今後のライフスタイルの変容に対する患者の認識を把握することが重要である．
(1) 清潔
　患者は，外陰部の洗浄や清拭によって再出血することに心配や不安を感じるため，出血部位の安静と清潔のバランスをはかり，患者の心配を軽減しながら援助する．具体的には，湯船につかる入浴や温泉は避け，シャワー浴がのぞましい．腟や子宮頸腟部に病変がある場合は，器具を腟内に挿入するようなビデは避ける．
(2) 性生活
　性交は腟や子宮頸部を刺激するので再出血を起こす危険がある．再出血を予防するために，一定期間，性生活を控えて出血部の安静を保つ必要がある．性交を控える期間は症状や疾患によって異なるが，基本的には創部や病変の止血が確認されるまで禁止となる．医師に治癒の状態を確認してから，性交開始時期と留意点について説明する．性交時は出血した創面から感染しやすいため，コンドームの装着を推奨する．
(3) 栄養
　貧血徴候がある場合，鉄分の多い食事とともに，たんぱく，ビタミンを多く含んだ食品摂取の指導や献立の紹介をする．
(4) 休息と活動のバランス
　血液循環の促進や再出血の防止のため，安静が必要となる．出血の程度・部位・疾患の状態により，安静の程度や期間は異なる．どの程度の活動が可能か，患者の生活に応じた休息方法について，医師へ治癒状態を確認しながら，患者とともに話し合う必要がある．

[3] 心理社会的支援
　病気は悪性ではないか，再出血するのではないかという心配や不安に対して，看護師は穏やかで安心感を与えるようなコミュニケーション技法で，患者のそばにいて，言動や表情の様子にも気を配る．ストレス状況下にある患者の思いを傾聴し，診断・治療・予後に関して事実に基づいた情報を提供する．

[4] 教育的支援
(1) 出血直後から止血するまでの教育的支援
①処置に関する教育的支援
　患者が心配な点を表出できるように指導し，質問しやすい環境を整え，処置の目的，内容，方法・予定所用時間について説明する．深呼吸や力の抜き方など緊張緩和方法について，患者が実施可能な方法を説明する．
②疾患経過に関する教育的支援
　患者の現在の受け止め方や情報や知識について確認し，患者がどのような情報を求めているかを把握する．ニーズに基づきながら，出血の状態や原因，治療経過，今後の予測など，現状と今後のプロセスについて医師と共同で説明する．説明後に，患者がどのように認識しているかを確

認し，患者のニーズが満たされていない箇所を補う．
（2）止血から退院後の生活に関する指導
①今後の予測される経過とライフスタイルの変容に関する教育的支援
　患者が退院後の生活にどのようなイメージや情報を持っているかを確認し，今後の予測される経過について情報を提供する．その後，再出血予防や治癒過程を促進するために必要とされるライフスタイルの変容について患者と話し合う．
　例えば，貧血の場合には栄養バランスと食事上の工夫などがある．その他のライフスタイルの変容を必要とする項目には，清潔，定期検診の必要性，性生活がある．特に，安全な性生活について，パートナーの同意を得ることができるように患者と話し合う．

〔5〕家族への援助
　出血に対する家族の驚きや不安，恐怖など心理的影響は大きい．症状の経過，治療のプロセスや効果，今後の見通しについて，家族が不安や疑問を解決できるように医師と共同して説明する．退院後の患者の活動範囲や生活上の留意点を家族にも説明すると，家族員全体の心配事の解消に役立つ．

② 性感染症患者の看護

1 基礎知識

　性行動を介して伝播，感染する疾患の総称を性感染症（STD：sexually transmitted disease）という．STDのうち，性病予防法の対象となる梅毒，淋病，軟性，鼠径リンパ肉芽腫症を性病という．性行動の拡大にともない，STDの蔓延が今日の課題となっている．STDにはウイルス性，細菌性，クラミジア，スピロヘーター，原虫など多様な病原体がある．
　細菌によるものは，梅毒，淋病，軟性下疳，鼠径リンパ肉芽腫症のほか，クラミジア感染症がある．
　近年，クラミジア感染症は頻度が高い．男性は尿道炎を起こすが排尿時痛は軽度で潜伏期間は1〜3週間と長い．女性は子宮頸部の円柱上皮細胞に感染し子宮頸管炎を起こすが，自覚症状に乏しいことが感染拡大や治療の遅延に影響している．病原性は弱いが，放置すると上行感染を引き起こして骨盤内感染症や不妊症の原因となる．
　ウイルスによるものは，ヒトパピローマウイルス（尖形コンジローム），単純ヘルペスウイルス（性器ヘルペス）などがある．特にヒトパピローマウイルスは子宮頸がんの発現因子と考えられ，性行動の拡大にともなう子宮頸がんの増加が懸念されている．そのほか，ヒト免疫不全ウイルス（HIV：human immunodeficiency virus）感染，B型肝炎ウイルス（HBV：hepatitis B virus）感染，C型肝炎ウイルス（HCV：hepatitis C virus）感染は放置すると生命を脅かすことにつながる．
（1）症状
　自覚症状には，帯下の増加や性状の変化，瘙痒感，下腹痛や性交痛などの疼痛，頻尿，性器出血がある．無症状の場合が多く，パートナーが尿道炎を発症してから感染を疑う場合がある．
（2）検査

分泌物からトリコモナスや真菌の特定に顕微鏡検査が行われる．炎症反応やウイルスの特定には血清検査やDNA検査がある．内性器の感染状態の把握には超音波検査や磁気共鳴画像診断（MRI）が行われる．

(3) 治療

細菌による感染には抗生物質が投与される．ヘルペスウイルスには，抗ウイルス剤（アシクロビル）が投与される．

2 看護アセスメント

〔1〕重症度・緊急度の査定

感染源となった細菌やウイルスの感染力の強さと伝播の仕方によって重症度と緊急度は異なる．感染源となった細菌やウイルスの感染力が強く，治療まで放置していた期間が長いほど，重症度が増す．一般的にウイルス性の感染は治療法が開発途上であり，感染の伝播速度が速いので重症度が高いと考えられる．

自覚症状と感染力の強さは必ずしも一致しないので，受診や治療をせずに放置していた期間が，今後の治療や予後および感染拡大に影響する．

アセスメントに必要な情報には，症状があらわれた時期，症状が続いた期間，治療までの期間，疼痛の有無と程度（排尿時痛，性交痛，下腹部痛，腰背部痛），分泌物の変化（帯下の性状，量，臭気），外陰部の掻痒感の有無と程度がある．

〔2〕日常生活への影響

直接的な影響が最も大きいのは性生活で，感染拡大を防止するためや，帯下や疼痛などの症状によって，従来の性生活のパターンを続けることが困難になる．その他，外陰部の瘙痒感や疼痛によって十分な睡眠がとれない，仕事に集中できないなど，休息や活動，役割遂行にも影響する．

〔3〕疾患に対する認識，心理状態

患者は，症状や治療への心配と，パートナーへ感染のリスクはあるのか，感染によってパートナーとの関係性が崩壊しないか，今後の妊娠に影響はないかなどの多様な心配や不安を感じている．パートナーから感染したことが明らかになると，相手への不信感や怒りを持つ場合もある．

感染症や予防方法に対する患者の知識や認識は，今後の治療や予防行動にとって重要な鍵となる．しかし，個人の知識や認識は，集団や環境による影響を受けて変化する．例えば，患者が思春期や青年早期の場合は仲間集団での情報や暗黙のルールに影響されやすく，正しい知識を取り入れにくい環境にある．その他に，患者は症状に気づいていても羞恥心や戸惑いから受診を躊躇するなどがある．感染症に対する個人の適切な知識と認識を促進するには，集団や環境へも働きかける必要があり，地域保健活動との連携が必要となる．

3 看護活動

〔1〕主たる症状とそのコントロール

抗生物質や抗ウイルス剤の薬物療法が根本治療となる．薬物療法を適切に継続するには，患者

への薬剤に関する十分な説明と適切な自己管理方法に関する説明が必要となる．

夫やパートナーとともに完治するまで治療を継続することも非常に重要であり，夫やパートナーへ治療の必要性を説明し，治療を継続しやすい時間と場所の調整や，プライバシーの保護などの環境調整が必要となる．

〔2〕日常生活への影響とその援助

たんぱく質を多く含む食事や十分な休息が身体の免疫機能の維持につながる．多くの患者は通院治療となるため，家庭でどのようにすると実行可能かを患者と話し合うことが必要となる．

清潔に関して，帯下や性器出血などの症状や腟錠剤の使用によって腟分泌が増加するので，外陰部の清潔方法を説明する．例えばパッドの長時間装着やタンポンを使用することは，分泌物の排出を妨げて感染を悪化させやすくなるので，避けるように説明する．

性生活は，感染が治癒するまで禁止となる．精液だけでなく，口腔粘膜を介しての感染があるので，性行為の具体的な禁止範囲を明らかにして説明する．

感染への脅威や恐怖を患者や周辺の人々へ与えないように留意し，感染源や感染経路を確認して，不必要に生活を規制しないようにする．

〔3〕心理社会的支援

プライバシーの保護に配慮した環境で，心配や不安の内容を確認し，患者の心配している事柄から優先して，症状の経過や予防方法を説明する．

性感染症という診断を受けることで，患者の自尊感情が低下している場合があるので，必ず視線を合わせてコミュニケーションをとる，患者の言動を否定的に批判せず，患者の戸惑いや不安などの気持ちにそいながら，自尊感情の強化にも配慮する．

〔4〕教育的支援

安全な性行為に関する教育的支援として，リスクの少ない性行為を患者に説明し，適切な感染予防方法（コンドームの使用）を患者に推奨する．

感染への知識だけではなく，セクシュアリテイに関する教育的支援も必要となる．具体的には性行動に対する責任性を促進するような働きかけ，性行動について自分の感情や欲求を表現する適切な方法を話し合うこと，パートナーへ患者が自分の考えを上手に主張できるような方法（アサーション）を話し合うことも重要な意味を持つ．

〔5〕家族への援助

プライバシーの保護のもと，症状や疾患の経過に不必要な心配を助長させないように説明する．特にパートナーにも感染防止や予防方法を指導する．

思春期の性行為に関して，親が子どもへ教育できるように，親への知識提供のほか，親が子どもとどのように性について話し合うとよいのかアドバイスをもらえるような利用しやすい相談場所を紹介する．

③ 骨盤内炎症性疾患患者の看護

1 基礎知識

　骨盤内臓器の炎症の総称で，子宮内膜炎，子宮筋層炎，子宮傍結合組織炎，卵管炎，卵管・卵巣膿瘍，骨盤腹膜炎などがある．

　炎症の原因には感染が多く，性交，子宮内操作（子宮内容除去術など），流産，避妊リング，月経，子宮内膜症，悪性腫瘍などがきっかけになることが多い．起因菌は，クラミジアが最も多く，他に大腸菌，ブドウ球菌，淋菌などによって起きることもある．

　症状は主に下腹痛と発熱であり，子宮に炎症病変があると性器出血や帯下の増加がみられる．診断は，CTやMRIなどの画像診断や炎症反応（白血球増多，赤血球沈降重度の亢進，CRPの上昇）から行われ，治療は，抗生物質投与による保存的療法が中心である．

2 看護アセスメント

[1] 重症度・緊急度の査定

　臓器内への感染の拡がりが重症度を左右するため，疼痛の部位，特徴，発症時期/持続時間，頻度，性質，強度を把握することが重要である．疼痛が広範囲で強いほど，重症で緊急性が高い．また，炎症所見として，バイタルサインや熱型，CRP，赤血球沈降重度などを確認する．その他の随伴症状として，帯下の性状や臭気，性器出血の有無を確認する．

[2] 日常生活への影響

　患者は激しい疼痛により，日常生活を継続することが困難になる．体力消耗が著しく活動と休息のバランスが崩れる．

[3] 疾患に対する認識，心理状態

　下腹痛や発熱の症状による患者への心理的身体的影響は大きく，特に，症状の発現から診断まで時間，「この痛みは何か」という心配や恐怖を感じる場合がある．また，不妊症の原因となるため，妊娠への不安や心配も生じる．

3 看護活動

[1] 主たる症状とそのコントロール

　疼痛管理について，包括的なアセスメントを行い，患者が適切な鎮痛ケアを受けられるような環境を整える．また，薬物療法の効果と副作用についてモニタリングする．

[2] 日常生活への影響とその援助

　まずは，疼痛経験が睡眠，食欲，活動，認知，気分，人間関係，仕事の達成などのQOLへ及ぼす影響を明らかにし，ニーズを明らかにする．援助として，食事は高たんぱく食品や水分と電解質を多く含む献立を提供できるよう配慮する．清潔としては，疼痛や体力消耗が著しいので，清

拭やシャワー浴の介助をする．帯下や出血がある場合に清潔なパッドの使用方法を説明し，清潔な下着を身につけられるよう環境を整える．

[3] 心理社会的支援

疾患に関する心配や不安の軽減と，思うように活動できないなどの治療にともなうストレスの緩和をはかる．

[4] 教育的支援

鎮痛薬の適切な自己管理方法について説明し，疼痛管理について指導する．また，炎症の原因となったライフスタイルの変容や性生活の開始時期と留意点について説明する．

[5] 家族への援助

症状や治療経過について十分な説明をし，心配や不安の軽減をはかる．患者は発熱と疼痛で体力を消耗しているため，帰宅後の患者の活動範囲や家族のサポート範囲を具体的に説明する．

④ 子宮内膜症患者の看護

1 基礎知識

子宮内膜症は，卵巣，子宮漿膜，ダグラス窩などの子宮以外の骨盤内臓器で子宮内膜が増殖する疾患である．時には，肺や腎臓でも内膜が増殖する．

主に疼痛があり，常時あるいは月経前，月経時，性交時，排便時などに起こる．疼痛の機序は，子宮内膜や月経血中にあるプロスタグランジンが平滑筋を収縮させることや，病巣と周囲組織との癒着が生じることに関連している．不妊症へとつながり，全不妊の約30〜50％が子宮内膜症に関連している．

検査は，腹腔鏡検査（ラパロスコープ），子宮卵管造影，CT，MRI，腫瘍マーカー等が行われる．治療方法は，年齢や進行程度と妊娠の希望により異なる．

2 看護アセスメント

[1] 重症度・緊急度のアセスメント

疼痛の頻度，持続時間，痛みの程度，疼痛が月経にともない増強しているか，月経時以外の下腹部痛，腰痛，性交痛，排便時の疼痛の有無を確認する．疼痛が強いほど，重症度が高い．留意すべきは，肺で子宮内膜が増殖すると呼吸困難を生じるので，緊急度と重症度が高い．生殖器だけでなく，全身状態，特に息苦しさやチアノーゼなどの呼吸状態を観察する．

[2] 疾患に対する認識，心理状態

疼痛が著しく，月経周期のたびに疼痛があるので患者の苦痛や苛立ちは増強する．妊娠を希望する場合には子宮内膜症の治療と不妊治療を同時に受けながら，疼痛が著しいときには"子宮を取ると痛みが楽になるかもしれない"と思い，一方では"赤ちゃんが欲しいから，がんばらなけ

れば"と気持ちが揺れ動いている．看護師は，急性期には身体的症状だけでなく，患者の気持ちも揺れ動いていることへ目を向けて配慮することが重要である．

❸ 看護活動

[1] 主たる症状とそのコントロール

疼痛の除去を目的として，治療には増殖した子宮内膜症病巣の除去術やホルモン療法などが行われる．疼痛や苦痛の軽減として，客観的なスケールを使って痛みを観察し，相互の共通理解をはかる．また，患者にとって痛みをコントロールしながら日常生活を過ごすことが非常に重要である．看護者は，鎮痛薬の効果や副作用をモニタリングするだけでなく，患者が日常生活でどのように鎮痛薬を使用するとよいかや使用上の留意点など，適切な鎮痛薬の使用を説明する．

[2] 日常生活への援助

疼痛の緩和とストレスの緩和のため，患者の訴えを傾聴する．新陳代謝の促進を目的とした食事として，身体を温める食材，水分摂取を促す．

[3] 心理社会的援助

患者は心配や不安だけでなく，治療の選択に関して自分の体調と妊娠への期待との間で，気持ちが揺れ動く．再燃をくり返すなど治療が長期間にわたり，落胆することもある．急性期の疼痛で苦しいときには，まずは苦痛を緩和し，患者の思いを傾聴する．そして，そのときどきで生じる患者と家族の心配や疑問の解決ができるように支援する．

長期的には患者と家族が意思決定できるように，急性期の症状が落ち着いてからゆっくり考えるように促すなど，何度かくり返す体験の中から患者と家族が納得した結論を導きだすことができるように，プロセスを見守りながら支援する．

[4] 教育的支援

症状の経過や治療の継続，意思決定に関する教育的支援として，治療方法の効果，副作用と合併症，症状の再燃について説明し，基礎体温表，治療経過記録など自己管理のための方法を指導する．妊娠を希望する場合，早期に不妊治療を開始することを推奨し，治療の選択に関する情報を提供する．

[5] 家族への援助

家族の心配や不安の軽減につとめ，夫やパートナーとともに治療法の選択ができるよう必要な情報を提供する．

引用文献

1) ナンシー・F・ウッズ編，稲岡文昭，小玉香津子，加藤道子，建石きよみ訳（2000）ヒューマンセクシュアリテイ ヘルスケア篇，p.127，日本看護協会出版会

参考文献

1. 矢嶋　聰，中野仁雄，武谷雄二監修，麻生武志，島袋剛二（2002）NEW産婦人科学，南江堂
2. 坂本正一，水野正彦，武谷雄二監修，木下勝之，森宏之編（2001）改訂版プリンシプル産科婦人科学1　第2版，メジカルビュー社
3. 加藤宏一監修，田中昭一（1999）産科婦人科学，へるす出版
4. 我妻　堯（2002）リプロダクティブヘルス，南江堂
5. ナンシー・F・ウッズ編，稲岡文昭，小玉香津子，加藤道子，建石きよみ訳（2000）ヒューマンセクシュアリテイ ヘルスケア篇，日本看護協会出版会
6. 中西睦子監修，内布敦子（1999）TACSシリーズ1実践基礎看護学，建帛社
7. 中木高夫，黒田裕子訳（2003）看護介入分類（NIC），南江堂

学習課題

1. 女性生殖器機能障害が生活に及ぼす影響を考えてみよう．
2. 女性生殖器機能障害のある患者にどのようにプライバシーの保護や苦痛の緩和をするか具体的にイメージしてみよう．
3. ヘルスアセスメントの内容を整理してみよう．

XIII

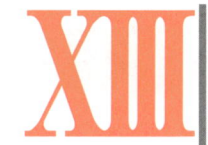

急性の感覚機能障害のある患者の看護

―学習目標―
1. 視覚機能や聴覚，嗅覚機能の理解を深め，日常生活に支障をきたす状態とその看護について理解する．
2. 感覚機能低下にともない，日常生活に支障をきたした対象への看護と，安全安楽に過ごせる援助について理解する．

A 視覚機能障害

1 基礎知識

　五感の1つである視覚は，私たちが生活を営むうえで，なくてはならない多くの情報を提供してくれる知覚の1つである．目は小さくとも重要な臓器で，きわめて微細な構造を持つ精密な器官である．感覚器の疾患は遺伝性疾患や炎症・アレルギーなど，また，全身疾患の一症状として発症することも少なくない．

　この章では視覚機能の基礎知識と一般的疾患，またその看護について理解し，視覚障害を持つ対象の立場，状況を認識する．急性期視機能低下は対象者にとって実に大きな精神的プレッシャーにつながる．看護者は精神的サポートも看護援助として考えていかなければならない．

① 視覚機能の解剖生理

　視覚とは知覚の1つであり，視覚器である眼は，光を利用して外界の情報を集める器官である．角膜から入った光が，水晶体，硝子体を通り，網膜に達し，その光刺激が視神経を介し，大脳皮質の視覚領において，明るさ，色，形，距離，奥行きなどを感知するものである（図XIII-1）．

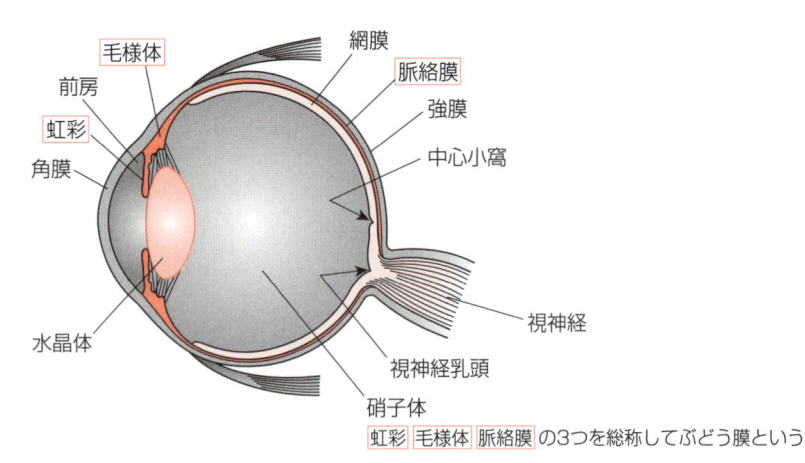

図XIII-1　眼球の断面図

虹彩 毛様体 脈絡膜 の3つを総称してぶどう膜という

（藤本　淳監修，藤田　守，土肥良秋編（2007）ビジュアル解剖生理学，p.336，ヌーヴェルヒロカワより転載，一部改変）

眼球は直径約24mmの球体でその壁は3層からなる．構造は外側から角膜／強膜，ぶどう膜，網膜である．

[1] 角膜

眼球の最外層前方部1／4を占める透明で無血管な組織であり，主に前房水から栄養を，涙から酸素を受けている．成人で直径は約12mm，厚さは中央部で約0.5mm，両端部が約0.8mmの組織であり，光の入り口となる部分で，カメラでたとえれば，角膜は水晶体とともにレンズの役割をはたしている．

[2] 結膜

結膜は薄く透明な粘膜で，眼瞼の裏面を覆う眼瞼結膜，強膜（しろめ）を覆う眼球結膜，そして角膜上皮に移行している強膜の一番奥に位置する円蓋部結膜に分かれ，眼球の表面から眼瞼の裏側を覆う膜である．結膜は，細菌や異物から眼を保護するとともに，粘液であるムチンを分泌して潤いを保ちながら角膜を保護している．

[3] 強膜

強膜とは眼球の最外層後方部3／4を占める白色の膜，"しろめ"を指す．強膜の表層は血管に富んだ上強膜という薄い層がある．また角膜と強膜の移行する部位を角膜輪部とよび，その内側に前房隅角がある．厚さは眼球後方で約1mm，外眼筋付着部位では約0.3mmの繊細な組織である．

[4] ぶどう膜

虹彩，毛様体，脈絡膜の3つの総称で，血管の豊富な組織である（図XIII-1）．

虹彩はぶどう膜最前部に位置し，その中央に瞳孔いわゆる"くろめ"が存在する．虹彩は2種の平滑筋の働きにより眼球内で受ける光の量を調節している．瞳孔運動により瞳孔の大きさは通常2.5mmから3.5mm，縮瞳時1～2mm，散瞳すると8mm以上となることもある．毛様体は虹彩の後方に位置し，調節機能に関与する2種の平滑筋の存在する部位である．血管が極めて豊富な血管膜である脈絡膜は，ぶどう膜の後方に位置し，無血管組織の網膜外層に栄養を供給している．毛様体は房水生産を行う組織である（図XIII-2）．

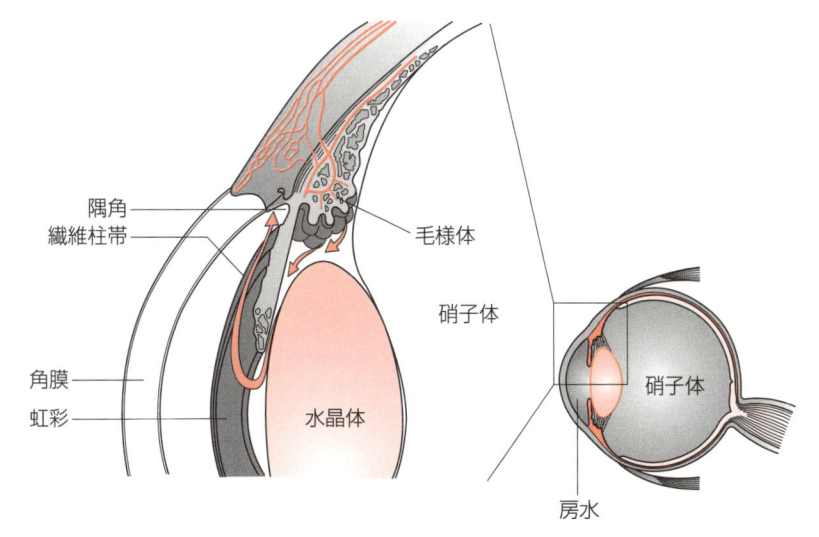

図XIII-2　房水の流れ

（参天製薬　白土城照監修，インフォームドコンセント緑内障編より転載，一部改変）

房水は無血管の角膜や水晶体に酸素や栄養を供給し老廃物を排泄する役目を担っている．前房は角膜裏面，虹彩，水晶体前面に囲まれた腔で，後房は虹彩裏面，毛様体，水晶体，硝子体に囲まれた腔である．後房から前房へ流出される房水は隅角部から繊維柱帯を経由し房水静脈を経て眼外へ排出される（心臓へもどる）．この順路は眼内圧の維持に重要な経路である．

〔5〕網膜

網膜は厚さ0.2mmの，薄く透明な膜であり，2種の視細胞（錐体と杆体）から成り，カメラのフィルムに相当する組織である．内側は硝子体に，外側は脈絡膜に接しており，光，色，形を感受する細胞が密集する．前方は毛様体に移行し，後方には眼底に視神経乳頭があり，視神経に移行する．その眼底中心部を黄斑といい，黄斑の中心部に中心窩という視力に最も重要な部位が存在し，ここに障害が生じると視力低下をきたす．

〔6〕水晶体

水晶体は虹彩の後方，硝子体前方に位置する，血管や神経のない透明な組織である．カメラのレンズに相当する直径10mm，厚さ5mmの軟らかい凸レンズで，屈折，調節機能を備えている自動フォーカス付きレンズである．角膜から入ってきた光を水晶体で焦点を合わせ網膜へ像として送る．混濁すると白内障となる．

〔7〕硝子体

水晶体の後方に位置し眼球内部の大部分を占めるゲル状の，血管・神経の存在しない透明な組織で，眼球の形態を保っている．

〔8〕視路

網膜の視細胞から出たニューロンは，視神経乳頭から眼球外に出て視神経となり，いくつかのニューロンを乗り換え頭蓋内腔に入る．そこで視神経は視交叉をつくり右視野は左脳へ，左視野は右脳へ分かれ，視放線を通って視覚中枢の大脳後頭葉皮質に達する．この視路のどこかに障害が起こると視力や視野に異常があらわれる（図XIII-3，図XIII-4）[1]．

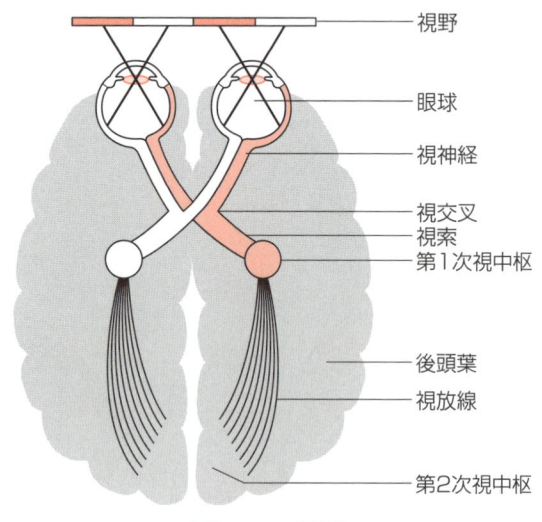

図XIII-3 視路

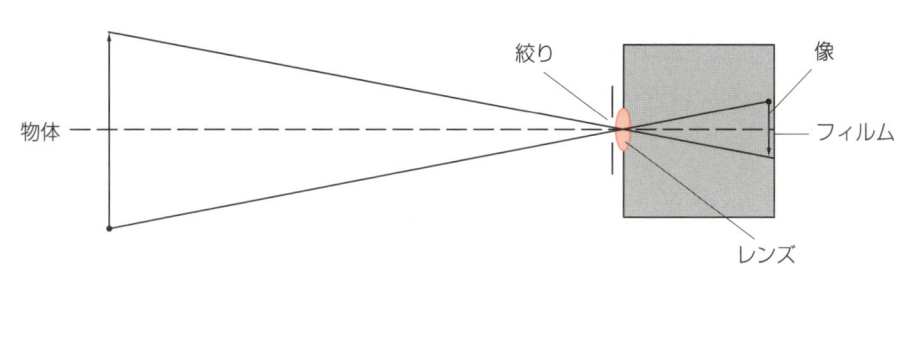

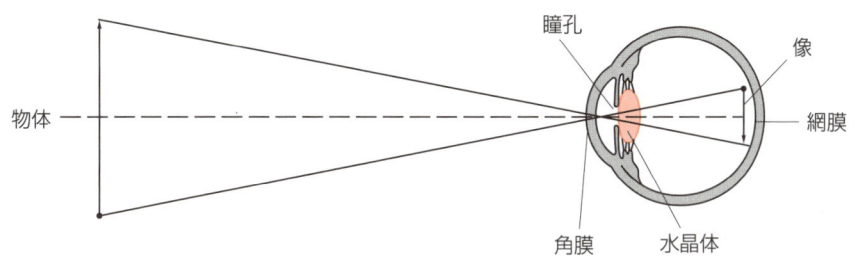

図XIII-4　物が見える仕組み
(小椋祐一郎編(2002)眼科ケア，2002年秋季増刊，まるごと理解！眼科看護のベーシック，p.82, メディカ出版より転載)

② 視覚機能障害の種類と病態生理

　視覚障害とは視力障害，視野障害，色覚障害，光覚障害，両眼視障害，空間知覚障害等の総称である．以下に代表的なものを述べる．

1 視力障害

　視力障害は，主に屈折調整，透光体系，網膜・視神経等の感覚系異常によって起こる．
　屈折調整の異常としては，近視，遠視，乱視，老眼，調節障害，水晶体の屈折・調整の異常から視力が低下した状態で，一般に眼鏡やコンタクトレンズによって，ピントの調節が矯正される．
　透光体系異常とは角膜，水晶体，硝子体の混濁によって視力が障害されるものである．角膜混濁の原因としては炎症，感染，外傷などがある．中でも，角膜炎や角膜ヘルペスが多く，角膜移植により視力の回復が可能であるケースも多くある．水晶体混濁の原因疾患としては白内障や糖尿病等の疾病に併発するもののほか，外傷，薬剤性などもある．混濁した水晶体は水晶体除去手術と人工水晶体挿入などの矯正によって視力回復することが多い．硝子体の混濁は，ほとんどの場合，網膜血管の破綻によって硝子体内に出血したことが原因であり，これにより飛蚊症（目の前に蚊のような小さなものが飛んで見える状態）を自覚する．
　視神経疾患では緑内障による視神経萎縮，外傷による視神経損傷などがあげられる．そのほかの視力障害の原因として，頭蓋内器質疾患によるもの，精神的異常（ヒステリー）などもある．

2 視野障害

視野とは視線を固定した状態で知覚できる範囲のことであり，視野異常は網膜や視神経の障害によって，さまざまな疾患から視路に障害が生じてあらわれるもので，主に狭窄，半盲，暗点がある．

狭窄とは視野が狭くなることであり，網膜や視神経など，視路のさまざまな疾患によって症状があらわれる．中でも網膜色素変性症や緑内障などの眼底疾患が代表的である．

半盲とは，両眼の視野左右半分が見えなくなるもので，脳内の視交叉部の病変で起こる鼻側半盲，両耳側半盲（異名半盲）と，視索より上の病変で起こる同名半盲がある．

暗点とは，視神経疾患や黄斑疾患によって起こるもので，見ようとする視野の中心部が見えない中心暗点や，部分的に見えない，見えにくいといった孤立暗点などがある．

3 色覚障害

色・明るさ・彩度を見分ける能力の障害で先天性と後天性とがある．一般に先天性のものは遺伝性で色盲，色弱等がある．後天性のものでは網膜や視神経の病変によってあらわれる．

4 両眼視障害

両眼視機能とは，両目で1つのものを同時に見る能力（同時視），その映った像を重ねて1つのものと見る能力（融像），そして見たものを立体，空間的に捉えることができる能力（立体視）をいう．眼球運動神経系麻痺により眼球運動が障害されて起こる複視は，眼筋麻痺や眼窩底骨折等が原因となって，見ている1つのものが両目で見ると2つに見え，片目で見ると1つに見える両眼性複視，また片目で見ても2つに見えるといった単眼性複視の症状がみられる．

斜視，斜位は融像能力の欠如によって両眼，あるいは片眼の眼球偏位が認められるものをいう．1つのものを見たときに，視点のズレを認める状態がそれである．

③ 視覚機能のアセスメント

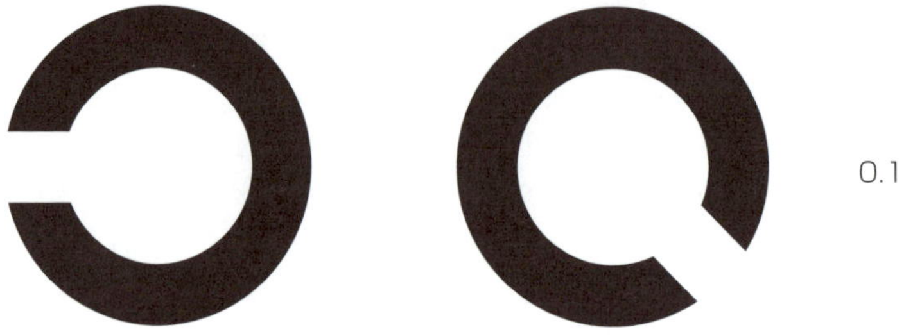

図XIII-5 ランドルト環

視覚障害の性質や程度を把握するには，自覚症状とともに視機能の検査結果を理解することが

重要である．「見づらい」という訴えは単純に視力低下を意味するのではなく，見える範囲の変化や歪んで見えるなどさまざまな視覚障害を含む．以下に日常的に行われる視機能検査について述べる．

視力はランドルト環（図XIII-5）を指標に測定し，2点を分離して見ることができる最小視角の逆数であらわす．視角は眼で見ている2点と眼が作る角度であり，見分けられる角度が小さいほどよい視力であるといえる．健常視力は1.0以上といわれている．近視などの屈折異常を矯正した視力を矯正視力といい，臨床的には裸眼視力よりも矯正視力が重要になる．

眼圧は眼球の固さを示して，房水の流れによって左右される．房水の流れが停滞すると高眼圧になる．眼圧の正常値は10mmHgから20mmHgで平均15mmHgといわれている．高眼圧が継続することなどにより，視野障害が出現する．視野障害は視野検査により評価し，視野は眼球を動かさずに見える範囲の広さである．検査は視野計を用いてどの程度まで広く周辺が見えているかを測定する．

その他には涙液分泌，色覚，調節力，両眼視機能，眼位，超音波，網膜電図などの検査があり，放射線診断では頭部や眼窩のX線写真，CT，MRIや涙のう造影などを行う．放射線診断は眼窩内異物，眼窩底骨折の診断，視野異常の原因精査などを目的に行われる．正確な検査の実施には患者の協力が必要であり，目的や方法を，あらかじめ患者によく説明する．

看護師は検査結果から患者の視覚障害の程度，治療の緊急性，仕事や生活への影響などをアセスメントする．同程度の視覚障害でも生活に与える影響は個人差がある．職業やライフスタイルによって必要とする見え方が異なるからである．職業ドライバーと読書やコンピュータ作業が多い人，主に家事をして過ごす人では，視覚障害の感じ方や求める見え方は違う．視覚障害をどの程度不便に感じるかはそれぞれである．看護師は患者が生活のどのような場面で，どのように視覚障害に困っているのかを理解することが大切である．

さらに疾患の予後，患者の疾患の理解や心理状態，社会的支援の多寡，長期的な生活への影響も考慮する．視覚障害には比較的侵襲の少ない手術で改善が期待できる白内障による視力低下，眼鏡やコンタクトレンズを適切に使用することで生活しやすくなる屈折異常や老眼もあるが，糖尿病網膜症や緑内障による視覚障害では，改善が難しく，障害に応じた生活の再構築が必要となる場合もある．

④ 視覚機能障害の治療とそれにともなう看護

眼科で行う治療には点眼や内服薬などの薬物療法，レーザー治療，手術などがある．

薬物療法では抗菌剤，抗炎症剤，緑内障治療薬などの点眼薬が多い．患者や家族の治療の理解，実際の点眼方法を確認し，必要時は点眼方法を指導する．点眼薬の作用，点眼薬の先端を睫毛や眼瞼につけずに確実に点眼する方法，どちらの目に点眼するのか，一日に何回点眼するか，点眼薬が2種類以上あるときは点眼の順番と間隔を説明する．具体的には最初の点眼薬の効果を保持させるために，点眼間隔は3分から5分が望ましいことを伝える．また多量に点眼することでより多くの効果を期待できるのではと考える患者もいるので，結膜嚢内の容量は決まっているので1滴で十分であることも説明する．

レーザー治療は網膜光凝固術，虹彩切開術，後発白内障切開術などがあり，これらの治療は外来診療で行われる比較的侵襲の少ない治療である．レーザー治療には視覚障害を改善するもの，

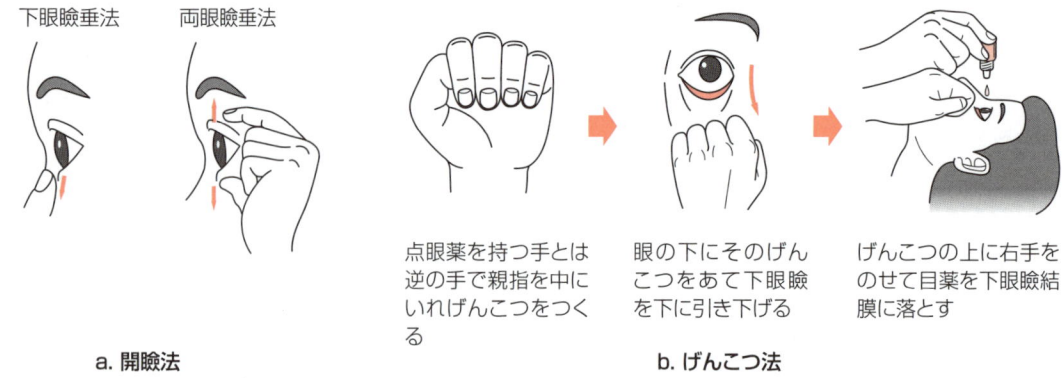

図XIII-6　正しい開眼方法と点眼方法の1例

下眼瞼垂法　両眼瞼垂法

a. 開瞼法

点眼薬を持つ手とは逆の手で親指を中にいれげんこつをつくる

眼の下にそのげんこつをあて下眼瞼を下に引き下げる

げんこつの上に右手をのせて目薬を下眼瞼結膜に落とす

b. げんこつ法

〔小椋祐一郎編，上野盛夫（2002），眼科ケア　2002年秋季増刊　まるごと理解！眼科看護のベーシック，p186-187，メディカ出版，参天製薬医薬情報グループ学術チーム（2002）点眼剤，製剤設計と服薬指導より転載，一部改変〕

病状の進行を防ぐ目的で行うものなどがある．特に視機能の現状維持を目的とする治療では，治療目的や視機能改善にはつながらないことをよく説明し，患者や家族の理解を確認する．

　手術には白内障手術，緑内障手術，硝子体手術，斜視手術，角膜移植などがある．白内障以外の手術は入院して行う場合がほとんどであり，局所麻酔で実施する場合が多い．患者は糖尿病や高血圧の合併症をもつ患者，高齢者の患者が多い．このため局所麻酔の短時間の手術であっても，術前の全身状態の評価が大切になる．

　手術後は金属製の眼帯で手術眼を保護する．眼帯により視野が狭くなったり段差が見えづらくなったりするので，打撲や転倒転落に注意し，安全安楽に入院生活を送れるように環境を整える．また患者には指示された体位を守ること，安全のために普段よりもゆっくり移動することも説明する．

　視機能の検査や一般的な診療，レーザー治療は暗室で行うことが多く，頭部や顔面の打撲，転倒や椅子からの転落などの事故がないように注意する．病室や診察室内を整理し，通路にコードや障害物，倒れやすいものを置かない，診察台や椅子は暗いところでも目立つ色にする．さらに視覚障害が進行した患者には，診察台や椅子の方向を言葉で知らせる，近づく前に手で触ってもらって位置を確認してもらう，歩行時に誘導するなど配慮する．特にベッドランプや椅子に座るときの前傾姿勢での顔や眼の打撲に注意する．

　高度の視覚障害は患者の生活や人生に大きな影響を与えるが，社会資源を活用して，自立して生活をする患者も多い．看護師は患者や家族と接する時間が多く，生活や仕事の実際，今後の生活への期待，心理状態や経済状態などの詳細な情報を得ており，生活者としての患者を全体として理解している．眼科医師や医療ソーシャルワーカー，地域の福祉職などと連携協働して，意志決定の場面や生活の再構築，社会復帰に向けて情報提供し，相談相手になることもある．看護師にはロービジョンケアや社会資源の知識も必要であり，障害認定の手続きや拡大鏡などの補助具，リハビリテーション施設での生活訓練・職業訓練についての情報提供も期待される．

2 代表的な視覚機能障害のある患者の看護

① 結膜炎患者の看護

結膜炎は結膜に炎症が生じたものである．それにはいくつかの分類方法が存在するが，ここでは感染性結膜炎と非感染性結膜炎とに分類し，代表的な結膜炎について示す．

表XIII-1 結膜炎の分類

感染性結膜炎	ウイルス性結膜炎
	流行性角結膜炎（EKC）
	咽頭結膜炎（PCF）
	急性出血性結膜炎（AHC）
	細菌性結膜炎
非感染性結膜炎	アレルギー性結膜炎
	季節性アレルギー性結膜炎
	通年性アレルギー性結膜炎
	アトピー性結膜炎
	春季カタル
	巨大乳頭結膜炎

1 基礎知識

〔1〕感染性結膜炎
（1）ウイルス性結膜炎
①流行性角結膜炎（EKC：epidemic keratoconjunctivitis）

一般に「はやり目」とよばれるものであり，感染力が非常に強い結膜炎で，接触感染により伝染する．

原因：アデノウイルス8型，19型，37型等による．

診断：症状の所見とともに，結膜を擦過することでウイルスの存在を約10分で確認できるキット（アデノチェック®）などがある．

症状と所見：4～7日の潜伏期を経たあと，眼瞼結膜は著明に充血し，眼瞼は腫脹し濾胞[*1]を形成する．また眼脂と眼痛，流涙，異物感を訴える．ときに結膜出血や結膜浮腫も生じ，耳前リンパ節の腫脹をともなうこともある．

治療：本ウイルスに対する有効な治療薬はない．混合感染防止に抗生物質の点眼薬を行い，角膜上皮下混濁が生じた場合には副腎皮質ステロイドの点眼薬が処方される場合がある．

---

*1 結膜のリンパ球の増殖

②咽頭結膜熱（PCF：pharyngoconjunctival fever）
　プールで感染し，流行性に見られることから「プール熱」ともよばれる．
　原因：アデノウイルス3型による．
　症状と所見：潜伏期5～6日．咽頭炎，結膜炎，発熱をともなうことからこの名がある．流行性角結膜炎症状以外に，咽頭炎，発熱をともない，眼症状は比較的軽いが全身症状が強い．約10日くらいで治癒する．
　治療：流行性角結膜炎と同様．
③急性出血性結膜炎（AHC：acute hemorrhagic conjunctivitis）
　原因：エンテロウイルス70型，コクサッキーA24による．
　症状と所見：潜伏期間約1日．急性に発症し結膜下出血をともなうのが特徴であり，結膜充血，眼脂，流涙を生じる．流行性角結膜炎同様，伝染力が強いため注意を要する．自然治癒することが多く，約1週間で軽快する．成人に多く小児には少ない．
　治療：流行性角結膜炎と同様．

> 学校伝染病
> 　EKC，PCF，AHCは学校保健法により出席停止が義務付けられている．以上3疾患は臨床症状が類似したウイルス性結膜炎でありclinical EKCとして扱われ，診断，治療，看護指導に関してはほぼ同様であり，家族内感染，院内感染に注意を払わなければならない．

④細菌性結膜炎
　原因：細菌性結膜炎は細菌感染が原因で生じる結膜炎で，原因菌の種類によって臨床症状は異なる．結膜炎の原因となる細菌の種類は，主に，黄色ブドウ球菌，肺炎球菌，インフルエンザ菌などである．小児では，肺炎球菌やインフルエンザ菌などの感染が比較的よく見られる．
　症状と所見：結膜充血，眼脂，異物感を主症状とする．
　診断：塗抹標本と分離培養のいずれかの細菌学的検査により診断される．
　治療：抗菌薬の点眼

(2) 非感染性結膜炎
①アレルギー性結膜炎
　原因：花粉やダニ，ハウスダスト，薬品，化粧品，動物などが原因抗原となってアレルギーを起こす．花粉症としては，春に見られるスギ花粉が有名であるが，夏にはイネ科のカモガヤ，秋にはブタクサなど，さまざまな原因抗原があり，最近では1年を通してアレルギーが見られることが多く，季節から原因を特定することが難しくなっている．
　診断：①結膜擦過標本で好酸球を確認し，②特定の抗原に対し皮膚反応が陽性であること，③血清中の抗原特異的IgE抗体が高値を示す．
　症状と所見：ほぼ前例両眼性であり，瘙痒感が強く，結膜の充血が認められる．眼瞼の腫脹，発赤，流涙，眼脂など，また，乳頭増殖性変化[*2]，濾胞も見られることがある．

[*2] 結膜の上皮細胞の増加，実質の増殖．粟粒状

ⓐ季節性アレルギー性結膜炎：花粉など季節性のアレルゲンが原因．
　　　ⓑ通年性アレルギー性結膜炎：ダニ，ハウスダストが原因で通年にわたり発現する．
　　　ⓒアトピー性結膜炎：アトピー性皮膚炎に合併して発症する慢性角結膜炎
　治療：原因が明らかであればそれを取り除き，抗アレルギー点眼薬，低濃度ステロイド点眼薬を点眼．重症度に応じて抗アレルギー薬や，抗ヒスタミン薬の経口投与も併用する．
②春季カタル
　アレルギー性角結膜炎の一種で，春から夏にかけて急性増悪することからこうよばれる．多くは小児に発症し，角膜上皮にまで障害をともなう増殖性変化を認める重症な疾患．学童期から思春期にかけてみられ，男子に多い．
　原因：原因抗原は多岐にわたるが，ダニ抗原に対する陽性率が高く，またアトピー性皮膚炎の合併率が高い．
　症状と所見：掻痒感が強く，透明で粘稠な眼脂を認める．異物感，羞明，流涙を自覚する．所見として，眼瞼結膜に，石垣状の乳頭の増殖性変化を認める眼瞼型が最も頻度の高いものであり，角膜輪部の結膜に隆起をみるものを眼球型，両者を合併するものを混合型と分類する．
　治療：ステロイドを中心とした点眼，内服が主体．抗アレルギー薬の点眼，内服も併用する．重症例にはステロイド結膜下注射を行うこともある．
③巨大乳頭結膜炎
　1mm以上の乳頭の増殖を認める．コンタクトレンズや義眼の使用，縫合糸等の刺激により引き起こされる結膜炎
　治療：点眼，コンタクトレンズの一時使用中止．コンタクトレンズの交換やクリーニングを行う場合もある．

❷ 看護アセスメント

[1] 重症度・緊急度の査定

　一般的に「充血，疼痛，流涙，眼脂」の症状が強ければ重症と判断される．緊急度に関しては，直ちに診断，治療をしなければ視機能が不可逆的に損なわれるということはほとんどないが，しかし感染の拡大を予防する意味で，「はやり目」はできるだけ早く診断することが重要である．

(1) 自覚症状・主訴のアセスメント

　いつからどのような症状を自覚したか，またその程度と経過を確認し把握する．
症状の観察とその程度
　両眼・左右の確認，結膜充血の程度，掻痒感・眼痛・眼脂・腫脹の有無，全身症状(発熱や倦怠感)の観察．罹患者との接触，患者，家族周囲の症状の出現とその有無．また，感染性，季節性，通年性，その影響因子と考えられるものや，生活環境，環境の変化が影響しているかなどを確認し把握する．

[2] 日常生活への影響
(1) 感染性の場合

　感染対策として，医師の指示がでるまで極力外出は避け，他者との接触を控えなくてはならな

い．そのため，学校や勤務を休まなくてはならない．また，リネンやタオル，食器類など患者の使用するものは専用とする必要がある．

(2) 非感染性の場合

アレルゲン，あるいはその原因が特定されればそれを避ける．食物が関係していれば摂取しないようにし，飼っている生き物がそれに当たるのであれば，対応を考えなくてはならない．

〔3〕疾患に対する認識状況と心理状態

感染性結膜炎は二次感染の予防が重要である．本人，家族，身の回りの世話をする者が，これらを理解・認識しているかどうか，理解状況の確認を行う．下記に示す指導内容の把握の確認が特に重要であるが，その際，患者，家族の負担が過度とならないよう注意する．

3 看護活動

感染性結膜炎患者に対する看護は，日常生活指導が最も重要である．患者が自己管理できない場合，特に子供や高齢者に対しては，家族，または患者の身の回りの世話をする者へ協力を求める．
①つねに手洗いを確実に行い，特に点眼前後は必ず行う．
②点眼時，点眼瓶の先が睫毛や眼瞼に触れないようにする．
③感染が片眼の場合は反対の眼には同じ点眼薬を使用しない．
④家族で同じ点眼薬を使用しない．
⑤患者が使用したタオル，ハンカチなどは他の者が使用しないようにする．また患者の使用したものはできるだけ煮沸消毒し乾燥させる．（ただし完全な乾燥や200度の熱による殺菌以外には確実な消毒法はない．）
⑥入浴や洗髪はできるだけ控え，入浴が必要なときは最後にする．その湯を洗濯に使用しない．
⑦通勤，通学，他人との接触は医師の許可がでるまで控える．

伝染性疾患，特に流行性角結膜炎は非常に伝染力の強い結膜炎でである．現時点では予防薬がないことからも，次々に感染する危険があり，外来に流行性角結膜炎の疑いのある患者が受診した際には，伝染性疾患でないことが確認されるまで隔離室で診察をするか，時間外での診察を考えなくてはならない．二次感染は必ず予防しなければならないことを念頭に，医療従事者は適切な日常生活の指導を行う．また医療従事者自身が媒介となって院内感染の原因となることもある．診察に使用した器具は他のものとは別にして消毒に出し，患者に接した医療従事者は流水下で石鹸とブラシを用いて確実な手洗いを行う．接触型の眼圧計が感染の媒介となりうるため，充血のある患者の測定には注意する．時に入院患者が伝染性疾患に罹患した場合，退院を指示したり，病棟閉鎖の措置をとる場合もある．

② 緑内障の患者の看護

1 基礎知識

　緑内障はさまざまな原因で視神経がダメージを受け，視野が狭くなる疾患である．
　緑内障には先天性緑内障，閉塞隅角緑内障，広隅角緑内障，正常眼圧緑内障，続発性緑内障（ぶどう膜炎，ステロイド治療，血管新生などによる緑内障）がある．診断には視神経乳頭部や房水の循環経路である隅角の状態を観察し，定期的に眼圧検査，視野検査を行う．
　房水の循環が停滞すると眼圧は上昇し，眼圧が高い状態が続くと視神経が圧迫されて視野障害となる．また正常眼圧緑内障では眼圧が正常範囲内であっても，視神経のぜい弱さや循環障害によって，視野が狭くなるといわれている．健康診断から眼科での診断につながることが多い．急性閉塞隅角緑内障（急性緑内障発作）は房水の循環がさえぎられることによって，急激に眼圧が高くなり，眼痛や頭痛，吐き気，嘔吐などの自覚症状をともなう．その他の緑内障では自覚症状は乏しく，視野が狭くなっても，ある程度進行するまで気がつかないことも多い．
　緑内障の治療では点眼薬や内服薬で眼圧を適切な範囲内にコントロールする．房水産生を抑えるβ遮断剤，炭酸脱水酵素阻害薬，血流をよくするための循環改善剤や視神経賦活剤が用いられる．それでも高眼圧が続くときは房水の循環を改善するために繊維柱体切開術や繊維柱体切除術などの手術を検討する．急性閉塞隅角緑内障では高浸透圧薬の点滴静脈内注射，炭酸脱水酵素阻害薬の内服または静脈注射，ピロカルピン（縮瞳剤）を頻回に点眼する．眼圧が下がり角膜混濁が軽減したらレーザーによる虹彩切開術を行う．レーザー治療が難しい場合は緊急手術が必要となる．

2 看護アセスメント

［1］重症度，緊急度の査定

　急性閉塞隅角緑内障（急性緑内障発作）は眼科の急性疾患でもっとも重要なものの一つである．早期に眼圧を下げることが，その後の視覚障害に影響するので，診断がついたら速かに治療処置を開始する必要がある．自覚的には頭痛，眼痛，視力低下，結膜充血があり，吐き気や嘔吐をともなうことが多い．中高年女性で遠視の人に多く，頭痛や吐き気，嘔吐などの症状から内科や脳外科を受診してしまうこともあり，注意が必要である．診察で角膜混濁，中等度散瞳などの所見を認める．手術になる可能性も考えて糖尿病や高血圧，喘息などの既往歴，アレルギーの有無など全身状態を把握する．

［2］日常生活への影響

　急性閉塞隅角緑内障では，急激に出現した眼痛や頭痛のため，休息や食事を十分にとれないことがある．自覚症状の程度や持続時間から生活への影響を考える．広隅角緑内障や正常眼圧緑内障では視野障害はゆっくり進行するので，治療により視野を維持できる患者が多い．視野障害が小さく中心部から離れているとあまり自覚されない．ゆっくりと進行した視野障害では，視野が狭くなっても慣れてあまり不便を感じないこともある．視野障害に応じて安全な移動方法の習得や，身のまわりのものを探す工夫などが必要になる．

[3] 疾患に対する認識，心理状態

　緑内障は中途失明をイメージしやすい．患者と家族の疾患の認識，診断や治療に対する気持ち，現在の病状の理解などから患者の精神面を把握する．特に緑内障と診断されたとき，視野障害が進行しライフスタイルを変えるとき，家庭や社会での役割が変わるときは心理状態に注意する．患者は病気の進行や将来の生活に不安を感じていることが多い．緑内障といっても予後はさまざまである．患者がどのように疾患を理解し，どんなことを心配に思っているのかをよく聞くことが大切である．

[4] 教育的支援

　緑内障治療は継続が重要であり，それには患者と家族が疾患の性質，治療目的を理解し，自分のこととして受け入れていることが基盤となる．服薬や点眼を確実に行えているか，点眼方法（図XIII-6)[1]を習得しているかなどを確認する．また患者の視覚障害の程度，年齢や職業，社会的支援の多寡を考慮し，情報提供や生活指導はどんな機会に誰と誰にするのが最も効果的か判断する．

❸ 看護活動

[1] 主たる症状とそのコントロール

　急性閉塞隅角緑内障は眼痛や頭痛，吐き気，嘔吐など自覚症状が強い．初期治療は外来で行われるので，できるだけプライバシーが保たれ静かに休息がとれるように，専用に処置室を確保するなど環境を整える．指示された点眼や内服薬，点滴静脈内注射による治療を確実に行うことで眼圧を下げ症状を緩和する．

[2] 日常生活への影響とその援助

　急性閉塞隅角緑内障では，吐き気や嘔吐の症状や緊急手術になる可能性を考えて食事は控え，水分摂取は少量ずつ様子を見ながら促す．緊急手術が決定した場合は，患者と家族に手術前後のスケジュール，手術後の痛み，行動制限，手術眼の保護についてのオリエンテーションを簡潔に行う．手術決定やその後の入院について，家族や職場ときちんと連絡が取れているかの確認も大切である．

　レーザー治療後に帰宅する場合は，確実に点眼や内服すること，定期受診を守ることを説明する．

　進行した視覚障害がある場合には，安全に生活できるように歩行時の注意点などを説明し，転倒転落の事故がないように，外来や病室の環境を整える．

[3] 心理社会的支援

　診断時や手術決定時には，医師からの説明に看護師も同席し，患者や家族がどのように説明を理解したか，納得できているかなどを確かめる．必要に応じて情報提供や追加の説明機会を設け，患者が納得して治療を受けられるように支援する．緑内障の手術は視覚障害の進行を防ぐ目的で行われる．手術を受けても，視野障害が治り以前の視力にもどるわけではないことを患者と家族によく理解してもらう．緊急手術は処置，病室準備などあわただしくなりがちであるが，患者の

不安が大きいことを考慮して,患者が何を心配しているのかしっかり聞き,わかりやすい言葉でていねいに説明する.

引用文献

1) 小椋祐一郎編(2002)眼科ケア,2002年秋季増刊,まるごと理解!眼科看護のベーシック,p.82,メディカ出版

参考文献

1.日野原重明監修(2001)看護のための最新医学講座,第20巻,眼科疾患,中山書店
2.小出良平,大音清香編(2002)眼科エキスパートナーシング,南江堂
3.大橋裕一編(2001)ナースのための眼科学,ナーシングポイント100,メジカルビュー社
4.田野保雄ほか編(2000)眼科ナーシングプラクティス,文光堂
5.小椋祐一郎編(2001)Clinical Nursing Guide 10-a 眼科 OPHTHALMOLOGY,メディカ出版

によりそれぞれ上鼻道，中鼻道，下鼻道という3つの通路があり，中鼻道は多くの副鼻腔の排泄孔が開口している．

鼻の機能には，①嗅覚機能，②加湿，③浄化，④加温，⑤くしゃみ・鼻漏などの反射防御機構がある．線毛と粘膜が吸気に一定の保湿を与え，吸気温度は約36℃に温まり気管へ達する．外鼻孔からの異物は鼻前庭の鼻毛によって除去されるが，微細な粒子は粘膜に付着し粘液と線毛運動の働きによって咽頭へ運ばれていく．また刺激物の侵入は三叉神経を刺激し，くしゃみ・鼻汁となって異物を除去する働きをする．

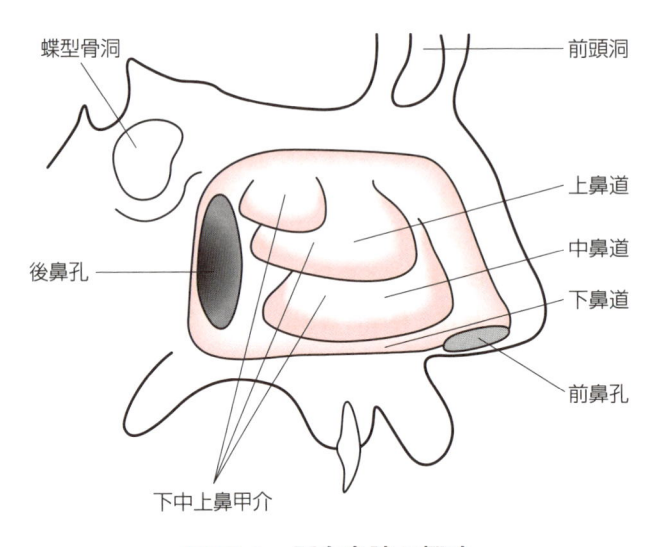

図XIII-9　固有鼻腔の概略

〔2〕**副鼻腔**

副鼻腔は固有鼻腔との間に自然孔を持つ含気空洞であり，前頭洞，上顎洞，篩骨洞（蜂巣），および蝶形骨洞の4種から成る．自然孔の開口部位により，前副鼻腔群と後副鼻腔群に分かれ，前副鼻腔群が前頭洞・上顎洞・前篩骨洞，後副鼻腔群が後篩骨洞・蝶形骨洞である（図XIII-10）．

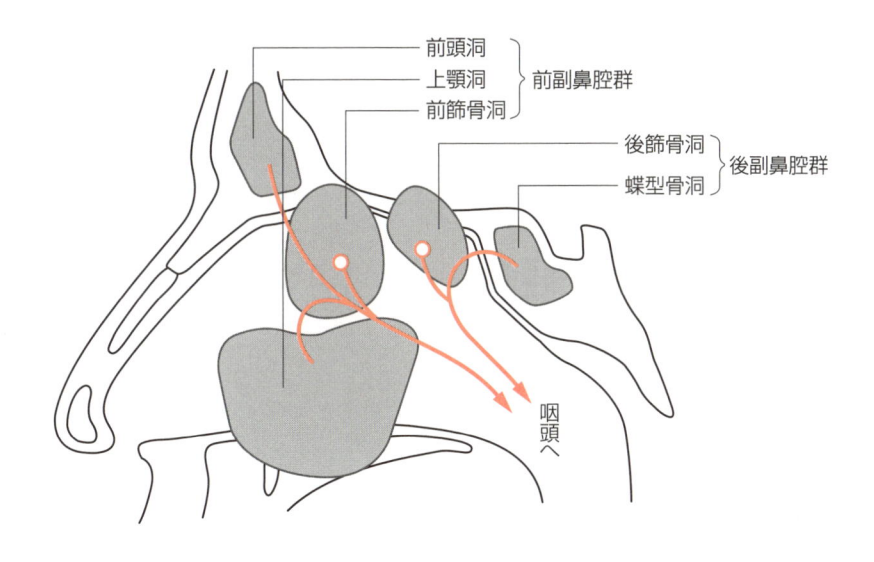

図XIII-10 鼻腔の粘液腺毛輸送機能
（喜多村健，森山　寛編，夜陣紘治，竹野幸夫（1999）NEW耳鼻咽喉科・頭頸部外科学，p.101，南江堂より転載，一部改変）

② 聴覚・嗅覚機能障害の種類と病態生理

1 耳

〔1〕難聴

　難聴は障害の発生場所により，大きく2つに分けられる．1つは外耳道から耳小骨の伝音系に障害を持つ伝音性難聴，2つめは，内耳や蝸牛神経より中枢側に障害を持つ感音性難聴である（表XIII-2）．

　伝音性難聴は，音エネルギーの遮断または減音によるものなので，音を大きく伝えれば音を聞き取ることができる．感音性難聴の場合は，音として認識する蝸牛や神経系の障害になるので大きな音を伝えても雑音が大きくなるばかりで聞き取り難さは変わらない．

　難聴の程度は，聴力検査で40dBまでを軽度，70dBまでを中等度，90dBまでを高度，それ以降を聾と定義されている．

表XIII-2 難聴の分類

伝音性難聴	外耳疾患	外耳道狭窄	感音性難聴	内耳疾患	突発性難聴
		耳垢塞栓			外リンパ漏
		外耳道炎			メニエール病
	中耳疾患	鼓膜穿孔			内耳炎
		耳小骨離断			騒音性難聴
		急性中耳炎			加齢による難聴
		滲出性中耳炎		後迷路疾患	聴神経腫瘍
		慢性中耳炎			中枢性難聴
		耳硬化症			

(仲野敦子（2004）治療, vol.86, No.2, p.12, 南山堂より転載, 一部改変)

##〔2〕耳鳴

　耳鳴には本人しか感じることができない自覚的耳鳴と，他者にも聴診で聞くことができる他覚的耳鳴に分けられる．他覚的耳鳴はまれなケースで，体内のどこかで耳鳴の原因がある．普段耳鳴りと感じているのは自覚的耳鳴であり，外界から音の刺激がないのに耳の中や頭の奥で音を感じることで，さまざまな原因がある．疾患からくる耳鳴の他にストレス・妊娠などの心身状態の変化からくる耳鳴もある．

##〔3〕耳痛

　耳痛は，多くは耳性耳痛であり，外耳・中耳の疾患の症状としてあらわれる．まれに心因性や薬物中毒による耳痛を起こすことがある．外耳から中耳にかけては三叉神経，舌咽神経，迷走神経，上顎神経が分布している．口腔内疾患や咽喉頭・食道疾患，頸部など，これらの神経支配野の疾患でも耳痛を訴えることがある．これを関連性耳痛という．内耳には知覚神経はないため耳痛は起こらない．

〔4〕めまい（眩暈(げんうん)）

　めまいは，身体の位置や運動に関する異常感覚である．原因には内耳前庭系の障害とそれ以外の領域障害との2つに分けられ，内耳前庭系はさらに内耳の末梢性と脳幹・小脳の中枢性に分類される（表XIII-3）．

表XIII-3 めまいの分類（内耳前庭系）

	末梢（前庭）性障害	中枢（脳幹・小脳）性障害
性質	回転性	非回転性
聴覚症状の随伴	（＋）	（−）
嘔気・嘔吐の随伴	（＋）	（−）
神経症状の随伴	（−）	（−）

2 鼻

[1] 鼻閉

鼻閉は，外鼻腔内が閉鎖している状態であり，その原因は炎症や腫瘍，鼻中隔の変形などがある．まれに鼻孔そのものが閉鎖する鼻孔閉鎖症がある．

鼻閉により鼻呼吸を遮断されると，咽頭炎や副鼻腔炎の併発，頭痛，睡眠時呼吸障害，鼻性注意不能からくる学力低下などの症状へと発展するおそれがある（表XIII-4）．

表XIII-4 鼻閉の原因と主な疾患

炎症性	急性副鼻腔炎 慢性副鼻腔炎憎悪期 アレルギー性鼻炎 肥厚性鼻炎
腫瘍性	良性腫瘍（乳頭腫，血管腫） 悪性腫瘍（上顎がん）
その他	鼻中隔彎曲症 萎縮性鼻炎 ウェゲナー（Wegener）肉芽腫症（自己免疫疾患）

[2] 鼻漏

鼻粘膜から粘液が生成され鼻腔に溜まると，通常は後鼻漏として咽頭へ流れ出る．病的な鼻漏とは，必要以上の粘液が流出することをいい，前鼻孔からも流出する．性状により水様性（漿液性），粘液性（膿性），血性に大きく分類される．水様性はアレルギー症状や鼻炎に見られることが多く，慢性化すると粘液性に変化する．細菌感染を起こしていると粘液膿性の場合が多く，血性や悪臭の鼻漏は悪性腫瘍のような組織の壊死をきたしていることがある．

[3] 鼻出血

出血部位が固有鼻腔や副鼻腔・上咽頭にあり，血液が外鼻孔または後鼻孔へ流れ出ることを鼻出血という．鼻出血の発生原因がはっきりしている場合を症候性鼻出血といい，原因がはっきりわからない場合を突発性鼻出血という．出血場所で多いのが鼻中隔の前下部にあるキーゼルバッハ（Kiesselbach）部位で，外界からの刺激を受けやすく，複数の動脈血管の吻合部位であり出血しやすい．

③ 聴覚・嗅覚機能のアセスメント

聴覚：生活するうえで聴覚は重要な役割を担っている．他者とのコミュニケーションをするうえで支障をきたしやすいので，コミュニケーション状況を把握する必要がある．難聴の程度や両側性か一側性か，年齢，発症時期とその経過，騒音の激しい環境か，薬剤による副作用かを把握する．また，耳鳴，めまい，耳痛などの随伴症状の有無について観察し，睡眠，神経症状（イライラ，集中力散漫など）に対して細かく聴取する．

嗅覚：鼻閉が原因となることが多い．鼻閉の有無のほか，片側ずつ外鼻孔を閉ざして嗅覚の程度を確認することが必要である．鼻閉がある場合は，原因としてかぜ症状，アレルギー傾向，寒暖

の差などの環境因子が影響することが多い．また嗅覚の低下により，食欲低下などの随伴症状を起こしやすいので，食事摂取の状況も把握する必要がある．鼻閉では、随伴症状として頭痛や頭重感、神経症状（イライラ、集中力散漫など）も発症することがあるので有無・程度を確認し生活に支障をきたしていないかを把握し，対処できるようにする．

④ 聴覚・嗅覚機能を助ける看護

　耳では，耳痛の場合は耳介周囲からクーリングを行い，痛みの緩和につとめる．めまいがある場合は，生活動作ができにくい状態にあるので，清潔，排泄，食事には介助が必要である．めまい時には，嘔気をともなうこともあるので，無理に身体を動かすことを避けてしばらく安静を保ち，症状が落ち着いてからゆっくり介助する．耳鳴では，イライラ感が募り睡眠障害となることが多いので，外部からリラックス効果のある音楽を流すなど，耳鳴を気にしないように過ごす工夫が必要である．難聴で伝音性難聴の場合は，音量の調節をすることで聞き取りやすくなるため，会話でのコミュニケーション時には音量に気をつけて接する．ナースコールやアナウンス放送などは聞き取りにくいので，必ず訪室し意思の疎通をはかる．

　鼻では，鼻閉の場合は嗅覚が障害されているので，味覚も鈍くなり食欲不振に陥りやすい．患者の嗜好に合わせ，食欲を増進させるような配色の食事を選ぶなどの工夫がのぞましい．また，鼻呼吸による加湿機能が障害されるので，睡眠時には加湿器などによる加湿を行い，口呼吸による咽頭炎等の予防につとめる．鼻出血時は，前鼻腔からの出血であれば鼻翼部分をつまんで5分程度圧迫すると止血されるケースが多い．止血しにくい場合には，鼻背・鼻尖部分をクーリングし，血管収縮による止血をはかる．

⑤ 聴覚・嗅覚機能障害の治療とそれにともなう看護

　耳では，その原因疾患によってさまざまな治療がなされるが，耳垢による耳閉や外耳炎などでは点耳薬が用いられる．点耳する耳が上になるように側臥位になり，鼓膜部分に直接滴下しないように後壁につたって入るようにゆっくり2〜3滴を滴下する．そのまま5分程度姿勢を保ち，薬液が浸透するのを待つ．薬液の浸透を促進するため，咀嚼運動を数回してもらうこともある．患者には，楽な姿勢をとるよう説明し，体位固定での苦痛を避ける．

代表的な聴覚・嗅覚機能障害のある患者の看護

① 中耳炎患者の看護

1 基礎知識

[1] 急性中耳炎

細菌感染による上咽頭炎に併発して発症する．上咽頭炎時に咳などの圧が耳管にかかり，細菌が中耳腔に進入感染し，発症する．起因菌としては，肺炎球菌，インフルエンザ菌が最も多い．小児は耳管が太く短く，水平に走っているため，中耳腔に菌が進入しやすく，抵抗力も弱いので小児での発症が多い．症状として，耳痛，難聴を訴え，耳漏，発熱をともなうことがある．炎症が強くなると，まれに耳の後方にある乳突部（乳様突起）の発赤と腫脹急性乳様突起炎をきたすことがある．成人で初発した場合には，頭蓋内合併症や耳性髄膜炎など重篤化しやすいので注意する必要がある．

[2] 滲出性中耳炎

上咽頭炎に引き続き，炎症性に耳管が狭窄し，中耳腔に粘液性滲出液が長時間貯留するものをいう．鼓膜の穿孔はないので，耳漏はない．急性中耳炎とは違い，耳痛や発熱をともなわないので小児の場合は訴えることが少なく，大人が気づかないことが多い．成人の場合は，耳痛はないが耳閉感や耳鳴，自分の声が響くなどといった訴えがある．原因では，急性中耳炎と同様の起因菌による場合や，アデノイド肥大による耳管閉鎖や中耳と耳管のリンパ液排出を障害する間接的な耳管機能障害などがある．

[3] 慢性中耳炎

中耳に感染が持続し，鼓膜穿孔，反復性の粘液膿性の耳漏，難聴の症状が長く続くことが特徴である．急性中耳炎をくり返し，適切な治療を怠ると慢性中耳炎に移行する．また，口蓋裂やアデノイド肥大，副鼻腔などの感染が原因であることがある．起炎菌は，黄色ブドウ球菌が多く，急性中耳炎で多いインフルエンザ菌や肺炎球菌は少ない．

[4] 真珠腫性中耳炎

鼓膜の角化扁平上皮が中耳腔に入り込み，落下角質が蓄積し，病変していく．狭い骨腔に充満していき，周囲の骨を破壊しながら大きくなっていく．症状としては，難聴，耳漏があり，急性炎症を呈すると耳痛が出現する．感染を合併すると，耳漏は特有の鶏糞臭がする．進行すると，

内耳，頭蓋内腔まで波及し，髄膜炎や脳膿瘍などの合併症を起こす．治療は，手術療法が行われる．

2 看護アセスメント

[1] 重症度・緊急度の査定
　耳痛の出現の時期や程度，耳漏の量や性状またその変化，難聴の有無・程度を細かく聴取する．中耳炎は，軽快しても再燃をくり返し，悪化していくことがある．耳漏は急性増悪期になると増加する．細菌感染をともなうと，粘液膿性になるため，早期発見，治療のために徴候を把握する必要がある．骨破壊をともなう真珠腫性中耳炎は，内耳まで達すると感音性難聴もともなう混合性難聴になる．耳痛や耳漏をともなわなくても，進行している場合があるので，耳閉感や難聴を自覚したら滲出性中耳炎や真珠腫性中耳炎を疑うことも必要である．

[2] 日常生活への影響
　耳痛による苦痛や耳漏の性状・臭気に対する不快感，難聴による生活上の障害が考えられるので，それらについての情報を得る必要がある．また，外耳からの水や異物の侵入が症状を悪化させる要因となるため，生活上の行動を振り返りながら聴取する必要がある．

[3] 疾患に対する認識，心理状態
　急性中耳炎などのようにかぜ症状から発症することがあるため，耳症状以外にも発熱や鼻漏や咽頭炎等の症状も把握が必要である．また，耳漏により外耳や耳介のただれやかゆみがある．耳漏による耳介周囲の頭髪への付着や臭いによる不快感，悪臭が気になり周囲に不快な思いをさせていないかなどの不安感が考えられる．難聴については，炎症のくり返しによって難聴が悪化していくことへの不安や失聴するのではないかという恐怖感を抱くため，心理状態の把握は必要である．

3 看護活動

[1] 主たる症状とそのコントロール
　急性中耳炎での治療では，全身的な抗生物質や消炎鎮痛薬が投与される．症状が安定しても再発することがあるため，処方された薬剤はきちんと内服するように説明し，定期的な受診を勧める．鼓膜の自然穿孔がなく，または穿孔が小さく，中耳の分泌物の排泄が不十分の場合には，鼓膜切開が行われる．そのため，外耳道からの水や異物の浸入がないように心がけるよう指導する．また，水や異物が浸入した場合には，無理に除去しようとすると，余計に奥へ押し込めてしまう危険があるので，専門医の受診を勧める．また，咽頭や鼻の疾患と深く関係してくるため，含嗽の励行でかぜ症状の予防につとめることや，鼻をかむと耳管の圧が上昇するので控えるように指導する．慢性中耳炎になると，手術療法として鼓室形成術が行われる．中耳炎の合併症として，重症になると髄膜炎や脳膿瘍を起こすこともある．脳膿瘍により，脳圧亢進が持続すると脳幹を圧迫し，生命の危機に陥る．頭痛，嘔気，嘔吐，項部硬直などの症状の出現には注意し，出現時には，すみやかに医師に報告し，点滴治療や手術の準備を行う．

[2] 日常生活への影響とその援助

　耳漏により耳介や周囲の頭髪等を汚染させるため，皮膚・頭髪の清潔につとめる．枕などの寝具の汚染を予防するためカバーをかけ，適宜交換する．洗髪の場合には綿球で耳栓をするなど外耳道からの水の浸入を予防する．外耳道の瘙痒感により爪で外耳道を傷つけないように爪は短く切り，かぶれによる瘙痒感を予防するため外耳に貯留している耳漏は綿棒などで軽く外耳道内を拭く．耳かきは外耳道を傷つけることがあるので使用をしない．かぜ症状から中耳炎の再発が起こりやすいため，含嗽の励行や鼻をかまずに後鼻漏を喀出するよう指導する．手術後は，1週間ほど自分で洗髪することが禁止されるため洗髪の介助が必要になる．

[3] 心理社会的支援

　慢性中耳炎等で長年聴覚の低下に不安を抱いている場合もある．聴覚は治療によりある程度回復が見込まれるが，楽観的に聴力が回復するような説明をすると回復しないときの絶望感や失聴への恐怖につながるので，患者への声かけには注意が必要である．また，かぜ症状からの再発が考えられ，コントロールが難しいことから症状の悪化に対する不安も大きい．患者とゆっくり話し合える時間を持ち，不安に対して1つずつ丁寧に説明しいくのがのぞましい．

　耳漏による耳介・頭髪の汚染は羞恥心につながり，臭気がともなう場合には他者との接触を避けたいほどのコンプレックスになることもある．清潔に対する指導をしつつも自尊心を傷つけないよう，指導時の声かけには注意が必要である．患者が不安に感じていることなどを表出できるよう暖かく傾聴できる環境を整えて指導に望む．

[4] 教育的支援

　予防や早期治療により，症状の悪化を防止することが重要である．かぜ症状の予防につとめ，含嗽の励行は欠かせない．また，かぜ症状が出現した場合，耳症状がなくても再発悪化の危険があることを理解し，自己判断による消炎剤の内服や処方薬の中断はしないように指導する．自己判断による抗生物質の内服は癒着を助長させ，聴力低下につながる恐れがあることを説明し，専門医への定期的な受診を勧める．

[5] 家族への援助

　日常生活での注意事項を家族も理解を得られるよう，患者とともに説明する．症状が軽く悪化が見られなくても，病状が進行している場合もあるため，まれではあるが，髄膜炎や脳膿瘍の兆候について説明をし，発見時に早期に受診行動が取れるように指導する．聴力の低下に対しては，内耳まで進行していなければ伝音性難聴のため，大きめの音量で会話等をすることで支障がないことを説明する．

② 鼻出血患者の看護

1 基礎知識

鼻出血には，出血の原因が認められる症候性鼻出血と出血の原因が認められない突発性鼻出血に分けられる．症候性鼻出血では局所性と全身性に分類される（表XIII-5）．

また，出血部位により前鼻出血，上鼻出血，後鼻出血に分類される．鼻腔粘膜で出血しやすいのは鼻中隔前下部にあるキーゼルバッハ（Kieselbach）部位（図XIII-12）で，上唇動脈，前篩骨動脈，後鼻動脈の細血管が吻合している部分である．キーゼルバッハ部位の出血は，鼻翼部分をつまみ（ピンチング）（図XIII-11），血液疾患などによる凝血阻害因子がない限り5分程度で圧迫止血される．ピンチングによる止血が困難な場合には，電気凝固による焼灼をする．上鼻出血はまれであるが，前・後篩骨動脈からの出血で外部からの圧迫が困難なため，多量に出血し手術で結紮術による止血が必要になるケースもある．後鼻出血は鼻出血の約10％で，上咽頭へ流下し吐血される．止血のためにベロックタンポンや後鼻腔バルーンを挿入留置し，ゼラチン製剤を使用する場合もある．症候性出血の場合は原因疾患の治療が不可欠で，出血傾向に対する抗凝固薬や強心薬の投与，出血量により輸液や輸血が行われる．

表XIII-5　症候性鼻出血の種類

局所性鼻出血	外傷,鼻腔異物,術後出血,鼻中隔彎曲症,鼻腔腫瘍
全身性鼻出血	血液疾患（白血病,再生不良性貧血,突発性血小板減少症など）循環器疾患（高血圧,腎疾患,心疾患など）
その他	代償性鼻出血（思春期女性の月経時に見られる）

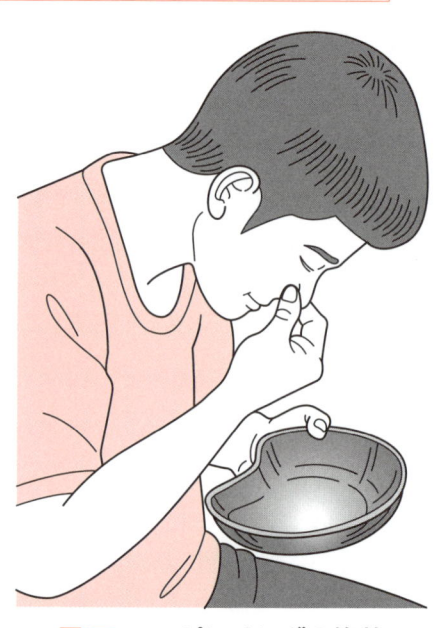

図XIII-11　ピンチングの姿勢

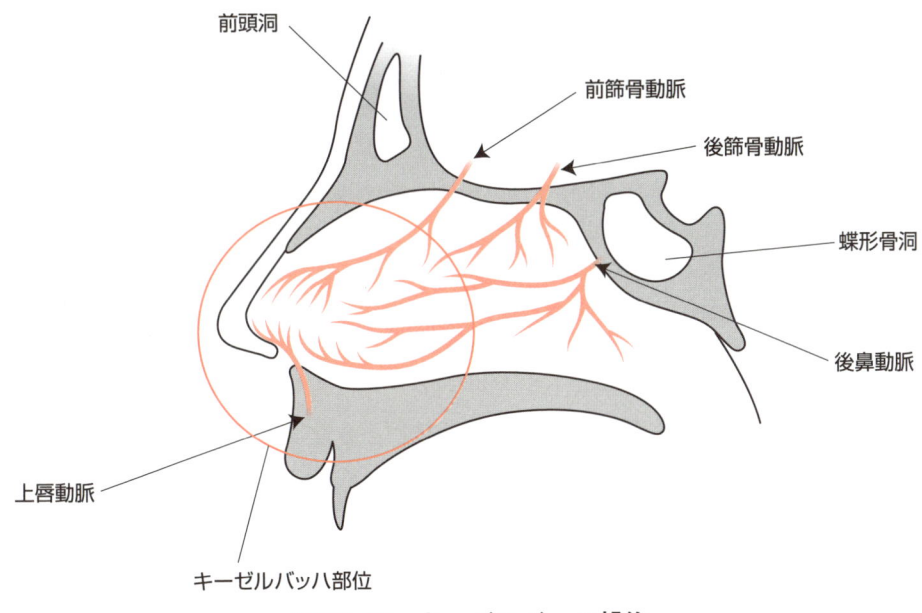

図XIII-12　キーゼルバッハ部位

❷ 看護アセスメント

〔1〕重症度・緊急度の査定

初めての鼻出血か，くり返し鼻出血を起こしているのかをまず聴取する．症候性か突発性の出血かを判断するため，出血の原因となる外傷や刺激，既往症の有無を聴取する．出血量，持続時間，出血にともなう貧血症状を観察する．症候性の出血の場合は，原因疾患の有無やデータからの出血傾向（血小板，出血時間等），服薬内容（アスピリンなどの非ステロイド抗炎症薬，パナルジン・ワーファリンなどの抗血栓薬）の把握が必要である．

〔2〕日常生活への影響

突発性の場合は，日常生活に影響を及ぼしやすい．香辛料の多い食事や入浴により，全身の血流量が増加することで鼻出血を起こすことや，激しい運動や血圧の上昇による鼻出血も考えられる．食習慣や活動状況やストレス・興奮状態による血圧の上昇要因があるか日常生活を振り返りながら聴取する．また，くり返し鼻出血が起きている場合は，対処の方法なども聴取する．強く鼻をかんでいないか，鼻出血を嚥下することで嘔気，嘔吐を起こしていないか確認する．

〔3〕疾患に対する認識，心理状態

突発的に出血が起こることが多いので，大量の血を見ることで動揺をすることがある．また，鼻出血がいつ起こるのかという不安や止血できないのではないかという恐怖，鼻出血に対する他者の反応を気にする傾向がある．これらを把握し，援助につなげる必要がある．

3 看護活動

〔1〕主たる症状とそのコントロール
　前鼻出血の場合はピンチングを5分程度行い止血することが多いが，血圧上昇などで再出血する可能性もあるため，安静を促す．上鼻・後鼻出血の場合は専門医による止血が行われる．出血点が明らかであれば，ベロックタンポンや後鼻腔バルーン挿入時などの処置を行う．習慣性で出血をくり返している場合は，焼灼や電気凝固を行う．迅速に処置が進むように診察椅子の場合は患者の頭部を後ろから固定し，処置しやすい体位をとる．出血が多く，貧血症状がある場合は，ベッドに側臥位の姿勢をとらせ，血液の誤嚥を防ぐ．

〔2〕日常生活への影響とその援助
　外界からの刺激や血圧上昇に対して容易に出血しやすい場合があるので，安静を心がけるように指導する．食事では，香辛料の多い食事は血流を促進させて出血を助長するため控える．長時間の入浴は血流を促進させ出血しやすい状況になるため，短時間にするよう指導する．また，高温の入浴は血圧の上昇につながるので避ける．

〔3〕心理社会的支援
　鼻出血を起こしやすい患者は，他者の反応から羞恥心やコンプレックスを持ちやすい．気にするあまり，ストレスが溜まり血圧上昇の要因をつくってしまうので，鼻出血に対する悩みや不安を傾聴しながら適切な対処法を説明することが必要である．出血時には患者は大量の出血に驚き，なかなか止まらないことへの恐怖感が強く動揺しやすいので，すみやかに安静な体位をとらせ，声かけを行い，患者が落ち着けるように心身をリラックスできるような冷静な対応がのぞまれる．

〔4〕教育的支援
　キーゼルバッハ部位からの出血では座位をとり，下顎を下方に引いた状態でピンチングを5分程度行い，止血を試みることや，鼻翼・鼻背部のクーリングを指導する．綿球を2つ以上つめたり，ティッシュをつめたりすることは途中でちぎれて鼻腔内異物となる可能性があるため避ける．それでも止血できないときは上・後鼻からの出血が考えられるので専門医の受診をするよう指導する．鼻をかむ動作は出血部位の刺激になるので避ける．また，後鼻から上咽頭に流下する出血は嚥下すると嘔気を誘発させるので，口腔から喀出させる．また，過去日常的に行われていた下顎を挙上させ，後頸部を叩く方法は止血効果がないので行わないことを説明する．

〔5〕家族への援助
　出血を発見したときは，慌てず冷静に対処できるよう，処置方法を指導する．症候性出血の場合は，鼻出血を起こしやすい原因や食事，入浴，活動などでの危険因子をあらかじめ説明し，出血の予防や出血時の対応の知識を得ることで鼻出血に対する構えができ，不安の軽減につながる．鼻出血が多量で，持続的である場合には，上・後鼻出血である可能性が高いので，専門医に受診するよう説明する．

③ 副鼻腔炎患者の看護

1 基礎知識

副鼻腔炎は副鼻腔（上顎洞，篩骨洞，蝶形骨洞，前頭洞）に膿汁が貯留する疾患で急性副鼻腔炎と慢性副鼻腔炎に分類される．

[1] 急性副鼻腔炎

細菌またはウイルスによる上気道感染から続発することが多い．上気道炎により副鼻腔の自然孔が狭窄され，粘液線毛輸送機能が低下し，副鼻腔からの粘液の排出が滞ることで貯留液が細菌感染する．そのほか鼻中隔彎曲症で副鼻腔の自然孔が狭窄される場合や歯根炎から波及する歯性上顎洞炎や顔面骨折によって起こる場合もある．

症状として膿性の鼻漏や鼻閉，顔面痛などがある．顔面痛では上顎洞炎の場合は頬部痛，篩骨洞の場合は眉間から鼻根部の鈍痛がある．合併症として篩骨洞からの波及で眼瞼の発赤腫脹，複視，視力低下がある．また，化膿性髄膜炎や脳膿瘍もまれにある．

治療として起因菌に対する抗生物質の投与を行う．外科的処置として上顎洞炎の場合は，上顎洞穿刺，ドレナージ，洗浄が行われる．篩骨洞，蝶形骨洞の場合は内視鏡下鼻内副鼻腔手術を行い，ドレナージをする．貯留液が排出され，抗生物質の効果があれば症状はほぼ消失する．

[2] 慢性副鼻腔炎

蓄膿症ともいわれ，アレルギー性鼻炎や気管支喘息，上気道炎などをくり返しかかることで鼻粘膜の腫脹が持続的になり，副鼻腔の自然孔が狭窄してしまうことにより，原疾患が軽快治癒しても3ヶ月以上副鼻腔内に膿汁が貯留し，画像上で副鼻腔陰影を認める状態である．

症状として，鼻茸（鼻ポリープ）が主に中鼻道に形成される．鼻中隔彎曲が著明でなければ，両側性の鼻閉が生じ，鼻漏，嗅覚障害がある．その他，頭重感，頭痛，注意散漫になることもある．

治療として保存的治療ではマクロライド療法（マクロライド系抗生物質の少量長期投与）が有効である．また，鼻腔・副鼻腔洗浄，吸引，ネブライザー治療が行われる．外科的治療として，内視鏡下鼻内副鼻腔手術が行われ，病的な粘膜除去と固有鼻腔への交通を良好にし排膿する．

2 看護アセスメント

[1] 重症度・緊急度の査定

膿性鼻漏をともなう発熱，頭痛や頬部疼痛の出現，眼部や顔面の浮腫の出現の有無を観察する．発熱や疼痛をともなうと急性副鼻腔炎を疑う必要がある．高熱の持続や顔面の腫脹・疼痛をともなうとさらに頭蓋内合併症の危険が高いと考えられる．また，急性上気道感染と併発して出現するため，咽頭痛やかぜ症状の観察も欠かせない．篩骨洞部に膿が貯留すると眼神経を圧迫し，複視や霞んで見えることがあるので注意する必要がある．

[2] 日常生活への影響

鼻閉，鼻漏，頭痛により生活上の影響が考えられるため，不眠や肉体的疲労，学習や仕事に支

障をきたすなど，日常生活に影響を及ぼしていないか聞く．鼻閉感をともなうので口呼吸となり，倦怠感や注意散漫になりやすい．睡眠時には，口呼吸による不快感から不眠になりやすく，いびきをかきやすい．鼻閉等による不眠状態や疲労感の状態を把握する．

〔3〕疾患に対する認識，心理状態

初期ではかぜ症状による鼻漏や鼻閉と認識していることが多く，受診までに至るケースが少ない．そのため，長期にわたり鼻漏，鼻閉，頭痛の持続により精神的影響を受けていることが多い．発症時期の確認とこれまでにどのように対処してきたかを聞く必要がある．鼻漏により頻回に鼻をかむ動作や口臭などで羞恥心につながっている可能性も高いのでこれらを把握する．

3 看護活動

〔1〕主たる症状とそのコントロール

抗生物質による保存的治療により回復傾向が期待されるが，上気道感染などを機に症状が再発されることがあるのでまず上気道感染の予防につとめることが必要である．根本的治療として外科的手術を行うが，術前・術後も含嗽の励行は感染予防に必要である．また，術後は合併症として，髄膜損傷による髄液漏の有無を観察する．漿液性の分泌物が持続するときは，医師の診察を要請する．また，複視や視野狭窄などの症状があらわれた場合は視神経の損傷が考えられるので迅速に医師に報告する．

〔2〕日常生活への影響とその援助

鼻閉があると嗅覚を障害されるため，味覚にも影響を与え，食欲減退につながることが多い．視覚的に刺激のある食事を心がけ，食欲を維持するよう勧める．運動等にはあまり影響はないが，口呼吸による上気道感染の可能性が高くなるため，運動後の含嗽を励行するように指導する．入浴は術後の場合，術創の出血を促進させる可能性があるため，医師の許可があるまで控える．

〔3〕心理社会的支援

長期にわたり鼻閉，鼻漏，頭痛などの症状に悩まされてきているため，日常のストレスが蓄積されていることが多い．例えば，鼻閉や頭痛から集中力が減退し，仕事や学習に影響を与える．鼻漏でも頻回に鼻をかむ動作から，他者との距離を考えてしまうなどストレスを感じる．これらの日常のストレスを軽減できるよう，リラックス方法などを患者とともに話し合う必要がある．

〔4〕教育的支援

症状の再燃，悪化を防止するために，上気道感染の予防につとめ，含嗽の励行や早めの受診・治療を勧める．専門医による診察後，ネブライザーを使用する際には，鼻呼吸でゆっくり深呼吸するよう説明する．

参考文献

1. 本郷利憲ほか編（2000）標準生理学第4版，医学書院
2. 佐藤昭夫ほか編（2003）人体の構造と機能第2版，医歯薬出版
3. 日野原重明，井村裕夫監修（2002）看護のための最新医学講座30 人体の構造と機能，中山書店
4. 日野原重明，井村裕夫監修（2002）看護のための最新医学講座21 耳鼻咽喉科疾患，中山書店
5. 森　満保（2002）ナースのための耳鼻咽喉科レクチュア，文光堂
6. 仲野敦子ほか（2004）治療 Vol86,No2，南山堂
7. 喜多村健，森山　寛編（2002）NEW 耳鼻咽喉科・頭頸部外科学，南江堂

パートIII 事例編

させるようにかかわっていった．痛みの起こる間隔は予測できなかったが，右腰部から脇腹の重い感じが初期症状であることがわかり，疝痛発作となる前に鎮痛薬を使用し痛みのコントロールが可能となった．Tさん本人にも，初期症状について説明し，その後，ボルタレン座薬を本人管理とし，初期症状を感じたときに痛み止めを使用することを指導し，本人により痛みのコントロールも可能となった．受け持ち看護師は，可能な限り時間を取り，命にかかわる病気ではないことを説明した．また，自分自身により痛みがコントロールできるようになったことで，Tさんから不安であるという発言は消失した．翌日の検査時には，不安や羞恥心を最小限するために，検査方法を十分説明した．さらに検査の準備を確実に行うことで検査時間を短くし，また不必要な露出をさけることで，検査はスムーズに実施され，受け持ち看護師との信頼関係も深まった．検査の結果，直径4.5mmの右尿管結石であることが明らかとなり，本人に治療法や予防法が説明された．検査後には水分摂取，運動療法など治療に積極的に参加する行動が見られるようになった．検査により腎機能も問題ないことから，保存療法が決定し退院することが決まった．

4 評価

尿路結石による，急性疼痛をコントロールすることで，Tさんは，自分の状況を落ち着いて判断できるようになった．また，Tさんの，自尊心を尊重した援助を行うことで信頼関係を築くことができ，保存療法，再発予防に対する治療に積極的に参加できるようになったと考えられる．

④ まとめ

このように，急性発症した尿路結石患者の疼痛による苦痛は不安や恐怖を増強させ，他の治療計画に大きな影響を与える．そのため，痛みに対する援助が最も重要となる．また，万一，腎不全を発症すると，退院が長期化するだけでなく，退院後のQOLも低下するため，合併症の予防も重要である．回復期には，結石は再発率が高い疾患であることを説明し，患者の日常生活に適した，再発予防のための日常生活指導を実施することが必要である．

生活指導の必要な患者の看護

① 事例紹介

患者氏名：Mさん，38歳，男性
診断名：胃潰瘍ヘリコバクターピロリ（Helicobacter pylori）感染
職業：建設会社勤務（肉体労働）
既往歴：特になし，入院歴なし
家族構成：妻と子ども（1歳）の3人暮らし．父親はすでに死亡しているが，生前胃潰瘍にて手術を受けた．
経済状況：Mさんが家計の担い手である．
生活パターン：早朝から夜間に及ぶ仕事中心の生活．食事は1日3回とっているが，不規則で夕食は遅いことが多い．睡眠は6時間程度であるが，仕事の関係上各週の休日は取りにくい．
性格：まじめで，働き者である．日ごろから口数が少ない．
嗜好品：たばこは1日20本．21歳ごろから喫煙している．アルコールは週に2～3日位，ビール2本程度．
入院までの経過：20歳代のころより，ときおり心窩部痛があったが市販の胃薬を内服することで軽減をはかり，医療機関を受診することはなかった．半年前，嘔吐物に血液が混入が見られたが，自覚症状もなかったため放置していた．早朝目が覚めトイレに行ったところ，コーヒー残渣様吐血約100mLがあり，ショック状態に陥り救急車にて救命救急センターに搬送された．搬送直後，再度約700mLの吐血が見られ，胃管挿入，緊急内視鏡検査にて胃角上部の露出血管結紮を施行する．
入院後の経過と生活状況：入院当初は，嘔気，疼痛による苦痛と突然の発症・入院に対して苦悶様表情が見られたが，言葉として表出することは少なかった．しかし，痛みの調整と輸液や輸血による症状の改善，医師から胃潰瘍と今後の治療についての説明がされたことで表情にも変化が見られ，流動食が開始されるころには，どの位で仕事に復帰できるのかに関心を寄せていることがわかった．

② アセスメント

1 全体像

入院直後，突然の吐血に加え，次々に行われる処置，身体に取り付けられたチューブ類，ベッ

ドサイドで交わされる緊迫した会話に，非常に不安感を抱いたであろう．さらに，疼痛や，床上安静，胃管チューブ挿入にともなう日常生活への支障は苦痛そのものである．しかしMさんは，家庭でも口数は少なく，感情の表出もあまりしない傾向にあったため，上記にともなった精神的ストレスが貯蓄し治癒過程を阻害する恐れがある．また，まじめな性格から入院にともなう職場への迷惑や妻・家計への負担も考え，いつごろ社会復帰できるか不安と焦りを感じていることが理解できる．しかし，入院前の仕事や日常生活上においては，胃潰瘍再発誘因が非常に多いと推測される．そこで，Mさんと妻に日常生活で疾患の誘因となるものが理解できるよう説明し，誘因と予防についての知識を持って再発防止ができるようにすることが重要であると考える．

③ 看護の実際

1 看護実践

　Mさんの入院背景や入院後の様子から，以下のような看護計画を立てて，介入を行った．
（1）治療・入院生活に関して疑問を表出でき，疾患の原因・誘因が理解できるよう支援する．
（2）服薬治療の必要性を説明し，服薬方法を守ること，自己判断で服薬を中止してはならないことを指導する．
（3）食習慣の改善に関して妻を交え指導する．
（4）心身のストレス防止について妻を交え指導する．

2 経過／結果

　疾患の原因・誘因，服薬治療，食習慣の改善，心身のストレス防止等に関する指導は，妻の面会時間に合わせて同席のもと実施した．結果，Mさん自身の食生活やライフスタイルにおいて病因となることは何かを妻と一緒に考え理解を示す言葉が聞かれた．今後，仕事開始後もできるだけ規則的に食事をとるためにどのような工夫ができるか，避けるべき食物は何かなど，食生活改善に積極的な姿勢が見られたと同時に，不安も解消したようだった．また，Mさん自身，心身のストレスについて無頓着であったことを自覚し，今回の入院を契機に自らの健康管理について見直す言動も見られた．

3 評価

　患者が生活習慣を変化させようと決心する時期は，疾患が診断され，治療が開始された時期や入院期間中であるという．Mさんが食事開始となった同時期に，社会復帰への不安と焦りが出現しはじめたことを的確にアセスメントし，Mさんの生活に則した具体的な指導を行えたことが意欲的な姿勢につながったと考える．

④ まとめ

　この事例は，病職がないまま突然発症し，入院治療が必要となった．胃潰瘍は，治癒しても潰瘍が形成されやすい食生活や心身のストレス等によって再発することがある．生活習慣の改善と継続が必要となる患者が，社会生活を送るなかでどのような問題があるのかを多面的に把握し，患者家族とともに考え予防的に再発を回避できるよう援助することが重要である．

3

悪化・急変の可能性のある患者の看護

① 事例紹介

患者：Iさん，39歳，男性　　**診断名**：細菌性髄膜炎　　**職業**：調理師
既往歴：特記事項なし，入院歴なし
家族構成：父；胃潰瘍．母；痴呆．配偶者（妻），子どもは3人，M，F，F，健康
経済状況：患者本人が主たる生計者．父母は年金暮らし．
生活パターン：朝から夜遅くまで調理師として労働している．
性格・趣味：趣味は特になし．几帳面．
入院までの経過：2週間ほど前から鼻汁，鼻閉，咽頭痛が出現した．その後38℃台前半の発熱も認め，鼻閉も増悪した．風邪薬を数回内服するが改善せず，そのまま様子を見ていたところ，次第に発熱・咽頭痛は消失，軽度鼻閉，鼻汁のみとなっていた．

　昨日，昼間は特に変わった様子なく，仕事もできていた．夕方より頭痛，嘔気が出現し，市販のバファリンを内服したが，頭痛が治まらず，21時半ごろ近医救急外来を受診した．体温38.1℃，咽頭痛や咳もなく，インフルエンザ抗原検査A，Bともに陰性であるが，インフルエンザを疑われタミフル®を処方されて帰宅となった．帰宅後，頭痛を訴え，起きあがっては壁にぶつかったりするなど落ち着きがなくなった．

　今朝，自宅でぐったりと座っていて，家族が話しかけたところ応答がなかったため救急車で××病院受診．CT等検査中より不穏出現，脳炎疑いにて救急外来搬送となった．外来で髄液検査施行され，細菌性髄膜炎として精査加療のため入院となった．

② アセスメント

1 全体像

　入院前はかぜ症状が続き，インフルエンザと思っていたが，入院直前から意識が混濁し入院時には不穏状態をきたしていた．入院当初は不穏状態により患者の安全を第一に援助する必要があった．入院して2日目には意識が清明となったが，入院した当初の記憶はなかった．項部硬直，頭痛が持続することにより活動耐性低下を認め，セルフケアの介助が必要であった．性格的には几帳面で，小さいことを気にし，活動が拡大すると同時に退院生活への不安を訴えるようになった．セルフケアの援助をとおし，患者と信頼関係を築けるよう患者の訴えを傾聴し援助していった．退院後の不安は，仕事の復帰に関することであり，家族とともに退院生活をイメージし，仕

事復帰の目標は退院したあとの外来での経過をみて考えることにした．

3 看護の実際

1 看護実践

　細菌性髄膜炎であることから二次救急扱いであった．意識混濁（Ⅱ-10）ならびに不穏状態を入院時～2日間認め，セレネースの持続投与を2日間施行した．また痙攣予防のためにワコビタール座薬を使用した．ベッド上安静は5日間続き，髄膜炎の徴候として項部硬直を認め，倦怠感，疼痛も顕著にあらわれ活動耐性低下が認められた．

　6日目に一般病棟へ転棟したが，ふらつきを認めたため車いすやトイレへの移動も介助が必要であった．8日目には「入院する前から記憶がなかったが，元気になれてよかった」と表出あり，病棟内もふらつきなく歩行できるようになった．10日目には内服薬も自己管理となり12日目に試験外出をする．家で何時間か過ごしたが，身体のだるさと車酔いをしたことで退院することへの不安を訴える．26日目には退院後，体力を少しずつもどしてから職場に復帰できるように，焦らずに家族の協力を得ながらがんばっていきたいと表出するようになった．頭痛がすっきりなおらず，思うように身体が動かせないことによる焦燥感は多少あったが，退院前，少しずつ筋力トレーニングを行い退院に備えていった．

看護問題
1) 入院当初の不穏状態，意識混濁に対し，転倒，転落，ライン・チューブ類の自己抜去に注意し患者の安全を確保する
2) 髄膜炎の症状である項部硬直，頭痛，嘔気，痙攣などに対処し患者の苦痛を最小限にとどめるように援助する
3) 安静を保持するとともに，必要なセルフケア活動をサポートする
4) 持続する頭痛の程度を把握するとともにADLの拡大を徐々に拡大し活動レベルをあげることに自信が持てるよう援助する
5) 髄膜炎の原因検索のための各種検査，腰椎穿刺による髄液検査の必要性を伝え患者の協力を得る．またその結果を患者にフィードバックするための医師説明時には必ず同席し，退院までの計画を確認する
6) 急な発症にともなう患者家族の不安に対し，適切な治療方針と経過を伝え，退院または退院後の仕事復帰にむけての目標を共有しサポートする

2 経過

　肺炎球菌性髄膜炎に対し，カルベニン，ロセフィン投与にて徐々に改善していった．
　入院して10日には発熱・嘔気，痙攣等の症状なく，神経学的にも特に異常所見を認めなかったが，頭痛症状は持続していた．10日目にはCRP陰性化，髄液細胞数も減少していたため，カルベニン点滴投与は終了とし，耳鼻科とも相談の上，クラリシッド内服開始としている．
　髄液検査は，10日目は初圧275mmH₂O．終圧165mmH₂O．無色透明．細胞数343/3/$\mu\ell$，．20日目

は初圧75mmH$_2$O，終圧65mmH$_2$O．無色透明．細胞数35/3/μℓ，であった．入院時，髄膜炎病原菌抗原；肺炎球菌 陽性であったが，入院後10日後，20日後のルンバール検査のリコールからは菌の発育を認められなかった．

3 結果

不穏状態は入院から2日で消失し，鎮静薬の使用により夜間も良眠できた．セルフケアの介入によりベッド上安静が保持でき，転倒，転落などの危険行動は認めなかった．

家族の不安も病状安定とともに表出はなくなった．不穏状態がなくなり，ベッド上安静からADLが拡大となり試験外出の際，本人の病状に対する不安の表出と仕事に対する不安の表出を認めた．今後の計画と対応方法ならびに家族の面会時間を配慮し，仕事上の都合がつくように連絡調整を行った．

4 評価

入院時より細菌性髄膜炎の急性期症状を認め，対応できたが，発症の段階によってはいつ脳炎に移行し痙攣，意識障害を認めるかわからない状況であった．鎮静薬の使用時の睡眠状況，意識レベルのチェックのみならず，検査データの炎症所見，髄膜炎兆候（ケルニッヒ兆候，項部硬直など）の所見に留意した．その結果，適切な鎮静薬の投与ならびに検査介助が行え，安楽の保持ができた．

また，病状の軽快にともなう本人の不安，急な入院による家族の不安に対し，情報提供，理解しやすい言葉での病状説明，面会の調整は有効であった．

④ まとめ

肺炎球菌による髄膜炎の診断が迅速に行われた症例であったが，入院時より不穏状態を呈しており，転倒／転落などの危険行動を回避する必要があった．髄膜炎特有の症状である項部硬直，ケルニッヒ徴候，頭痛，嘔気，痙攣などの観察ならびに嘔気，痙攣時，不穏時，疼痛時の対処指示を確認し的確に実施した．援助により患者の苦痛を和らげることができた．

試験外出による不安の表出から持続する頭痛により退院後の職場復帰に焦りを認めたが，家族との連絡調整し退院をゴールではなく職場復帰をゴールに設定により意欲を取りもどすことができた．

参考文献

1．糸山泰人 ほか（1994），脳炎・髄膜炎，BRAIN NURSING. 10（9）
2．リンダ・J・カルペニート，中木高夫訳（1994），看護診断ハンドブック第2版，医学書院

4

一時的な機能障害のある患者の看護

① 事例紹介

患者：Sさん，20歳，男性　　**診断名**：右脛骨骨幹部骨折　　**職業**：大学生
既往歴：特になし，入院歴なし
家族構成：両親と本人，妹の4人家族だが，現在は学生生活のため上京し，1人暮らし
経済状況：全面的に親の援助を受けているが，アルバイトをして小遣い程度の収入あり．
生活パターン：朝から夕方までは大学に通い，夜は自宅近くのスーパーでアルバイトをしている．
性格・趣味：気が強く，何でも自分で決めて行動する性格，バイクが趣味
入院までの経過：深夜にバイクで走行中，交差点で乗用車と衝突事故に遭い受傷．救急車で救命救急センターに搬送された．事故当時，意識ははっきりしており，右下腿に疼痛と腫脹，異常可動性，擦過傷が認められた．痛みが強く，右下肢は自力で動かすことができない状況であった．
入院後の経過と生活状況：単純骨折で骨折部の転位や靱帯の損傷はないため，保存的治療としてPTBギプス[*1]にて固定がされた．1人暮らしで日常生活援助が受けられない状況であるため大部屋に入院となるが，治療上の行動制限に対して不満を感じている言動が見られた．

　Sさんは，身体を動かすと右下腿の痛みが増強し，「足が痛い！はやく痛みをとってよ！」と訴えた．また，骨折部の安静を保持するため，患肢を挙上するよう説明すると「痛くて，じっとしていられないよ！」と苦痛な表情を見せた．痛みのためほとんど臥床して過ごしており，食欲もなかった．鎮痛薬により痛みが軽減してからは，病室ではカーテンをひき，同室者との会話はなく，「1日が長く感じる．早く歩けるようになりたい……」と，天井を見つめていることが多かった．自ら話してくることはなく，看護師の問いかけや清拭のすすめにも「まだ，いいです」と表情を硬くして答えた．

② アセスメント

1 全体像

　Sさんにとって，交通事故による受傷は突然の出来事であり，入院生活も初めての体験である．また，親より経済的援助を受けながら実家を離れて学生生活を送っていることから，受傷にとも

[*1] PTBギプスは短下肢ギプスの一種で，下腿骨折に対して膝蓋靱帯を主とする膝関節部で体重を支えるギプスをいう．足底にヒールを付けて，患肢荷重による松葉杖歩行が可能であるという利点がある．

なうショックや今後の治療や社会生活に対する不安は非常に強いと考えられる．さらに骨折部の痛みや，安静臥床・ギプス固定にともなう日常生活への支障は苦痛そのものである．これらのストレスが，看護者に対する攻撃的な態度となってあらわれていると推測される．このようなSさんの否定的な感情は，良好な治癒過程を阻害する恐れや生活リズムの乱れなど療養生活に悪影響を与える可能性がある．

したがって，Sさんが置かれている状況を十分に理解し，安心して入院生活が送れるように援助していく必要がある．まずは精神的な安定をはかり，治療の必要性について理解してもらえるようにかかわっていく．痛みや不快症状は早期に取り除き，日常生活への支障が最小限で済むように援助していく．ギプス固定による二次的障害の予防は，本人の理解と協力も不可欠であるため，十分な説明が必要である．年齢的に看護者への遠慮があることも予測されるため，日常生活への援助や生活環境の整備に関して，本人の希望や能力を生かした援助を検討していく．そのためにも看護者から積極的に働きかけて，遠慮なく意思が表出できるような人間関係を築いていく必要がある．

退院後の学生生活に対する不安についても早期より情報収集し，家族も含めた生活指導や社会的資源の情報提供が必要である．

③ 看護の実際

1 看護実践

Sさんの入院背景や入院直後の様子から，以下のような看護計画を立てて，介入を行った．
(1) 突然の受傷によるショックや入院生活への不安を軽減できるよう精神的に支援する．
(2) 患肢の安静を保持し，疼痛や腫脹，局所の熱感などを観察し，症状の緩和をはかる．
(3) ギプス固定による二次的障害（神経・循環障害，皮膚トラブルなど）や筋力低下などを予防する．
(4) ギプス固定にともなう日常生活への支障を観察し，本人のできない部分を介助して，生活のニーズを満たしていく．また，免荷歩行時の転倒事故を予防する．
(5) 退院後の社会復帰に向けた個別的指導を行う．

2 経過

入院直後は患肢の急性疼痛と腫脹のため，痛みを強く訴えたり，硬い表情で落ち込んでおり，看護者の説明や生活援助に対して拒否的であった．PTBギプス固定により患肢の安静は保持されており，ギプスの局所的圧迫による腓骨神経麻痺や末梢循環障害は認められなかった．疼痛は次第に軽減していったが，看護者の援助に対しては遠慮がちであった．入院3日目の深夜，消灯後に病室でタバコを吸っていたことがあった．看護師が注意し，理由をたずねると「知らなかった」と答えた．翌日，担当看護師がSさんとゆっくり話をする時間をつくると，涙を浮かべながら受傷のショックや今後の生活に対する不安をぶつけた．医師からの治療についての説明は理解できても，実際には自分の置かれている状況を冷静に受け止めきれないと語った．

3 結果

　受け持ち看護師を中心に，Ｓさんに対する看護についてカンファレンスで話し合った．看護者間で現在のＳさんが置かれている状況と言動について考え，突然の受傷によるショックと，初めての入院生活にともなう行動制限やストレスを理解して，Ｓさんの思いを引き出し，共感するようにかかわっていった．また，夜間熟睡できないため日中は臥床していることが多く，昼夜が逆転傾向にあったため，気分転換をはかれるよう日中は車椅子で散歩に誘った．看護師が親身になって，大学生活のことや現在の気持ちについてたずねると，Ｓさんも次第に穏やかな表情を見せ，「しばらくはバイクに乗れないんだよな……．でも，早く大学に通えるようになりたいから，リハビリも頑張ります」と治療に対して意欲的な姿勢を見せた．また，拒否的だったケアにも，「今日はシャワーに入りたい」と希望を伝えるようになった．痛みや腫脹などの症状は経過とともに軽減され，患肢の挙上や松葉杖使用時の留意点についてＳさんなりに行動できていた．退院後の生活についても，不安に思うことを自ら医師や看護師に質問してくるようになった．

4 評価

　Ｓさんの心理状態の変化から，患者自身が障害を受け入れることが第一優先であることが共通理解された．Ｓさんの思いを尊重した援助を行うことで信頼関係を築くことができ，Ｓさんの治療に対する意欲的な姿勢につながったと考えられる．

④ まとめ

　この事例では，突然の受傷にともなうショックや入院生活のストレスが看護者への拒否的態度となってあらわれていた．急性の運動機能障害をもつ患者は，突然の身体状況の変化や予後に対して，さまざまなストレスや不安を感じていることが多い．看護者は，運動機能障害の程度やＡＤＬ（activity of daily living：日常生活行動）障害について適切にアセスメントする必要がある．そして，患者が現実と向き合い，治療に対して前向きに取り組めるよう精神的な援助も重要である．

安静が必要な患者の看護

① 事例紹介

患者：Sさん，28歳，男性　**診断名**：急性肝炎　**職業**：会社員
既往歴：特記事項なし，入院歴なし
家族構成：現在は会社近くのアパートで1人暮らし．実家に両親・弟が住んでいる．
経済状況：患者本人が主たる生計者
生活パターン：朝から夜遅くまで勤務し，休日出勤も多い．海外旅行が趣味で年に一度は休暇を取り，海外へ旅行している．
性格：まじめで仕事熱心
入院までの経過：平成16年8月10日から25日まで休暇を取りインドへ旅行した．帰国後1週間目（9月2日）ころから食欲不振となり，悪心が出現し始めた．特に脂っこいものは受けつけない．1人暮らしのため普段から外食が多かったが，このごろはほとんど食べられなかった．全身倦怠感や発熱も出現したため，かぜかと思い，市販のかぜ薬を内服し様子を見ていた．休暇後のため仕事は休めず，無理に出勤していた．しかし9月7日ごろより皮膚や眼球の黄染と瘙痒感，右腹部の鈍痛があらわれ，とうとう欠勤した．9月12日，見舞いに来た会社の上司から受診をすすめられ，本院を受診する．診察および検査の結果，急性肝炎と診断され，緊急入院となった．
検査データ：RBC510×10^4/mm^3，WBC11100/mm^3，Hb13.2g/dℓ，Ht48%，血小板数 30×10^4/dℓ，アミラーゼ 150IU/ℓ，ビリルビン 6.3mg/dℓ，直接ビリルビン 1mg/dℓ，コレステロール 150mg/dℓ，アンモニア 30mg/dℓ，総たんぱく 6.2mg/dℓ，アルブミン 3.3g/dℓ，BUN22mg/dℓ，Na145mEq/ℓ，Cl103mEq/ℓ，K3.5mEq/ℓ，AST(GOT)1,210IU/ℓ，ALT(GPT)1,520 IU/ℓ，ALP450 IU/ℓ，LDH820 IU/ℓ，HBs抗体（－），IgM-HA抗体（＋），X線，CTにて，肝臓，脾臓の肥大が著明

② アセスメント

1 全体像

　食欲不振や悪心などの胃腸症状と発熱などの感冒様症状は入院時も継続しており，体重も入院前の10日間で2kg減少していた．総たんぱく，アルブミンとも基準値より低く，栄養状態の低下を示している．肝機能の低下が見られ，肝障害が起こり，栄養の吸収，代謝，貯蔵に問題があることを示している．このため経口的・経静脈的にカロリー，高たんぱく，高ビタミンをとり，肝細胞や肝組織の修復をはかることが大切である．

全身倦怠感，掻痒感，右腹部痛などの急性肝炎の症状が顕著にあらわれている．肝炎に感染した後3～6週間にAST（GOT），ALT（GPT）が高値を示し，発熱，倦怠感，黄疸，右腹部痛が出現した．

これらは肝細胞の壊死が原因であることが多い．肝細胞，肝組織の修復や再生のためには肝臓への血流を十分に保ち酸素を補給する必要がある．そのためには臥床安静が必要である．黄疸はビリルビンが肝細胞に到達しても，そこで処理されず血中に残って全身にまわるために起こる．それによって全身の皮膚に瘙痒感が出現する．これらにより安楽が障害されるので，症状軽減をはかり，安楽になるように援助することが必要である．

③ 看護の実際

1 経過

入院後は肝臓食2000kcal（たんぱく70ｇ，脂肪30ｇ）の指示がだされたが，全量摂取できないため，5％グルコース1000mlの点滴静脈注射が開始された．また肝庇護薬として強力ミノファーゲンCの静脈注射が行われた．肝臓への血流を十分に保ち酸素を補給するために，ベッド上安静の指示がだされた．

2 看護実践

#1. 栄養状態の変調：身体必要量以下

総たんぱく，アルブミンとも基準値より低く，栄養状態の低下を示していたため，経口的，経静脈的に高カロリー，高たんぱく，高ビタミンをとり，肝細胞や肝組織の修復をはかった．必要な量の経口摂取ができるようになることと，体重がこれ以上減少しないことを目標に看護を実践した．具体的なケアプランは次のとおりである．

OP・バイタルサイン，体重測定，食事摂取量，水分出納のチェック
　　・肝機能検査のチェック
　　・悪心・嘔吐の有無，倦怠感の有無
TP・できるだけ経口摂取できるよう援助する．
　　・盛りつけや調理方法を考え食欲をそそるようにする．
　　・食事の回数を増やす．
　　・患者の好みや食習慣を取り入れる．
　　・休息や睡眠の必要性について説明し環境を整える．
　　・点滴の管理を行う．
EP・高カロリー・高たんぱくの食事について説明する．

#2. 安楽の変調

全身倦怠感，瘙痒感，右腹部痛などの急性肝炎の症状は，肝炎ウイルスにより肝臓が炎症を起こし，急激な肝細胞の壊死が原因である．そこで，臥床安静により肝臓の血流を増大させ，酸素を十分に補給し肝細胞を修復・再生することが重要となる．入院直後からベッド上安静が指示され，全身倦怠感や瘙痒感，右腹部痛の軽減または消失を目標に以下のケアプランを実践した．

急性心筋梗塞　91
急性心筋梗塞患者　97
急性腎障害　187, 188
急性膵炎　169
急性中耳炎　329
急性腸炎　173
急性疼痛　27
急性動脈閉塞　110
9の法則　230
胸腔　37
胸痛　75, 93
胸膜　37
強膜　309
虚血性心疾患　91
巨大乳頭結膜炎　317
ギラン-バレー症候群　146
筋　243
筋の種類　243
筋力低下予防　248
Killip分類　94

ク

苦痛の緩和　9, 270
クッシング現象　127
くも膜下出血　143
グラスゴーコーマスケール　120
クラミジア感染症　300
車椅子　248

ケ

経皮的心肺補助　96
経皮的胆嚢ドレナージ　172
血液循環　66
血液浄化療法　185
血液の流れ　67
血管　73
血栓性静脈炎　113
血栓溶解療法　93
結膜　309
結膜炎　315
血流再開　93
ケルニッヒ徴候　127
牽引療法　251
眩暈　326

コ

抗インフルエンザ薬　44
抗炎症薬　57
高カリウム血症　192, 198
抗凝固療法　111
抗菌化学療法　49
抗原抗体反応　210
高次機能障害　140
抗生物質　293
高ナトリウム血症　195
抗不整脈薬　95
コーピング　15
呼吸機能　36
呼吸困難　77
国際頭痛分類第2版　120
コクサッキーB群　108
帯下　290
骨髄抑制　218
骨折　244
骨盤　286
骨盤骨折　254
骨盤内臓器の炎症　303
コッヘル法　258
固有鼻腔　323

サ

細菌性結膜炎　316
細菌性髄膜炎　346
サルモネラ菌　173
酸素吸入　57

シ

視覚機能　308
色覚障害　311
子宮　286
糸球体　177
糸球体濾過機能障害　187
子宮内膜症　304
刺激伝導系　70, 71
自己免疫疾患　212
自然気胸　58
耳痛　336
膝蓋骨骨折　253

失神　76, 121
社会的特徴　6
尺骨神経麻痺　249
視野障害　311
ジャパンコーマスケール　120
十二指腸潰瘍　164
手術療法　88, 131, 158, 270, 277, 293
循環機能　66
循環機能検査　87
循環障害　12
春季カタル　317
小陰唇　284
消化管粘膜　164
消化機能　150
消化機能障害　154
衝撃の段階　16
症候性鼻出血　332
硝子体　310
承認の段階　16
上腕骨骨幹部骨折　253
食事療法　158, 185
除細動　103
女性生殖器機能　284
ショック　80
視力障害　311
視路　310
腎盂腎炎　273
心音　72
心外膜　69
腎機能　176
腎機能障害　179
心筋　69
心筋炎　108
心筋梗塞　92
心筋の収縮・弛緩　72
神経性調節　74
心原性ショック　80
心原性ショックの診断基準　81
人工呼吸器関連肺炎　47
人工ペースメーカー　85
心室　67
心室細動　102
心室中隔欠損症　106
心室頻拍　102
心周期　72
真珠腫性中耳炎　329

滲出性中耳炎　329
心臓　67
腎臓の機能検査　181
心臓リハビリテーションプログラム　96
身体的特徴　5
心電図　71, 72
心内膜　69
心不全　80
腎不全　169
心壁　69
心房　67
心膜腔　69
心理・社会的支援　9
心理的特徴　5
C型肝炎　167
C型肝炎ウイルス　300
GVHDの予防策　234

ス

随意運動の障害　153
水晶体　310
髄膜炎　135
髄膜刺激症状　123, 126
頭蓋内圧亢進　122
頭蓋内圧亢進症状　127
頭蓋内圧持続モニタリング　131
頭蓋内圧モニタリング　132
スクウィージング　40
頭痛　120
ステロイド薬　57
ステント留置　94
ストレス・アプレイザル・コーピング　15
ストレスコーピング　30
スワン-ガンツカテーテル　94

セ

生化学的バリア　211
性感染症　300
性器出血　290, 296
性器ヘルペス　300
性周期　287
正常細菌叢　210
生殖機能の障害　289

精神的援助　30
精神的苦痛　30
性生活　295
生体侵襲理論　14
生体防御機能　208
生体防御機能障害　223
生命の維持　7
咳　77
脊椎圧迫骨折　253
摂取機能障害　152
尖形コンジローム　300
全身性炎症反応症候群　169
喘息　51
喘息症状　55
喘息発作　52
疝痛発作　171, 277

ソ

僧帽弁閉鎖不全症　106
副子　250
副子固定　250

タ

体位排痰法　40
大陰唇　284
体液異常　179
体液調節のメカニズム　178
体外限外濾過　185
体外限外濾過法　96
体外衝撃波胆石破砕療法　172
体重増加　79
体循環　67
対象　4
対症療法　189
大動脈解離　98
大動脈内バルンパンピング　85, 96
大動脈閉鎖不全症　106
ダグラス窩　286
多臓器機能障害症候群　169
多臓器不全　47
脱臼　246, 258
脱水　180
脱調節　85
単純ヘルペスウイルス　300

胆石症　171
胆石溶解療法　172
胆道炎　172
胆嚢炎　171
胆嚢結石　171

チ

チアノーゼ　79
チェーンストーク呼吸　79
恥丘　284
蓄膿症　335
腟　285
腟前庭　285
腟分泌物　290
中耳　323
中耳炎　329
中枢神経系　118
腸炎ビブリオ　173
聴覚・嗅覚機能　322
腸管出血性大腸菌　173
直接血液吸着法　185
直達牽引　251
直腸子宮窩　286
鎮静薬　95
鎮痛薬　95

テ

低カリウム血症　199
低ナトリウム血症　196
適応の段階　16
デコンデショニング　85
電気的ショック　103

ト

動悸　76
洞機能不全症候群　102
透析療法　189
疼痛　75, 290
疼痛管理　27
頭部外傷　137
動脈管開存症　106
徒手筋力テスト　126

ナ

内耳　323
ナトリウム　195
ナトリウム代謝異常　195
難聴　325

ニ

二次障害　9
二次性自然気胸　58
日常生活援助　9
ニフェジピン　143
尿細管　178
尿細管機能障害　188
尿道　262
尿毒症性神経　193
尿量減少　79
尿路結石　275

ネ

熱傷　228
熱傷深度分類　228
熱傷治療　229
ネフロン　177
捻挫　245, 256

ノ

ノイラミニダーゼ阻害薬　44
脳虚血性発作　122
脳梗塞　142
脳室・脳槽ドレーン　131
脳障害　121
脳神経　119
脳・神経機能　118
脳神経系の検査　130
脳卒中　141
脳と脊髄　118
脳内出血　143
脳浮腫　122
脳ヘルニア　123

ハ

肺　37
肺炎　46
肺炎の重症度判定　48
肺炎の重症度分類　48
肺循環　67
排泄機能　262
肺動脈楔入圧　94
排尿機能障害　265
排尿の調節機構　262
播種性血管内凝固異常　169
播種性血管内凝固症候群　47, 297
白血球減少症　223
鼻　323, 327
バレー徴候　128
ハント&コスニック分類　141

ヒ

非感染性結膜炎　316
非感染性腸炎　173
腓骨神経麻痺　250
鼻出血　327, 332
非ステロイド系消炎鎮痛薬　162
非ステロイド性抗炎症薬　51
ヒトパピローマウイルス　300
ヒト免疫不全ウイルス　300
被覆薬　230
鼻閉　327
ヒポクラテス法　258
びまん性軸策損傷　137
鼻漏　327
ピンチング　332
B型肝炎　166
B型肝炎ウイルス　300

フ

不安　270
フィジカルイグザミネーション技術　7
フォークマン　15
フォガティーバルンカテーテル　111
フォルクマン拘縮　250
フォレスター分類　94
腹圧調整　161
腹腔鏡下胆嚢摘出術　172
副腎皮質ステロイド薬　162
副鼻腔　324
副鼻腔炎　335
腹膜腔　286
浮腫　79, 180
不随意運動の障害　153
不整脈　77, 101
不確かさ　86
物理的バリア　209
不動関節　242
ぶどう膜　309
ブラッドアクセス　185
プラムとポスナーの分類　120
プロトンポンプ阻害剤薬　161
糞便の排泄機能障害　155
Forrester分類　94

ヘ

ペースメーカー　71
ペースメーカー植込み　104
弁　68
β遮断薬　52
β_2刺激薬　56

ホ

防御的退行の段階　16
膀胱　262
膀胱炎　279
膀胱子宮窩　286
放射線療法　159
房水　309
ホーマンズ徴候　113
歩行補助具　248
補助装置装着　88
保存的治療　277
保存的療法　189
発作性心房細動　102
骨　240
骨の形状・種類　240

マ

抹消神経系　118
慢性中耳炎　329

ミ

右脛骨骨幹部骨折　349
右尿管結石　340
水・電解質　180
耳　322, 325
耳鳴　326

メ

メイヨークリニックの分類　120
眼の観察　125
めまい　122, 326
免疫機能　212
免疫グロブリン　211
免疫増殖疾患　212
免疫不全症候群　212

モ

網膜　310
モニタリング　21, 85
モニタリング活動　25
モニタリングの種類や方法　26

ヤ

薬物療法　88, 131, 157, 182, 252, 270, 293

ユ

疣贅　106
輸液　182
輸血後 GVHD　233

ヨ

溶解療法　277

ラ

ラザルス　15
ラセーグ徴候　127
卵管　286
卵巣　286
ランドルト環　311
Lund-Browderの図表　230

リ

リスボン宣言　22
利尿薬　182
流行性角結膜炎　315
両眼視障害　311
緑内障　319
リンパ系　73

レ

レーザー治療　313

ロ

肋骨骨折　253

ワ

鷲手変形　249

外国語索引

A

acute gastric mucosal lesion　162
acute hemorrhagic conjunctivitis　316
acute respiratory distress syndrome　169
AD　98
advocacy　20
AGML　162
Aguilera　16
AHA　104
AHC　316
angiotensin converting enzyme　143
aortic dissection　98
AR　106
ARDS　169
asthma　51

B

blood access　185
burn　228

C

Campylobacter　173
cardioversion　103
Cheyne-Stokes respiration　79

D

DAI　137
deconditioning　85
defibrillation　103
DHP　185
DIC　47, 169, 297
diffuse axonal injury　137
direct hemoperfusion　185
dislocation　246
disseminated intravascular coagulation　47, 169, 297

E

ECUM　96, 185
EHEC　173
EKC　315
empiric therapy　49
enterohemorrhagic Escherichia coli　173
epidemic keratoconjunctivitis　315
ESWL　172
extracorporeal shock wave lithotripsy　172
extracorporeal ultrafiltration method　96, 185

F

Forrester　94
fracture　244

G

gastroesophageal reflux disease　160
GCS　120
G-CSF　220
GERD　160
Glasgow Coma Scale　120
graft versus host disease　233

H

H_2RA　161
H_2-receptor antagonist　161
HBV　300
HCV　300
hepatitis B virus　300
hepatitis C virus　300
HIV　300
HLA　234
human immunodeficiency virus　300

I

IABP　85, 96
ICD　85, 105
IHD　91
implantable cardioverter defibrillator　85, 105
infection　213
influenza　42
informed concent　22
intra-aortic balloon pumping　85
ischemic heart disease　91

J

Japan Coma Scale　120
JCS　120

L

leukopenia　223

M

manual muscle test　126
mitral regurgitation　106
MMT　126
MODS　169
MOF　47
monitoring　21
MR　106
Multiple organ dysfunction syndrome　169
multiple-organ failure　47
myocarditis　108

N

Non-steroidal anti-inflammatory drugs　51, 162

NSAIDs 162

P

Paf 102
paroxysmal atrial fibrillation 102
patent ductus arteriosus 106
PCF 316
PCI 93
PCPS 96
PCWP 94
PDA 106
percutaneous cardiopulmonary sapport 96
percutaneous coronary intervention 93
percutaneous transhepatic gallbladder drainage 172
pharyngoconjunctival fever 316
plain old balloon angioplasty 93
pneumonia 46
POBA 93
postural drainage 40

PPI 161
proton pumpinhibitor 161
PTGBD 172
pulmonary capillary wedge pressure 94

R

respiratory infection syndrome 41
Rule of nine 230

S

Salmonella 173
sexually transmitted disease 300
sick sinus syndrome 102
SIRS 169
sprain 245
squeezing 40
SSS 102
STD 300
systemic inflammatory response syndrome 169

T

thrombophlebitis 113
TIA 122
transient ischemic attack 122

U

uncertainty 86

V

VAP 47
vegetation 106
ventilator associated pneumonia 47
ventricular fibrillation 102
ventricular septal defect 106
ventricular tachycardia 102
Vf 102
vigilance 21
Vibrio parahaemolytics 173
VSD 106
VT 102

<編者略歴>

池松　裕子　Yuko Ikematsu

国立熊本病院附属看護学校卒業，神奈川県立看護教育大学校看護教育学科卒業，ケースウェスタンリザーブ大学博士課程修了（Ph.D.）.
神戸市立神戸中央市民病院，横浜市医師会保土谷看護専門学校，国際医療福祉大学，山梨県立看護大学を経て，
現在，名古屋大学大学院医学系研究科看護学専攻教授．
著書：「ポケット版クリティカルケアマニュアル」(2000)，「クリティカルケア看護の基礎」(2003)，「クリティカルケア看護論」(2009)

山勢　善江　Yoshie Yamase

聖路加看護大学卒業，聖路加看護大学大学院修士課程修了（成人看護学専攻）．
聖路加国際病院，日本医科大学付属病院，産業医科大学医療技術短期大学，産業医科大学産業保健学部講師，日本赤十字九州国際看護大学教授などを歴任．
著書：「成人看護学　B．急性期にある患者の看護—急性期・クリティカルケア第2版」(2001)，「成人看護学　H．急性期にある患者の看護技術」(2003)，「成人看護学　G．成人看護技術Ⅰ—フィジカルアセスメント」(2003)，「救急看護—急性期病態にある患者のケア」(2001)，「院内エマージェンシー—急変時に対応するための知識と技術」(2004)

◆成人看護学◆
急 性 期 看 護 論

編　集	池松　裕子 山勢　善江	平成17年3月30日　初版発行© 令和元年12月20日　16刷発行
発行者	廣川　恒男	
組　版	凸版印刷株式会社	
印刷 製本	凸版印刷株式会社	

発 行 所　**ヌーヴェルヒロカワ**

〒102-0083　東京都千代田区麹町3-6-5
電話 03(3237)0221　FAX 03(3237)0223
ホームページ　http://www.nouvelle-h.co.jp

NOUVELLE HIROKAWA
3-6-5, Kojimachi, Chiyoda-ku, Tokyo
ISBN978-4-902085-12-9